# SAMUEL COOPER.

# DICTIONNAIRE

DE

# CHIRURGIE

## PRATIQUE,

Traduit sur la septième et dernière édition,

PAR

## MM. P.-H. SCOTT ET M<sup>n</sup> PINEL DE GOLLEVILLE,

Docteurs en Médecine de la Faculté de Paris.

*Première Livraison.*

PARIS.

ÉDITÉ PAR A<sup>te</sup> LE GALLOIS.

1840.

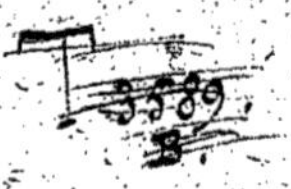

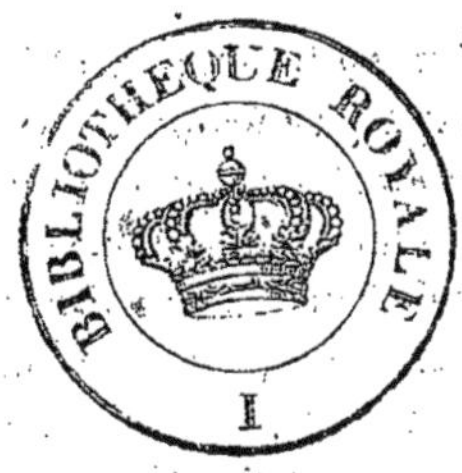

# AVIS DE L'ÉDITEUR.

Le Dictionnaire de Samuel Cooper jouit, depuis plus de vingt-cinq ans, d'une réputation peut-être unique dans l'histoire de la chirurgie. Jamais un ouvrage de cette nature n'a obtenu un succès aussi universel et aussi justement mérité. Parvenu à sa septième édition en Angleterre, traduit dans presque toutes les langues de l'Europe, et réimprimé déjà plusieurs fois aux États-Unis d'Amérique, ce Dictionnaire est devenu un ouvrage indispensable à tous ceux qui s'occupent de médecine pratique. Les services sans nombre qu'il rend aux chirurgiens, et surtout aux élèves, justifient pleinement des succès aussi étonnants, et lui assurent le premier rang parmi les ouvrages qui ont été composés jusqu'ici sur cette matière.

L'un des plus habiles chirurgiens des États-Unis d'Amérique s'exprime ainsi, en parlant de ce Dictionnaire : « Il a été adopté comme un ouvrage classique dans nos universités, dans nos colléges et dans nos écoles de médecine : il n'y a pas un chirurgien de ce pays qui ne l'ait dans sa bibliothèque. » Plus loin, le même auteur ajoute : «M. Cooper s'est attaché à recueillir et à coordonner tous les faits nouveaux et intéressants que fournit l'expérience clinique , sur laquelle repose tout l'édifice de la véritable science : il en a enrichi chaque édition de son Dictionnaire, et s'est constamment montré à la hauteur de cette tâche difficile. Les nombreuses sources auxquelles il a puisé lui ont fourni des moyens que peu de personnes ont été à même de posséder. En profitant de tous ces documents, M. Cooper a montré une persévérance et une impartialité dignes des plus grands éloges. »

A quoi tiennent des succès aussi extraordinaires? A l'art admirable avec lequel l'auteur a su rassembler tous les faits pour en tirer les plus judicieuses conséquences; à l'excellence de sa méthode, qui considère les opérations comme le moyen extrême auquel on ne doit recourir qu'après avoir constaté l'impuissance absolue des moyens thérapeutiques : ils tiennent encore aux nombreuses relations ij

de l'auteur, qui, placé à la tête d'un vaste hôpital, et en rapport avec des savants de presque toutes les nations, a pu suivre les progrès de la chirurgie et les soumettre au creuset de sa propre expérience. Doué d'un jugement vraiment supérieur et d'un génie coordonnateur peu commun, M. Cooper a passé sa vie à recueillir les immenses matériaux de son Dictionnaire, véritable encyclopédie des sciences chirurgicales : tous les principes y sont traités avec cette supériorité de vues qui fait de l'auteur l'un des premiers écrivains de notre époque.

Comme il le dit lui-même, M. Cooper a cherché partout la lumière et la vérité. Les pays les plus éclairés se sont empressés de seconder ses louables efforts : la France, si riche en génies et en grands observateurs, lui a fourni une ample moisson. Pourquoi tairions-nous le sentiment d'orgueil qui nous a pénétrés lorsque nous avons vu ce cortége imposant de noms illustres, formant l'un des plus beaux soutiens de cet édifice magnifique élevé à la science de notre époque? Là brillent toutes les gloires de la médecine française ; les A. Paré, les J.-L. Petit, les Desault, les Dupuytren, les Boyer, les Dubois, les Lisfranc, les Cruveilhier, les Velpeau, les Andral, etc., etc., y figurent à des titres divers.

Une bibliographie des meilleurs ouvrages est ajoutée aux principaux articles de ce Dictionnaire, vrai chef-d'œuvre de patience, de raison et de savoir.

Pourquoi tant de nations possèdent-elles cet ouvrage? Pourquoi la France seule en est-elle privée? On ne peut, en effet, tenir compte de la traduction qu'en a donnée, en 1826, une personne étrangère à la médecine ; traduction dont il ne reste aucun exemplaire de ceux qui avaient échappé à l'incendie de la rue du Pot-de-Fer. D'ailleurs, depuis ce temps, la science a fait d'immenses progrès, et le Dictionnaire de S. Cooper a été augmenté de près de moitié.

Nous sommes donc persuadés que nous allons combler un vide immense et bien mériter de la science en traduisant un ouvrage aussi important, et qui manque à la chirurgie française.

Nous ne nous sommes pas dissimulé les nombreuses difficultés que nous avions à surmonter ; mais nous sommes soutenus dans notre travail par l'espérance des services qu'il doit rendre aux praticiens et aux élèves. Pour que la traduction fût, autant que possible, au niveau de l'original, deux collaborateurs ont réuni leurs efforts : l'un est Anglais et possède à fond la langue de S. Cooper ; médecin de la Faculté de Paris, il est chargé de donner le sens précis de l'auteur : les Mémoires qu'il a publiés et les traductions qu'il a déjà faites sont une garantie de son exactitude à remplir la tâche qu'il s'est imposée. L'autre collaborateur, médecin de la même Faculté, apporte à la rédaction tout le soin et toute l'attention que mérite ce travail important. Enfin, M. Cooper, informé qu'il allait paraître en France une traduction de son ouvrage, a bien voulu assurer MM. les D<sup>rs</sup> Scott et Pinel de Golleville de sa bienveillante coopération, et leur permettre de recourir à ses conseils, si quelque difficulté les arrêtait dans le cours de leur publication.

A. LE GALLOIS.

Ce 15 février 1840.

# PRÉFACE DE L'AUTEUR

SUR LA SEPTIÈME ET DERNIÈRE ÉDITION.

Les services que ce Dictionnaire a rendus, dans ce pays, aux étudiants en général et aux praticiens en particulier, n'ont peut-être jamais été égalés par aucun autre traité de chirurgie; les traductions qui en ont été faites en France, en Italie, en Allemagne, et les diverses réimpressions qui ont eu lieu en Amérique, peuvent témoigner de son utilité générale. En parlant de la réputation que ce Recueil de chirurgie a obtenue dans les Etats-Unis d'Amérique, le docteur Reesse s'exprime ainsi : « Il a été adopté comme un ouvrage classique dans nos universités, dans nos colléges et dans nos écoles de médecine; il n'y a pas un chirurgien de ce pays qui ne l'ait dans sa bibliothèque. » (Voyez la préface de l'édition d'Amérique.)

Les savants et laborieux Allemands ne se sont pas bornés à donner une traduction complète de cet ouvrage, ils y ont encore ajouté des planches très-bien exécutées, et destinées à faire mieux comprendre la nature et le traitement des maladies. (Voy. *Chirurgische Kupfertafeln*, tom. 4; Weimar, 1820-1829.)

Du reste, ces planches, que je regarde comme un témoignage honorable pour mes travaux de chirurgie, sont excellentes, et ont été exécutées à très-peu de frais; c'est avec plaisir que je les recommande aux chirurgiens qui connaissent la langue allemande, comme une des plus précieuses collections de gravures qui aient paru jusqu'ici.

Dans cette nouvelle édition, qui comprend toutes les améliorations introduites dans la chirurgie moderne, je me suis efforcé de rendre ce qui appartient à chacun des auteurs que j'ai cités, ou dont les idées ont pu devenir la source de considérations importantes dans le cours de cet ouvrage. Mon but a été la vérité; je l'ai poursuivie partout où j'ai pu la rencontrer, quels que soient les noms, l'école ou le pays qu'elle ait éclairés de son flambeau.

En ne perdant jamais de vue ce principe, en observant avec assiduité ce que démontre le livre de la nature et le vaste champ de l'expérience, en renonçant à une soumission aveugle à toute espèce d'autorité, en prenant enfin la liberté de penser et de juger par moi-même, j'espère avoir adopté le plan le plus convenable pour assurer le mérite de cet ouvrage et conserver ma propre réputation.

Je vois paraître avec une bien vive satisfaction cette septième édition, qui m'offre l'occasion de signaler aux chirurgiens de la Grande-Bretagne les travaux importants de leurs confrères des Etats-Unis. Là aussi se montrent un zèle ardent pour l'avancement de la chirurgie et le sentiment des services que cette science peut rendre à l'humanité.

Quant à la chirurgie opératoire, personne n'a surpassé ces chirurgiens par la promptitude de la décision, le sang-froid et la hardiesse de l'exécution. Quels que soient mes doutes sur le bien qui peut résulter pour la société de certaines opérations extraordinaires pratiquées en Amérique, j'accorde aux chirurgiens de ce pays, ainsi qu'à plusieurs autres de la Grande-Bretagne, de la France et de l'Allemagne, la gloire d'être mus pas le louable espoir d'étendre, par ces moyens, la puissance de la chirurgie aux cas les plus désespérés. Loin de moi l'idée d'improuver ces opérations hardies, pourvu toutefois qu'on les renferme dans les limites prescrites par la raison et la morale; qu'elles ne soient, par conséquent, jamais appliquées lorsque les médications thérapeutiques peuvent offrir quelque chance de succès; car, quelque faibles que soient ces chances, elles sont au moins égales à celles que présente l'opération, qui, si elle ne réussit pas, compromet infailliblement la vie du malade. Dans ce dernier cas, une opération aussi douloureuse que pleine de dangers ne saurait être justifiée, si ce n'est par la certitude de voir persister des maux insupportables en ne la pratiquant pas. Qu'il me soit permis d'espérer que l'enthousiasme pour les grandes opérations, dont la pratique peut être acquise en peu de temps par quiconque a du courage et des connaissances précises en anatomie, ne fera jamais perdre de vue la nécessité de se familiariser avec tous les devoirs du chirurgien. Ce dernier doit posséder à fond tous les principes de la science, et connaître toutes les règles qui la composent. J'espère qu'il n'oubliera pas combien il est important de s'appliquer à l'étude de la médecine chirurgicale, au moyen de laquelle on peut souvent se dispenser d'avoir recours aux opérations. Je fais aussi les vœux les plus sincères pour que la manie toujours croissante d'opérer ne fasse pas négliger les considérations physiologiques et pathologiques, dont l'oubli ferait perdre à la chirurgie le titre de science, pour l'abaisser au rang des arts mécaniques.

Cette édition fera connaître tout ce que les chirurgiens d'Europe et d'Amérique ont fait pour la chirurgie en général, et pour la chirurgie opératoire. Elle prouvera, en outre, que si j'ai négligé jusqu'ici de rendre justice aux chirurgiens des États-Unis, je n'ai pas été mu par le désir de taire leurs travaux ; la cause de cet oubli se trouve tout entière dans l'ignorance où j'étais de leurs louables efforts.

En publiant cet ouvrage, augmenté de tout ce qui m'a paru propre à l'améliorer, je dois déclarer combien je suis redevable aux chirurgiens de presque tous les pays, et en particulier à ceux de la Grande-Bretagne, de la France, de l'Allemagne, de l'Italie et des États-Unis. Il est aussi de mon devoir de faire mention des communications précieuses et obligeantes que j'ai reçues de MM. Astley Cooper, B. Brodie, J. C. Crosse, Velpeau, du professeur Regnoli, de mon collègue le professeur Quain, et enfin de mon estimable élève, Thomas Morton, du collége de l'Université. J'ai examiné les doctrines du célèbre Dupuytren avec toute l'attention que mérite une autorité aussi imposante. Plusieurs de ses considérations m'ayant paru les meilleures qui aient été émises sur quelques parties de la chirurgie, je regarde leur introduction dans un ouvrage aussi répandu que l'est celui-ci, comme un service important rendu à la science et à l'humanité.

Voici le jugement porté sur cet ouvrage par le docteur Reesse : « Comme dans toute espèce de connaissances humaines chaque effort de génie n'est qu'un degré de plus vers la perfection ; de même, dans la chirurgie, les progrès de chaque année dans les principes de la pratique de notre art ne sont qu'un acheminement à des acquisitions scientifiques d'un ordre plus élevé. M. Cooper a su recueillir et coordonner tous les faits nouveaux et intéressants que fournit l'expérience clinique, sur laquelle repose tout l'édifice de la véritable science. Il en a enrichi chaque édition de son *Dictionnaire*, et s'est constamment montré à la hauteur de cette tâche difficile. Les sources nombreuses auxquelles il a puisé lui ont fourni des moyens que peu de personnes ont été à même de posséder. En profitant de tous ces documents, M. Cooper a montré une persévérance extrême et une impartialité digne des plus grands éloges. »

J'ai, selon mon habitude, ajouté, au commencement de l'ouvrage, des notices qui doivent être renvoyées aux articles auxquels elles se rapportent. Je n'ai reçu ces notions qu'après l'entière impression de l'ouvrage.

S. COOPER.

Nº 7 Woburn, place Russel Square, Nov. 12, 1838.

---

Voici la lettre que M. S. Cooper a bien voulu adresser aux traducteurs :

*Dear sir,*

*Your letter of the 14th instant, on the subject of a translation of the surgical Dictionary, was duly received by me, and would have been answered sooner, had I not expected to have been able to communicate with you through a friend, who intended to visit Paris this christmas, but has now postponed his journey. The only advice which it is in my power to offer, is that you should make the translation as correct as possible, and add such notes as a field of experience, like that the hospitals at Paris, must present to you. I also recommend you to publish the work in at least two volumes, or parts, with a title to each, so that they may be bound up separately, the original forming rather too thick a book.*

*I am, dear sir, very truly yours*

S. COOPER.

# DICTIONNAIRE

## DE

# CHIRURGIE PRATIQUE.

## A.



**ABCÈS**, du latin *abcessus*. Toute collection de fluide purulent formée dans la texture ou le parenchyme d'une partie quelconque du corps, et susceptible de suppuration, s'appelle *abcès*. Si le pus n'est pas renfermé dans le tissu même des organes, mais s'il est épanché dans une cavité naturelle où il puisse s'accumuler, la collection se nomme *épanchement purulent*, que la cavité soit tapissée intérieurement par des membranes séreuses, synoviales ou muqueuses.

Mais on a donné le nom d'*écoulement purulent* à la matière sécrétée par une membrane muqueuse qui revêt la surface de la cavité, et d'où sort un conduit favorisant l'issue du pus en l'empêchant de s'accumuler. Nous avons des exemples de ces écoulements dans les gonorrhées et les ophthalmies purulentes. Lorsque le pus est renfermé dans une cavité et qu'il ne s'infiltre pas à travers les tissus, il constitue un *abcès* : les parois de la cavité peuvent être formées par le tissu même de l'organe, ou par un tissu accidentel. Dans l'un et dans l'autre cas, la formation de ces parois est due à la sécrétion d'une lymphe plastique qui, dans le premier cas, rend impénétrable le tissu immédiatement en contact avec le pus. Dans le second cas, elle forme une membrane plus ou moins parfaite qui s'étend sur toute la surface où s'est sécrétée la matière purulente. On donne quelquefois le nom d'*abcès enkysté* à cette collection de pus renfermée comme dans un sac sans ouverture. Ces kystes jouissent de la propriété d'absorber, et cette faculté rend compte de la disparition d'une collection purulente sans que l'art ou la nature lui ait donné une issue. Les kystes sont aussi évidemment des surfaces sécrétoires ; car la cavité que l'on a évacuée peut se remplir de nouveau.

Les abcès ne peuvent pas se former dans tous les tissus ; ils ne sauraient avoir lieu dans des parties denses et serrées comme les tissus fibreux et cartilagineux, ni dans les membranes séreuses. Lorsque le pus semble provenir de ces parties, il est toujours secrété à leur surface ou dans les cavités qu'ils entourent, et jamais dans leur propre substance. Suivant les doctrines de notre époque, les abcès ne sauraient exister que dans les organes qui renferment du tissu cellulaire : on les remarque en effet plus souvent dans ce tissu que dans tous les autres. Hunter dit que les abcès sont plus fréquents dans le tissu cellulaire superficiel que dans celui qui se trouve situé profondément.

Pour les détails relatifs à la tendance qu'ont les abcès à se porter aux parties superficielles ou dans les cavités entourées de membranes muqueuses ; pour la théorie de la suppuration, les qualités du pus, les symptômes généraux et le traitement des abcès ; enfin, pour quelques autres remarques sur ce sujet si important, *voyez* Suppuration.

La formation des abcès est-elle toujours précédée d'inflammation ? Cette question n'est pas encore entièrement résolue. Quoique Hunter, dans son ouvrage sur le sang, ait une section intitulée : « Des Collections purulentes sans inflammation », ses idées sont néanmoins favorables à l'opinion qui considère la suppuration comme une suite de l'inflammation. Je crois que les plus grands pathologistes de nos jours partagent l'opinion de Hunter sur ce point. Ainsi Dupuytren affirme que les abcès sont toujours l'effet ou la terminaison d'une inflammation plus ou moins forte des tissus vivants. Lorsque, dit-il, on observe la suppuration dans une partie quelconque de l'organisme, quelles que soient les qualités du pus, nous pouvons être assurés qu'une irritation aiguë ou chronique, apparente ou cachée, a dû exister ou existe encore dans le lieu occupé par la collection purulente, ou dans quelque partie éloignée, mais qui communique avec l'endroit où apparaît l'abcès. Dupuytren considère cette opinion comme fondée sur les données pathologiques les plus positives. Il n'admet aucune exception à cette théorie, malgré l'opinion de ceux qui regardent certaines collections purulentes comme pouvant être occasionnées par des substances absorbées et qui ont circulé pendant quelque temps dans le système vasculaire. Quelles que soient en effet la formation d'un abcès et la qualité du pus qu'il renferme, une inflammation, plus ou moins intense, paraît être toujours pour quelque chose dans sa production. Mais je reviendrai sur ce sujet en exposant la théorie de la *suppuration*, mot sous lequel je décrirai d'une manière générale la formation, les symptômes et le traitement des abcès. (*Voyez aussi* Anus, Bubon, Empyème, Hypopion, Abcès lombaire, Abcès du sein, Phlébite, Scrofules *et* Panaris.)

ABDOMEN, ventre. Si l'on suppose que le bassin fasse partie de l'abdomen, celui-ci s'étendra du diaphragme, qui forme ses limites supérieures, aux muscles élévateurs de l'anus, et des muscles transverses, le bornant en avant, aux muscles carrés et iliaques, qui établissent ses limites postérieures. Ainsi considéré, l'abdomen renferme et protége les organes digestifs situés au-dessous du diaphragme, ceux des parties internes de la génération et ceux des voies urinaires. Mais, en chirurgie, l'abdomen ne comprend que l'espace circonscrit par le péritoine. Dans ce cas, ni les reins, ni les viscères contenus dans le bassin, ne font partie de la cavité abdominale.

Les anatomistes ont divisé l'abdomen en plusieurs régions : leurs dénominations sont si fréquentes dans le langage chirurgical, qu'il devient indispensable d'en dire ici quelques mots. On appelle *région épigastrique* la partie moyenne et supérieure de l'abdomen, comprise entre le cartilage xiphoïde et une ligne tirée transversalement sur la convexité des cartilages des côtes. Les parties situées à droite et à gauche de cette région sont nommées *hypochondres* ou *régions hypochondriaques. La région ombilicale* s'étend de la ligne qui forme les limites inférieures de l'épigastre, à une autre ligne tirée directement de l'épine iliaque antérieure et supérieure du côté droit à la même épine du côté gauche. L'espace compris entre cette dernière ligne et le pubis

s'appelle *région hypogastrique.* Les parties de l'abdomen situées à droite et à gauche de l'ombilic, ou en dehors et en arrière de deux lignes perpendiculaires tirées de la grande convexité du cartilage de la septième vraie côte, ont reçu le nom de *régions lombaires* ou *lombes.* De chaque côté de la *région hypogastrique* se trouvent les *aines* ou *régions inguinales,* et les fosses iliaques droite et gauche.

La région épigastrique renferme la partie moyenne et l'extrémité pylorique de l'estomac, le lobe gauche du foie, les vaisseaux hépatiques, le lobe de Spigel, le pancréas, le tronc cœliaque, les ganglions semi-lunaires, l'aorte, la veine-cave et les piliers du diaphragme. Dans l'hypochondre gauche, on trouve le grand cul-de-sac de l'estomac, la rate et la petite tête du pancréas, une portion du colon, la capsule rénale et la partie supérieure du rein gauche. L'hypochondre droit contient le grand lobe du foie, la vésicule biliaire, une portion du duodénum et du colon ascendant, la capsule rénale et la partie supérieure du rein droit. Dans la région lombaire droite, on trouve le colon ascendant, la moitié inférieure du rein droit et une partie du jéjunum. La gauche contient le colon descendant, la moitié inférieure du rein et une partie du jéjunum. Dans la région hypogastrique, on voit les circonvolutions de l'iléon, la vessie chez les enfants, et la vessie et l'utérus chez l'adulte, dans le cas de distension de ces organes. La fosse iliaque droite renferme le cœcum, l'uretère et les vaisseaux spermatiques; la gauche contient la flexion sigmoïde du colon, l'uretère et les vaisseaux spermatiques de ce côté.

Si les limites supérieures de l'abdomen sont exactement déterminées à l'intérieur par le diaphragme, il n'en est pas de même extérieurement. Le diaphragme, placé comme une cloison mobile entre la poitrine et l'abdomen, éprouve, dans l'acte de la respiration, des mouvements d'abaissement et d'élévation qui doivent diminuer ou augmenter la cavité thoracique dans la même proportion qu'ils augmentent ou diminuent la cavité abdominale. L'oubli de ces considérations ferait commettre de nombreuses méprises de diagnostic. Une épée qui pénétrerait le corps au même point, et dans la même direction, pourrait traverser le thorax ou l'abdomen, ou ces deux cavités à la fois, suivant la position du diaphragme au moment de l'accident. Les variations de capacité dont l'abdomen est susceptible sont parfaitement en rapport avec la nature des organes contenus dans cette cavité. En effet, les viscères abdominaux auraient-ils pu remplir leurs fonctions s'ils eussent été renfermés dans une boîte dure comme le crâne, ou dans une espèce de cage osseuse comme celle qui entoure les organes thoraciques? Cruveilhier est si convaincu que les parois abdominales peuvent aisément se prêter au volume variable des organes renfermés dans cette cavité, qu'il regarde comme erronée l'opinion de ceux qui rejettent sur le défaut d'espace de la cavité péritonéale l'irréductibilité de certaines hernies. «Comment, dit cet auteur, peut-on supposer qu'une cavité ne puisse renfermer de nouveau des viscères capables de contenir huit ou dix livres d'aliments, et laquelle est souvent, dans la tympanite, deux ou trois fois plus distendue que dans son état normal?» Suivant l'opinion de ce pathologiste distingué, l'obstacle à la réduction tiendrait soit aux adhérences, soit à une disproportion entre le volume des viscères et l'ouverture qui leur a livré passage (cette disproportion peut tenir à l'hypertrophie de l'épiploon ou du mésentère); soit enfin au changement de position du péritoine, qui est entraîné en bas par le déplacement de l'intestin. Malgré l'exactitude de ces explications, on ne doit pas néanmoins oublier qu'il est des cas où la réduction des viscères est suivie de tant de douleur qu'on ne peut les maintenir réduits.

Le traitement de plusieurs maladies de l'abdomen, et des accidents arrivés à cette partie, réclame des connaissances précises en anatomie. Les hernies, les blessures, les abcès, la paracentèse, sont autant de cas dans lesquels l'ignorance de l'anatomie conduirait le chirurgien à des mesures inefficaces ou à des méprises funestes. Celui qui connaît la structure et la direction de la gaine tendineuse du muscle droit de l'abdomen, trouvera facilement le lieu où doit être faite la ponction, quand il s'agit de donner issue au pus contenu dans cette gaine. Il en est de même du praticien qui possède la connaissance du trajet de l'artère épigastrique : jamais il ne craindra de blesser cette artère, soit en pratiquant la paracentèse, soit en essayant la ligature de l'artère iliaque externe, soit enfin en divisant le rétrécissement dans les hernies inguinales et crurales.

Dans la première visite aux malades, les médecins et les chirurgiens négligent trop souvent l'examen attentif des parties externes du corps. Que ce soit par insouciance, ou par un faux sentiment de délicatesse, ils ne s'en privent pas moins de moyens simples et faciles pour reconnaître la nature des maladies. Quelques affections de la poitrine et de l'abdomen se traduisent à l'extérieur par un changement permanent dans la configuration, ou par un changement temporaire dans les mouvements naturels, ou enfin par ces deux circonstances réunies. (See Forbes, *In Cyclop. of pract. med., art.* ABDOMEN, *exploration of.*) Lorsque des douleurs vives, une constipation opiniâtre, des nausées et des vomissements se manifestent, l'on doit examiner s'ils ne dépendent pas d'une hernie. Pour cela, le chirurgien doit s'enquérir avec le plus grand soin de l'état des ouvertures naturelles. Les méthodes d'exploration de l'abdomen sont au nombre de trois : l'inspection, la *palpation*, la percussion. Le praticien ne doit pas toujours se borner à la vue et au toucher, car le canal alimentaire étant quelquefois rempli de gaz, et de gros troncs artériels parcourant l'abdomen, l'ouïe peut devenir un moyen d'investigation aussi précieux pour les maladies de cette partie que pour celles de la cavité thoracique. Le grand relâchement dont sont susceptibles les parois abdominales permet, en outre, d'explorer directement les organes contenus dans cette cavité. M. Cruveilhier remarque, avec raison, que c'est la seule cavité viscérale qui permette une semblable exploration. La *palpation* fait reconnaître la douleur, l'augmentation de volume et l'induration de certaines parties; mais, dans tous les cas, l'on doit toujours faire précéder ces moyens d'investigation d'une inspection attentive de toute la surface de l'abdomen. Il faut d'abord constater si cette partie du corps est plus ou moins volumineuse que dans l'état normal. De la tuméfaction, de la tension accompagnées de douleur, un pouls petit et fréquent, annoncent ordinairement une péritonite. Dans quelques cas, une tuméfaction circonscrite indique le siége de la douleur et l'organe affecté. C'est alors qu'une connaissance exacte des régions abdominales, et des parties qu'elles renferment, est nécessaire pour arriver à un diagnostic précis. Dans la grossesse, la rétention d'urine, l'hydropisie enkystée, la tuméfaction présente une forme ovalaire et arrondie; dans l'ascite, elle est plus large et plus étendue; dans la colique par le plomb, les parois abdominales paraissent comme rétractées et rentrées en dedans. Quand il s'agit de palper le ventre, il faut donner au malade la position la plus favorable au relâchement des muscles de cette partie : l'on doit aussi faire tous ses efforts pour distraire le malade et détourner son attention de sa maladie. Il est de la plus haute importance d'exercer la pression doucement et graduellement; car si elle est trop forte ou trop brusque, le toucher s'opère mal, le malade souffre, et les muscles se contractent. Selon Cruveilhier, il est arrivé que le toucher, pratiqué ainsi, a occasionné la mort en déchirant le foie et la rate chez des enfants qui avaient ces organes très-développés.

Cette manière grossière de palper l'abdomen ne peut en effet transmettre à l'esprit aucune idée nette et précise; car le malaise, ou la douleur et les changements de physionomie qu'elle occasionne, dépendent plutôt du mode d'examen que de la maladie elle-même. Dans quelques cas, comme dans l'ascite, il faut explorer quand le malade est debout, parce que le liquide tombe par son propre poids à la partie la plus déclive, tend les parois abdominales, et rend alors plus facile le diagnostic. La percussion démontre la présence des gaz et des liquides. La matité indique celle des liquides ou des corps étrangers. La fluctuation est perçue par la main placée vis-à-vis le point soumis à la percussion. Le diagnostic des maladies de l'abdomen et de ses accidents est quelquefois entouré de beaucoup d'obscurité. Il semblerait, au premier abord, que la mollesse et la souplesse des parois abdominales, qui se prêtent si bien à un examen manuel, dussent rendre sensibles toute douleur et tout changement de forme et de volume, et permettre de suivre facilement toutes les phases des maladies; mais, ainsi que le remarque très-bien Cruveilhier, les choses sont loin de se passer ainsi. Le grand nombre d'organes contenus dans l'abdomen, leur extrême mobilité, la fréquence de leurs déplacements, la multitude de leurs maladies, leur mode particulier de vitalité qui fait quelquefois éprouver à ces organes peu de douleur, quoique leurs maladies soient portées à un très-haut degré, enfin la différence d'épaisseur des parois chez les divers sujets, sont autant de circonstances qui rendent raison des difficultés du diagnostic des maladies de l'abdomen. La même incertitude a lieu pour les maladies médicales et chirurgicales.

Ainsi, les blessures de l'abdomen par instrument piquant sont traitées d'après des principes généraux, parce que le chirurgien sait rarement au juste quelles sont les parties lésées. La même observation peut s'appliquer aux contusions de cette partie. Un homme, affecté d'une hernie, reçut au ventre un coup de pied de mulet; cet accident fut suivi de vomissements et de coliques que plusieurs chirurgiens attribuè-

rent à l'étranglement de la hernie. L'opération fut conseillée, et pratiquée, malgré l'opinion contraire de M. Cruveilhier. La mort suivit de près cette opération, et l'autopsie montra une déchirure transversale de l'intestin grêle. Un jeune homme succomba cet automne (1836) dans l'hôpital de Londres, à la suite d'un coup de pied de cheval reçu dans le ventre. Pendant les quatre ou cinq premiers jours qui suivirent l'accident, le malade éprouva de fréquents vomissements; l'abdomen se tuméfia considérablement. On supposa une effusion de sang ou un épanchement de matières fécales; mais la nature précise du mal resta douteuse jusqu'à l'examen nécroscopique. Celui-ci laissa voir une large déchirure de l'intestin grêle, qui fut suivie d'épanchement de matières fécales. Le malade mourut de péritonite.

ABDOMEN (*abcès de l'*). Les abcès de l'abdomen peuvent avoir lieu dans la cavité même ou dans l'épaisseur des parois. Ils sont aigus ou chroniques. Dans les cas mortels de péritonite aiguë, on trouve souvent un fluide séro-purulent dans l'abdomen. Quelquefois le pus est circonscrit par des adhérences formées par de la lymphe plastique, et qui séparent l'abcès du reste de la cavité péritoniale. D'autres fois un épanchement purulent est produit par l'ouverture d'un abcès de quelque viscère ou par la perforation de l'intestin grêle, suite de l'ulcération. Les tumeurs indolentes du mésentère, qui, chez les enfants scrofuleux, se terminent souvent par suppuration; les maladies de l'ovaire et des autres viscères abdominaux, qui donnent lieu à la formation du pus, peuvent devenir la cause d'un épanchement purulent. Le docteur Seymour, dans son ouvrage sur les maladies de l'ovaire, cite le cas d'une jeune femme atteinte depuis quelque temps d'une fièvre hectique dont on ne put découvrir la cause. Elle fut subitement saisie de douleurs aiguës dans l'abdomen, et périt en quelques heures. A l'autopsie on trouva une grande quantité de pus épanché dans le péritoine; ce pus provenait d'un abcès de l'ovaire droit. Le docteur Tweedie a vu un abcès de l'ovaire du volume d'une orange, dans lequel les principaux symptômes consistaient en une fièvre symptomatique que rien ne put arrêter. (*Cyclop. of pract. med.*, *abcess.*) J'ai eu l'occasion de voir plusieurs kystes de l'ovaire s'enflammer après la ponction et sécréter un liquide puriforme. Une femme avait une tumeur de l'ovaire, que l'on prit pour une hydropisie enkystée de cet organe. Après la mort, on trouva dans ce kyste 20 pintes de pus très-louable. (*See north Amer. med. jour.*)

Quelquefois cependant il peut se former des adhérences salutaires, au moyen desquelles le pus se fraie un passage à travers la vessie, l'anus ou le rectum. Tel fut le cas d'une femme qui éprouvait depuis longtemps des douleurs dans la région lombaire droite ; ces douleurs furent attribuées à un abcès du rein, parce que la malade rendait du pus avec les urines. Après la mort, on trouva le rein droit dans son état normal ; mais l'ovaire du même côté renfermait un abcès et adhérait à la vessie, avec laquelle il communiquait au moyen d'une ulcération qui donnait passage à la matière purulente. Chez un autre malade, qui rendait du pus par l'anus, le rein droit était en suppuration et adhérait au colon, avec lequel il communiquait par une ouverture anormale. Une femme avait depuis plusieurs années dans le ventre une tumeur dure et d'un volume considérable. Les douleurs devinrent excessives, et au moment où la mort paraissait imminente, elle rendit subitement par le vagin une grande quantité de pus. Les douleurs cessèrent, le ventre diminua de volume, il ne resta qu'un peu d'induration, et la malade fut guérie. (*Voy.* Lassus, *Path. chir.*, t. I, p. 138.) Dans un autre cas, un abcès communiquait avec le cœcum, qui avait contracté des adhérences avec les parois abdominales et l'épiploon ; de là était résulté une cavité circonscrite renfermant un pus de mauvaise nature, et trois ou quatre graines de fruit, incrustées d'une matière calcaire. (Abercrombie, *on dis. of the stomach*, etc., p. 338.)

Les abcès du foie sont plus communs dans les pays chauds que dans les climats tempérés. Cet organe contracte très-souvent des adhérences avec les parties voisines ; la matière purulente peut alors être évacuée à travers les parois abdominales, le colon, l'estomac, le duodénum ou la vésicule biliaire. Dans ce dernier cas, le pus s'écoule quelquefois par le canal cholédoque dans l'intestin, et sort par l'anus, ainsi que l'a observé une fois Morgagni. On a vu des abcès du foie se frayer une route à travers le diaphragme, et s'épancher dans la plèvre ou dans les vésicules aériennes : le pus était alors rendu par l'expectoration. Andral cite un cas dans lequel un abcès du foie communiquait avec la veine-cave : dans un autre, l'abcès s'ouvrit dans le péricarde. (*Anat. path.*, t. II, p. 106.) Pinckard me pria un jour d'examiner le corps d'une femme dont le foie contenait environ trois

pintes de pus : la vésicule biliaire était détruite, à l'exception d'une très-petite portion du fond.

Le rein peut être le siége d'abcès aigus ou chroniques ne contenant qu'une petite quantité de pus ; sa texture est alors peu changée. D'autres fois, la suppuration est si abondante, que le parenchyme de cet organe est entièrement détruit. Dans ces cas, il ne reste plus que sa tunique fibreuse, qui forme un kyste distendu par la matière purulente. J'ai soigné, conjointement avec M. Baker, un vieillard qui présentait des symptômes analogues à ceux de la pierre. Après la mort, on trouva l'un des reins converti en un kyste qui renfermait une pinte de pus. Andral observe que les abcès des reins sont quelquefois si volumineux, qu'on peut les sentir à travers les parois abdominales. (*Anat. path.*, t. II, p. 633.) Ces abcès peuvent s'ouvrir dans les fosses iliaques, dans le péritoine, dans l'uretère et dans le colon. Ceux qui se forment entre le péritoine et les muscles abdominaux, ou entre les différentes couches musculeuses et les téguments, présentent beaucoup de variétés, suivant qu'ils sont aigus ou chroniques, circonscrits ou diffus, petits ou très-étendus. Les abcès aigus ou phlegmoneux, souvent produits par des corps vulnérants, sont traités à l'article *Blessures*. Quant aux abcès chroniques des parois abdominales, on doit se hâter de les ouvrir de bonne heure.

Des substances dures et d'une digestion difficile sont souvent éliminées au moyen d'un abcès développé dans une des régions de l'abdomen. (*Voy.* De Lagrange, *In Museum der Heilkund*, IV b., p. 154 : on trouva dans un abcès une arête de poisson, qui avait été avalée. — Petit, *Trait. des Mal. chir.*, t. II, p. 22 : une alène sans manche a été extraite d'un abcès de l'abdomen. Il existe beaucoup d'autres cas analogues.)

Il se forme quelquefois, entre le péritoine et les muscles abdominaux, des tumeurs enkystées qui, avant de s'ouvrir, atteignent un volume énorme. Gooch en cite un exemple très-remarquable. (*Chir. Works*, v. II, *p.* 144, etc., in-8°. *Lond.*, 1792.) Dans ce cas, on élargit l'ouverture spontanée de la tumeur au moyen d'un caustique, et on fit l'extraction du kyste ; mais avant l'entière guérison du malade, on fut obligé de pratiquer une seconde ouverture et d'établir un séton.

ABDOMEN (*Pulsations dans l'*). D'après ce qui a été dit dans l'article *Anévrisme*, on peut facilement comprendre que si les battements accompagnent toujours cette maladie, toutes les tumeurs qui offrent des pulsations ne sont cependant point des anévrismes : les *pulsations abdominales* ou *épigastriques* nous en fournissent la preuve. Les auteurs qui ont le mieux traité ces maladies sont les docteurs Albers et Burns, savants du plus haut mérite. Ces pulsations sont dues quelquefois à une altération organique, ainsi que le démontre l'anatomie pathologique. Dans d'autres cas, l'autopsie ne fournit aucun indice sur la cause de ces maladies, qui sont alors appelées nerveuses. Les pulsations ne sont pas, en effet, toujours produites par l'impulsion communiquée à une tumeur ou à un corps solide placé entre la main et l'artère; mais elles dépendent encore, suivant M. Burns, d'une névrose du vaisseau lui-même. (*On Diseas. of the heart*, p. 263.) Hippocrate parle de trois malades affectés de pulsations extraordinaires dans l'abdomen. Comme un de ces cas paraissait tenir à une suppression des menstrues, il est probable qu'il ne se liait pas à une maladie organique. (*Hip. oper. omn. exed. Fœsii.* Francof., 1621, lib. V, sect. 7, p. 1144.) Pour comprendre comment une artère qui n'est point affectée de dilatation peut communiquer aux parties qui l'entourent des mouvements analogues à ceux des pulsations abdominales, rappelons-nous le fait cité par Hunter, qui s'exprime ainsi : « Lorsque des téguments recouvrent le vaisseau, l'effet apparent est beaucoup plus marqué qu'il ne l'est dans l'artère elle-même. En effet, en la mettant à découvert, les pulsations sont moins sensibles à mesure qu'on s'en approche : on a beaucoup de peine à voir et à sentir ses mouvements. » (*Treat. on the blood, etc.*, p. 175, in-4°. Lond., 1794.) Cette observation s'applique à toutes les tumeurs ou indurations situées sur une artère volumineuse. Taberranus observa dans la région épigastrique d'un malade des battements et une tumeur de la grosseur du poing, qui avait tous les symptômes d'un anévrisme. Après la mort, on trouva, non sans étonnement, une tumeur squirrheuse développée dans le mésentère, et comprimant l'aorte qui lui communiquait ses mouvements. (*Obs. anat.*, ed. 2, n° 9.) M. Loudon m'a fait connaître un cas dans lequel les pulsations de l'aorte s'étendaient au foie, qui avait acquis un très-grand volume. Cet organe s'étendait jusque dans l'hypocondre gauche, et formait une tumeur circonscrite dans la région épigastrique. Plusieurs praticiens prirent cette tumeur pour un ané-

vrisme de l'aorte : à l'autopsie, on trouva cette artère parfaitement saine. J'ai visité, avec M. Miller, un vieillard très-amaigri et affecté d'une rétention d'urine : il avait au-dessus du pubis une tumeur formée par la distension de la vessie. Elle offrait des pulsations fortes et régulières, qui correspondaient évidemment à celles des artères. C'est le seul cas de cette espèce que j'aie vu.

Les pulsations dans l'hypochondre gauche s'observent assez souvent; Bonnet rapporte plusieurs exemples qui prouvent que l'artère cœliaque et les vaisseaux mésentériques avaient dû être affectés, puisque après la mort on les a trouvés dilatés et remplis de sang noir. (*Sepul. anat.*, lib. I, sect. IX, obs. 9, 25, 27, 30, 38, 42, 44, 45, 46.) Mais l'opinion de Bonnet et celle de plusieurs auteurs sur la fréquence des pulsations abdominales, dues à la dilatation des artères cœliaques et mésentériques, n'est pas confirmée par les observations modernes. M. Wilson, qui a fait beaucoup de dissections, n'a rencontré qu'un seul cas d'anévrisme vrai dans toutes les branches de l'aorte qui se distribuent aux viscères abdominaux; c'était sur la branche gauche de l'artère hépatique. (*Lect. on the blood, and on the anatomy, phy., and surgical pathol. of the vascul. system., etc.*, p. 379, in-8. Lond., 1819.) Bontius fut présent à l'autopsie d'un habitant de Batavia, qui, depuis trois ans, souffrait d'une maladie dont il fut impossible, pendant sa vie, de déterminer la nature. La main appliquée au-dessus ou au-dessous de l'ombilic ressentait des battements semblables à ceux du cœur ou d'une artère, et aussi développés que les mouvements d'un enfant contenu dans l'utérus. Ces battements étaient isochrones à ceux du cœur et des artères, ce qui conduisit Bontius à les rattacher à une affection du cœur. On trouva la veine-cave remplie par une substance médullaire, qui, pressant sur l'aorte, déterminait probablement les pulsations extraordinaires de cette artère. Le cœur était très-mou et très-volumineux : les ventricules larges et remplis de sang noir; le foie avait doublé de volume; la vésicule biliaire égalait celle d'un bœuf, et contenait une bile épaisse et visqueuse. (*J. Bontii de med. Indorum lib. quatuor.* Ludg., 1718, obs. 8, p. 101.)

Dans une observation qui a pour titre : « *Diuturna, magna, et valde molesta pulsatio in epigastrio* » (*Vid. act. nat. cur.* Norimbe 1740, t. VI, obs. 131), Burggraff cite un cas dans lequel les pulsations provenaient, selon lui, de la dilatation de la branche qui communique avec les artères mésentériques inférieure et supérieure. Mais cette opinion ne saurait être considérée comme vraie, puisque le malade guérit en prenant matin et soir un demi-gros d'une préparation composée de parties égales de gomme ammoniaque, d'extrait de petite centaurée et de savon de Venise.

Stork cite l'exemple d'un individu chez lequel les symptômes observés pendant la vie étaient dus à une maladie du pancréas : cet organe pesait treize livres et renfermait un kyste large et rempli de concrétions fibrineuses. (*Annus med.*, Vindab, 1760, p. 245.) Un homme, âgé de soixante ans, ressentait, au milieu de l'espace compris entre l'ombilic et la crête iliaque du côté gauche, une douleur qui fut suivie d'amaigrissement, de faiblesse, d'anxiété et de constipation. On découvrit enfin, dans la région épigastrique, une grosse tumeur pulsative, qui fit supposer un anévrisme de l'aorte abdominale. Il n'y eut de *nausées et de vomissements* qu'aux approches de la mort, époque à laquelle le malade rejeta une certaine quantité de liquide fétide et noirâtre : *point de fièvre*. La tumeur faisait éprouver un sentiment de constriction plutôt que de la douleur; les battements devenaient de plus en plus sensibles; le pouls était *faible, mais lent et régulier*. A l'autopsie on trouva l'estomac adhérent au foie, au pancréas et au péritoine; à la surface interne de l'estomac existait une tumeur cancéreuse qui s'étendait de l'insertion de l'œsophage au duodenum. Les tuniques de cet organe avaient un pouce d'épaisseur. Le pancréas était malade, et le pylore, situé au milieu de la masse cancéreuse, avait été rétréci par l'épaississement des parois de l'estomac et oblitéré par de nombreuses fongosités. Le foie, assez volumineux, paraissait sain. La rate était petite : l'aorte, le tronc cœliaque, et ses branches n'offraient aucune altération. (Voy. *Journ. de méd.*, par Leroux, oct. 1825.)

Morgagni rapporte le cas d'une femme, âgée de quarante-quatre ans, qui, après une suppression de règles de plusieurs mois, ressentit à l'épigastre de fortes palpitations. Morgagni, ayant appliqué la main sur cette région, reconnut un corps dur et volumineux qui battait avec force. Cet habile praticien supposa d'abord l'existence d'un anévrisme dans l'abdomen; mais, après avoir constaté que la poitrine n'était point le siége de semblables pulsations et que le pouls n'avait rien d'anormal, il conclut qu'elles ne dépendaient pas d'une altération du cœur. Il abandonna aussi l'opinion qui lui avait fait considérer ces battements comme le résultat d'un anévrisme, parce qu'ils ne correspondaient pas à ceux du pouls. Morgagni considéra donc la maladie comme une attaque d'hystérie, ordonna une saignée, et, le jour suivant, les pulsations cessèrent. (Morgagni, *De sedibus et causis morborum*, t. II, epist. 39, art. 18.)

Sénac parle de ces pulsations comme se rencontrant surtout chez les hypochondriaques et les chlorotiques, et il les range parmi les maladies nerveuses, parce qu'elles disparaissent souvent sans laisser aucune trace. (*Traité des Mal. du cœur.*) Dehaen donna des soins à un hypochondriaque qui éprouvait des pulsations dans l'abdomen; elles disparurent, ainsi que d'autres affections, sous l'influence de purgatifs drastiques. (Heilung's, *Méthode übersetzt*, von Plattner, Leipz., 1782, p. 29, b. 11, s.) Zuliani considère les pulsations abdominales comme un symptôme de l'hypochondrie et de l'hystérie. (*De Apoplexia*, Leipz., 1790, p. 79.) Ces pulsations se rencontrent aussi dans certaines maladies fébriles. (*Versuch über den Pemphygus und das blasen fieber*, von C. G. C. Braune, Leipz., 1795, s. 23; et docteur R. Jackson, *On the Fevers of Jamaïca*, in-8, Lond., 1791.) Thilenius observa des flatulences de l'estomac, qui, chez quelques malades, étaient accompagnées de pulsations à la région précordiale. (*Med. chir. Bemerk*, Frankf., 1789, s. 211-217.) Mon ami M. Hodgson, en parlant des pulsations de l'épigastre étrangères à toute maladie organique, les regarde comme étant quelquefois causées par des gaz qui font éprouver à l'estomac une grande distension : cet organe se trouve alors poussé contre les muscles abdominaux par les battements des gros troncs artériels. Dans ce cas, les éructations doivent diminuer les pulsations. (*On the diseas. of the arteries and veins*, p. 96.)

Le docteur Albers rapporte quelques-unes de ses propres observations. Une jeune personne, au moment de ses règles, éprouvait de la constipation depuis quelques jours; elle fut prise de défaillance, et eut plusieurs évacuations de matière noire : chaque évacuation était suivie de syncopes. Un matin, vers cinq heures, on appela le docteur Albers : il trouva la malade faible et en proie à des syncopes qui se succédaient sans interruption. A peine avait-elle le temps de dire : « J'éprouve des battements dans le ventre. » M. Albers, ayant appliqué la main sur cette partie, sentit de fortes pulsations qui s'étendaient de l'appendice xiphoïde jusqu'à la bifurcation de l'aorte; les mouvements du cœur étaient faibles, le pouls petit et sans fréquence; ses battements ne correspondaient pas à ceux de l'abdomen. Le docteur Albers prit d'abord cette tumeur pour un anévrisme ; le docteur Meyerhoff partagea cette opinion ; mais un autre médecin, M. Weinholt, qui connaissait les cas semblables cités par Morgagni, porta un autre jugement. On persista dans l'emploi des purgatifs opiacés et des lavements ; sous l'influence de ce traitement, au bout de quelques jours, les pulsations diminuèrent, ainsi que la constriction de la poitrine. Les évacuations alvines, d'abord de couleur chocolat, reprirent bientôt leur apparence naturelle ; les battements se firent sentir encore pendant six semaines, mais avec peu de force. La malade se rétablit, et quatre ans après elle jouissait d'une santé parfaite. Un homme, âgé de quarante ans, atteint d'hypochondrie, ressentait une grande oppression dans la poitrine ; le ventre était tendu, la constipation opiniâtre ; les syncopes revenaient souvent, etc. Ce malade dit au docteur Albers qu'il lui semblait ressentir dans le ventre les battements de son cœur. Ayant examiné cette partie, le docteur reconnut en effet des pulsations violentes qu'on pouvait suivre le long de l'aorte et sur le trajet de l'artère iliaque gauche, circonstance rare et vraiment remarquable. Le pouls, petit, dur et fréquent, ne correspondait pas avec les pulsations de l'abdomen ; depuis plusieurs jours les matières fécales ressemblaient à du goudron. Deux purgatifs firent cesser tous ces symptômes ; mais les battements de l'abdomen persistèrent pendant neuf mois.

L'exemple suivant, rapporté par le docteur Albers, présente un grand intérêt. Un matelot robuste se plaignait d'une constipation si opiniâtre que les purgatifs drastiques ne produisaient aucun effet. Il éprouvait en outre une douleur fixe dans l'hypochondre gauche. A ces symptômes se joignit une douleur dans le dos ; le malade éprouvait la sensation d'un corps vivant qui lui semblait s'agiter d'un côté à l'autre du ventre, en remontant de là vers le cou. Ces symptômes singuliers étaient suivis de vomissements de matière verte. Le malade ressentit en même temps, dans le côté gauche, des battements qu'il prit pour ceux du cœur, et qui durèrent pendant toute la maladie. Les pulsations de l'artère radiale étaient régulières et isochrones à celles de l'abdomen. Au commencement de la maladie, cet homme, obligé de se tenir assis, le corps penché en avant, éprouvait de la douleur dans toute autre position. Pendant la première semaine, les purgatifs produisirent un très-grand soulagement : le malade était quelquefois six ou huit heures sans souffrir. Quelque temps après, il se manifesta, dans la région hypochondriaque gauche, une tumeur arrondie qui s'étendait vers l'ombilic, et qui atteignit, avec une rapidité incroyable, le volume de la tête d'un enfant : on pouvait aisément suivre cette tumeur dans le côté droit, au-dessus de l'ombilic. Le malade rendait par les selles une matière noire ou puriforme ; quelquefois même du sang, tantôt d'un rouge clair, tantôt noirâtre et coagulé, tantôt, enfin, mêlé de bile. Épuisé par la fièvre, ce malade succomba. A l'ouverture du corps, le docteur Albers trouva, au milieu du mésentère, une tumeur difficile à caractériser ; elle avait seize pouces de circonférence. L'estomac se trouvait rempli de sang coagulé ; la rate, le foie et le pancréas étaient sains ; mais la vésicule biliaire, extrêmement développée, renfermait une bile épaisse et visqueuse. Les artères cœliaque, coronaires, stomachique et mésentériques étaient très-distendues et remplies de sang noir. L'auteur de cette observation remarque que ces vaisseaux offraient plutôt une augmentation de leur calibre qu'un état anévrismatique, et que les pulsations éprouvées par le malade devaient avoir été causées par l'une de ces artères.

Le même médecin a vu de semblables pulsations chez une femme atteinte de paralysie, et chez un fou, qui, plus tard, fut frappé d'apoplexie. Il les observa en outre chez une femme, mère de plusieurs enfants ; elle ressentait dans le ventre, au commencement de chaque grossesse, ces pulsations, qui étaient alors pour elle un signe plus certain que tous les autres phénomènes ordinaires à cet état : leur durée ne se prolongeait pas au-delà du troisième mois. (J.-F. Albers, *über pulsationen in unterleibe*, in-8, Bremen, 1803.)

Si l'on fait coucher sur le dos des personnes d'un embonpoint médiocre, on peut, en pressant avec force à gauche de la ligne médiane, entre l'ombilic et le creux de l'estomac, sentir les battements de l'aorte, quelquefois sensibles pour le malade lui-même. Dans ces cas, principalement chez les personnes très-nerveuses, ces pulsations sont dues à l'accélération des mouvements du cœur ; chez d'autres, elles proviennent de la pression qu'exerce un corps dur sur l'aorte descendante, et cette pression force le sang à se porter en trop grande quantité vers la tête. Ces pulsations paraissent à la main appliquée sur l'abdomen, et quelquefois même à l'œil, si superficielles, qu'un observateur inexpérimenté pourrait les prendre pour une dilatation morbide de l'aorte. L'accumulation et la rétention des matières fécales dans le colon est, suivant le docteur Parry, la cause la plus commune de ce phénomène qui réclame l'emploi de purgatifs énergiques et répétés. Les battements de l'aorte ne cèdent qu'à des évacuations alvines très-abondantes. (*See Parry's elem. of Pathol. etc. and the Medico-Chir. Journ. and Review*, vol. 1, p. 157.)

J'ai soigné, dans l'hôpital du Christ, conjointement avec feu Ramsden, un jeune homme qui avait dans la région lombaire un abcès considérable, accompagné de pulsations fortes et isochrones à celles de l'aorte. Je fus appelé, il y a trois ou quatre ans, par M. Gilbertson, d'Egham, pour un abcès énorme, situé dans la région épigastrique. Ce malade avait des pulsations aussi fortes que celles d'un anévrisme de l'aorte, et qui correspondaient avec celles du cœur.

M. Burns pense que chez les malades atteints d'inflammations chroniques du cœur parvenues à un degré très-avancé, ces battements sont ressentis le plus souvent dans la région de l'estomac. Dans ce cas, si le cœur adhère fortement au péricarde, il le tiraille, le plisse à chaque contraction, d'où résulte l'élévation du foie et du diaphragme. Les ventricules s'étant entièrement vidés, se remplissent de nouveau. Le foie et le diaphragme redescendent, et communiquent par-là une impulsion à la région épigastrique. (*On diseas of the heart*, p. 263.) Cet écrivain distingué cite la remarque suivante de Morgagni (*Epist.* 17, art. 28) : « Dans l'hypertrophie du cœur, cet organe descend quelquefois si bas, qu'il refoule le diaphragme jusque dans l'hypochondre, où il occasionne des battements qui feraient supposer un anévrisme de l'artère cœliaque. » M. Burns en rapporte dans son ouvrage un exemple remarquable. Les méprises, dans ces cas, sont d'autant plus faciles que les pulsations du cœur ne correspondent pas exactement avec celles de la tumeur. Ce n'est point, en effet, le cœur que l'on sent battre, mais bien le foie qui est poussé en avant par l'action du cœur. Cette particularité explique l'intervalle qui existe entre l'impulsion du cœur et le mouvement du foie.

Les pulsations abdominales, dans la région épigastrique, sont dues quelquefois, suivant M. Burns, à des tumeurs enkystées adhérentes à la face inférieure du diaphragme, ou développées entre les feuillets du péricarde. Lancisi rapporte un cas de cette espèce. Cette maladie peut encore être causée par la dilatation de la veine-cave et par celle du ventricule droit du cœur.

Sénac rapporte un cas dans lequel la veine-cave égalait le volume du bras. De violentes pulsations s'étaient fait sentir dans l'épigastre. La dureté des poumons, surtout de la partie inférieure des bords tranchants qui recouvrent le péricarde, peuvent, suivant le même auteur, devenir une cause de pulsations, qui se font alors sentir dans le creux de l'estomac. M. Burns admet encore d'autres causes de pulsations abdominales. On en a fait mention au commencement de cet article; ce sont les indurations du pancréas, le squirrhe du pylore, les tumeurs du mésentère et toutes les substances solides qui peuvent se développer dans le voisinage de l'aorte et de ses principaux troncs : ces battements peuvent provenir enfin d'une affection particulière du système vasculaire lui-même.

L'opinion suivante, émise par le docteur Albers, sur le diagnostic différentiel des pulsations abdominales et de celles de l'anévrisme, méritent de fixer notre attention. « Un anévrisme, dit cet auteur, se développe par degrés, et ses battements suivent la même marche. Les pulsations abdominales, au contraire, se manifestent subitement; elles sont aussi plus violentes dans le principe, et perdent de leur intensité après un certain temps. Dans l'anévrisme, les pulsations sont isochrones à celles de l'artère radiale; ce qui s'observe rarement dans les autres cas. Si le malade est atteint de mélancolie, d'hypochondrie ou de toute autre affection nerveuse; s'il rend du sang par l'estomac, ou une matière noire par l'anus; si enfin l'on a constaté l'existence d'une induration ou d'une tumeur des viscères abdominaux, on a de fortes raisons de penser que les pulsations ne sont pas dues à un anévrisme interne.

A l'exception des cas dans lesquels ces battements sont le résultat d'un obstacle mécanique de la circulation, le docteur Albers pense qu'on doit, le plus souvent, les regarder comme un symptôme de maladie nerveuse. Il croit aussi que la surprise qu'elles occasionnent dépend de leur intensité et de leur situation, puisque l'on voit assez communément de semblables pulsations du cœur ou des carotides chez les hypochondriaques et les hystériques. Cet auteur ajoute encore que, dans les inflammations et les fièvres, la force d'action du système sanguin est bien plus apparente dans certaines parties que dans d'autres.

*See über Pulsationem unterleibe*, p. 65 etc. Bremen, in-8. 1805. *Obs. on Some of the most frequent and important diseases of the Heart. On aneurism*

*of the Thoracic aorta : on preter natural pulsations
in the epigastric region., by A. Burns*, p. 262, etc.
in-8. Edimb., 1809.

**ABSORPTION.** La nature a pourvu amplement au libre exercice de cette importante
fonction ; c'est là une vérité dont personne
ne saurait douter. Quiconque réfléchit sérieusement aux changements continuels qui
ont lieu dans les molécules de chaque tissu
organique, à l'élimination régulière et graduelle des anciennes particules, à mesure
que les vaisseaux sécréteurs en fournissent
de nouvelles, et enfin à l'impossibilité de
concevoir les changements de volume et
de forme de chaque partie du corps, ou de
tout le corps lui-même, comprendra les
difficultés qu'il y aurait à se rendre raison
de tous ces phénomènes sans recourir à
l'étude de cette fonction, quoique cependant plusieurs de ses caractères ne nous
soient pas encore bien connus. Mais, outre
ces considérations, il doit s'en présenter un
grand nombre d'autres à l'esprit du physiologiste observateur. Par l'action des vaisseaux sécréteurs et excréteurs, la masse
du sang aurait bientôt été diminuée au point
de compromettre la vie, si le système sanguin n'avait été entretenu par une source
capable de l'alimenter. Le sang, toujours en
même quantité dans la circulation, malgré
ce qu'il fournit aux sécrétions et à l'exhala-
tion ; le système sanguin, dans un état de
plénitude égal, malgré ses pertes continuelles : tout indique une fonction importante et déterminée, dont le but principal
est de contrebalancer les effets dangereux
qui, sans elle, seraient promptement produits sur le sang. Ainsi que l'observe Magendie, toute substance sous forme de fluide
gazeux ou de vapeur, qui est mise, pendant
un certain temps, en contact immédiat avec
la surface externe ou interne du corps, est
absorbée, c'est-à-dire qu'elle passe dans les
vaisseaux sanguins, se mêle et circule avec
le sang, en produisant des effets utiles ou
nuisibles à l'économie. Les poisons nous en
fournissent des exemples frappants : une
goutte d'acide hydrocyanique pur déposée
sur la langue d'un chien produit la mort
dans l'espace de quelques secondes ; sa
transmission au cerveau par le moyen de la
circulation détermine cet effet extraordinaire. Les aliments, les boissons, les médicaments et l'air lui-même ne nous sont utiles
qu'après avoir été absorbés. Beaucoup de
maladies, souvent dangereuses, sont con-
tractées par l'absorption. Notre existence,
enfin, paraît se lier à cette fonction d'une
manière si intime, que sa suppression mo-

mentanée suffirait pour occasionner presque
immédiatement la mort. (Voy. *Journ. de
Phys. expérim.*, t. I, p. 1.)

Les usages du système absorbant sont
beaucoup plus nombreux que ne le croit,
au premier abord, une personne peu versée
dans l'étude de la physiologie et des phénomènes morbides. Si nous désirons connaître
les fonctions que ce système remplit dans
l'économie animale, il nous faut envisager
ce sujet sous un point de vue aussi vaste que
l'a fait Hunter. Nous devons examiner toutes
les modifications de l'absorption, et ses effets dans l'état de santé et dans celui de maladie ; nous aurons encore à la considérer
dans la nutrition, l'accroissement ou l'atrophie du corps, et enfin dans la diminution
ou l'élimination totale de quelques-unes de
ses parties malades ou nuisibles.

1° Suivant Hunter, les vaisseaux lymphatiques peuvent absorber des matières
étrangères et les aliments. (*On the blood.* etc.,
p. 439.) Par matières étrangères, on entend
toute substance introduite du dehors, et qui,
n'étant pas originairement contenue dans
les tissus de l'économie, ne constitue ni ne
compose aucune de ses parties. Ainsi l'absorption du mercure, du plomb, de l'arse-
nic, des cantharides et d'autres substances
appliquées à la surface de la peau, celle des
virus syphilitiques, varioleux, vaccin, etc.,
etc., sont autant d'exemples de matières
étrangères qui ont été introduites dans l'é-
conomie par les vaisseaux absorbants. Plusieurs espèces de poisons, par leur passage
dans le système absorbant, déterminent
quelquefois des effets pernicieux si rapides,
qu'on s'est demandé s'il n'existerait pas une
voie plus courte, pour arriver dans la circulation sanguine, que celle qui est établie
par les vaisseaux lymphatiques, les ganglions et les troncs de ces mêmes vaisseaux.
La mort presque subite des animaux exposés au contact de l'acide hydrocyanique, de
la noix vomique, du virus de quelques serpents, de l'upas-tieuté, etc., faisait particulièrement naître ces doutes. Nous examine-
rons plus loin ce qu'il y a de fondé dans
cette opinion. L'absorption de l'upas-tieuté,
de la noix vomique et de la fève de Saint-
Ignace est si rapide, que l'action de ces substances se fait sentir sur la moelle épinière
vingt minutes après leur introduction dans
la cavité péritonéale. (Voy. *Magendie, Journ.
de Physiol.*, t. I, p. 18.)

2° Ainsi que le remarque Hunter, les vaisseaux lymphatiques absorbent les matières
superflues et extravasées, qu'elles soient
naturelles ou morbides à l'économie. Nous
trouvons des exemples d'absorption de ma-

tières naturelles, mais superflues, dans l'é-limination des anciennes molécules ; lorsqu'elles sont devenues impropres à exercer, dans leur situation et leurs tissus respectifs, une action que doivent continuer les nouvelles molécules déposées par les vaisseaux sécréteurs ; et dans le maintien continuel d'une égale quantité de fluide séreux dans les cavités de l'abdomen, de la poitrine, du péricarde et de la tunique vaginale, de sorte que, malgré la sécrétion continuelle de ce fluide par les artères, les vaisseaux absorbants en empêchent l'accumulation, et s'unissent aux vaisseaux sanguins pour en maintenir le renouvellement constant. L'absorption du sang extravasé, du fluide de l'ascite et de l'anasarque; celle de la lymphe plastique, de l'air épanché dans le tissu cellulaire, enfin celle de la matière de plusieurs tumeurs et de parties épaissies, sont autant d'exemples de ce que Hunter appelle *absorption* de matière morbide *superflue*, ou plus exactement, de *matière superflue*, *suite de maladie*.

3º Hunter parle aussi de l'absorption de la graisse. Tout le monde connaît les variations de quantité auxquelles est sujette la matière adipeuse, suivant l'état de santé ou de maladie, le degré d'exercice physique, le trouble ou le calme de l'esprit, suivant le régime, etc., etc. Pourquoi Hunter établit-il une distinction entre cette espèce d'absorption et celle des autres matières superflues ? On n'en trouve pas la cause dans ses ouvrages, à moins qu'on ne veuille faire servir pour cette distinction la différence qu'il établit en disant que la graisse et la matière calcaire ne sont pas de véritables matières animales, puisque ces substances sont privées de vie. Mais ce raisonnement ne serait point exact, car la deuxième classe établie par cet auteur renferme des matières entièrement privées de vie; tels sont en particulier les fluides sécrétés par les membranes séreuses, et celui de l'anasarque. Cependant l'absorption graisseuse mérite une considération toute spéciale, et qui doit être fondée sur un autre raisonnement. En effet, elle est quelquefois beaucoup plus lente que celle des autres substances, et n'est pas non plus en rapport avec la sécrétion, ce qui fait que les muscles et d'autres organes conservent leur volume naturel, tandis que la graisse peut acquérir l'épaisseur de plusieurs pouces. D'un autre côté, les absorbants agissent sur elle avec une force et une rapidité qui n'ont pas lieu pour les autres parties du corps. Ainsi, dans la fièvre, toute la graisse peut être résorbée en quelques jours, sans que

les muscles diminuent sensiblement de volume.

4º Hunter signale enfin l'espèce d'absorption qui produit l'usure des parties, diminue le volume des muscles, rend les os plus légers, etc. Nous rencontrons ce genre d'absorption dans le cours ordinaire de la vie ; le vieillard est sujet à éprouver de pareils changements dans les os, dans les muscles et dans d'autres organes, tels que les ganglions absorbants ; ceux-ci diminuent quelquefois au point que des auteurs ont cru à leur entière disparition. Lorsque des muscles sont dans l'inaction pendant longtemps, ils s'atrophient toujours plus ou moins ; c'est ce qu'on voit dans les maladies des articulations, dans les fractures, etc.

La comparaison du membre sain et du membre malade rend très-sensible cette différence. L'absorption de la graisse, dans des circonstances particulières, ne paraît pas se borner à un membre, ni à une partie spéciale, comme celle qui affecte les muscles dans des cas analogues. Aussi, lorsque la fièvre hectique se montre à la suite d'une luxation coxo-fémorale, les muscles de la cuisse et de la jambe malades diminuent sensiblement de volume, tandis que ceux du membre sain conservent la grosseur qu'ils avaient avant l'accident; mais la graisse de toutes les parties du corps est rapidement résorbée. Cette résorption est suivie d'une grande émaciation générale.

Avant les recherches de Hunter, nos connaissances sur le but et les usages de l'absorption étaient très-bornées, comparativement à celles que nous possédons actuellement, et qui sont, en grande partie, le fruit des précieuses investigations de ce savant. En parlant des vaisseaux lymphatiques, qu'il regarde avec la plupart des physiologistes, comme les véritables instruments de l'absorption, Hunter s'exprime ainsi : «Une connaissance approfondie de ces vaisseaux nous prouve qu'ils sont beaucoup plus importants qu'on ne le croit communément. En effet, souvent ils détruisent ce que les artères avaient établi, et peuvent même faire disparaître des organes entiers. Ce sont eux encore qui déterminent la forme du corps, et qui enlèvent un grand nombre de parties morbides et nuisibles, pour la destruction desquelles l'art est impuissant. »

Comme ces vaisseaux produisent de grands changements dans l'économie, et qu'ils diffèrent beaucoup dans leurs usages et leurs effets, Hunter les a considérés sous deux points de vue principaux : 1º ceux qui absorbent des matières étrangères à l'organisme ; 2º ceux qui absorbent des substances faisant partie du corps lui-même. Les vaisseaux lymphatiques de la première division peuvent absorber le chyle et toutes les matières mises en contact avec la peau; ou les substances renfermées dans l'intérieur des organes, telles que le produit de plusieurs sécrétions, la graisse, les matières calcaires, etc. Ces deux sortes d'absorption ont pour but principal la nutrition; mais elles doivent avoir d'autres usages, puisque, outre leurs effets salutaires, elles deviennent souvent la cause de maladies nombreuses. Dans les vaisseaux lymphatiques de la deuxième division, Hunter établit également deux ordres : le premier comprend toutes les absorptions qui produisent l'amaigrissement d'une ou de plusieurs parties du corps. A ce genre se rapporte l'absorption *intersticielle*, qui consiste dans l'élimination des molécules contenues dans les interstices des tissus. De tout temps on a admis cette absorption, qu'on la supposât opérée par les veines ou par les vaisseaux lymphatiques; mais elle va souvent jusqu'à produire la destruction entière d'un organe, comme on le voit dans l'atrophie complète des testicules. Cette absorption peut donc être de deux espèces. — Hunter fait rentrer dans les absorptions de la deuxième division celle par laquelle des parties entières du corps sont éliminées. Cette absorption est quelquefois un travail naturel, quelquefois une action morbifique. Dans le premier cas, les vaisseaux absorbants doivent être considérés comme les agents qui président à la disposition première des molécules organiques : ce sont eux qui *modèlent*, si l'on peut dire ainsi, les différents organes du corps. La formation primitive de plusieurs de ses parties, soit dans l'accroissement naturel, soit dans la production des matières provenant de maladies, ne saurait éprouver aucune modification sans que les absorbants y aient une part très-importante. Hunter appelle cette absorption *modeleuse*; ses usages sont très-nombreux, et aussi étendus que ceux de toute autre absorption. Les os et plusieurs autres parties ne sauraient être formés sans cette absorption. Des organes qui ne sont utiles que dans les premiers temps de la vie sont entièrement absorbés par la puissance de cette fonction; tels sont le thymus, le canal artériel et la membrane pupillaire. L'absorption entière de certaines parties produit quelquefois des effets très-différents : tantôt elle occasionne un ulcère, et sera appelée, à cause du mécanisme au moyen duquel elle s'opère, *absorption ulcéreuse*. Dans d'autres circon-

stances, elle ne produira pas d'ulcère, quoique des parties entières aient été absorbées. Hunter propose de donner à ces deux espèces d'absorptions le terme de *progressives*.

L'élimination de toute une partie solide du corps, ou, comme le dit Hunter, «cette faculté que possède l'organisme de transporter les matières qui le composent dans le torrent circulatoire, au moyen des vaisseaux absorbants, et toutes les fois que la nécessité l'exige,» est certainement un des faits les plus extraordinaires qui puissent se présenter à l'esprit du physiologiste. Au temps de Hunter, cette doctrine était nouvelle; mais il nous apprend qu'il l'admettait depuis longtemps, et qu'il avait été conduit, par l'examen de l'usure des alvéoles, à reconnaître cette vérité.

S'il est difficile de concevoir comment le corps peut se débarrasser lui-même de certaines parties inhérentes à sa composition, il ne l'est pas moins de comprendre comment le corps peut se former. Ce sont là cependant deux faits incontestables. Sans insister davantage sur la manière dont ces changements s'opèrent, Hunter affirme que « toutes les fois qu'une partie solide du corps subit une diminution par suite de maladie, c'est toujours au moyen du système absorbant. Lorsque l'élimination d'une partie vivante du corps devient nécessaire, il est évident que la nature, pour l'opérer, ne doit pas se borner à augmenter l'activité des absorbants; elle doit encore rendre cette partie propre à être absorbée. » ( *See Hunter, on the blood*, etc., p. 439-442). Pour les détails sur l'absorption *ulcéreuse*, voy. ULCÉRATION.

Quant à la difficulté de comprendre comment des tubes aussi déliés que le sont les vaisseaux absorbants peuvent enlever des matières solides, Bichat fait observer que l'on ne saurait établir de différence entre les solides et les liquides, à moins que les premiers ne soient en masse. En effet, si l'on considère séparément les molécules de ces corps, l'on ne peut y trouver aucune différence. Cette vérité est si bien démontrée, que les mêmes éléments se rencontrent dans la composition des solides et des liquides. Ainsi, que l'eau soit à l'état liquide ou à l'état solide (glace), ses parties constituantes sont toujours semblables. Comme l'absorption des corps solides ne se fait que par l'élimination de ces molécules ou principes élémentaires, il devient tout aussi facile de concevoir ce phénomène que de comprendre l'absorption des fluides. (Voyez *Anat. gén.*, t. II, p. 92).

La source de la lymphe est beaucoup plus obscure que celle du chyle ; car, ayant égard à la possibilité d'injecter les vaisseaux lymphatiques par les artères, à l'homogénéité de la lymphe et à sa grande analogie avec le sang, M. Magendie professe, comme on le croyait autrefois, que cette substance n'est pas fournie par la décomposition des anciennes molécules du corps, ni par des fluides absorbés à diverses surfaces : mais qu'elle est composée des parties les plus ténues du sang ; ces parties, au lieu de retourner au cœur par le système veineux, passent dans les lymphatiques, d'où elles arrivent au cœur par le canal thoracique.

Les vaisseaux lactés ont très-peu de disposition à absorber des matières autres que le chyle. Cependant, le docteur Bostock pense que les vaisseaux lymphatiques peuvent absorber un très-grand nombre de substances : «Peut-être, dit-il, au moyen de certaines opérations, pourrait-on parvenir à les leur faire absorber presque toutes.» Cette conclusion, ajoute M. Bostock, ne reçoit aucune atteinte des idées que professe M. Magendie ; car, en admettant même avec lui que, dans les fonctions ordinaires de l'économie, les veines soient les principaux, ou même les seuls instruments de l'absorption, nous n'en sommes pas moins assurés que certains agents vénéneux ou médicinaux, appliqués à l'extrémité des lymphatiques, peuvent être introduits dans l'intérieur des vaisseaux, et transportés dans le torrent circulatoire. « L'absorption des métaux ou d'une autre substance médicinale employée en frictions paraît s'expliquer plus aisément. On peut, en effet, supposer que tout procédé mécanique force, pour ainsi dire, ces matières à entrer dans les vaisseaux ; ces procédés ne produiraient-ils pas aussi une érosion de l'épiderme qui rendrait plus immédiat le contact de ces substances avec les absorbants? Ne peut-on pas enfin supposer que les éléments de ces matières, étant en contact immédiat avec les extrémités capillaires, sont alors absorbés de la même manière que le chyle l'est dans les intestins?» (*Elem. syst. of phys.*, vol. II, p. 583.)

Beaucoup de physiologistes comprennent sans peine que les fluides soient absorbés ; mais ils conçoivent difficilement l'absorption des solides. D'autres se contentent du raisonnement suivant : Si les capillaires artériels les plus déliés sécrètent les matières dures et calcaires, pourquoi les lymphatiques ne pourraient-ils pas les absorber? ces deux actes ne sont-ils pas les mêmes? Un pareil raisonnement n'est



pas de nature à jeter un grand jour sur les questions suivantes : Comment les solides sont-ils préparés pour l'absorption? Comment sont-ils repris par les lymphatiques? Ces questions sont complétement insolubles.

Que pouvons-nous comprendre à la nature intime de ces opérations? demande un physiologiste judicieux. En effet, si la solution des substances solides est nécessaire, ne sommes-nous pas embarrassés pour trouver les corps qui l'opèrent? Plusieurs substances sont insolubles dans l'eau et dans le fluide séreux que l'on rencontre dans les vaisseaux ; et cependant une substance n'est jamais absorbée sans avoir été préalablement dissoute. Comment, enfin, pouvons-nous comprendre que les corps solides se dissolvent assez pour être introduits molécule par molécule, et rester ainsi suspendus dans la lymphe à cet état de division extrême? Quelques physiologistes, et surtout Bichat, ont essayé d'atténuer ces difficultés, en disant que les lymphatiques n'agissent que sur les éléments de chaque tissu. L'admission de ce principe rendrait l'absorption des solides aussi intelligible que celle des fluides, puisque les mêmes éléments concourent souvent à la formation de ces deux espèces de corps.

Aussi longtemps que les parties de l'organisme conservent le principe vital, elles résistent à l'action des absorbants, qui agissent plus facilement sur les matières mortes. En effet, «nulle partie ne saurait être absorbée si sa composition n'a été détruite, et si elle n'est par conséquent tout à fait privée de vie. Aucune substance ne peut pénétrer dans les absorbants si elle reste dans son état d'agrégation ; d'où il suit que l'absorption a pour première conséquence la décomposition.» (Bostock, *Elem. syst. of phys.*, vol. II, p. 585.) Cet habile physiologiste ajoute plus loin : «La mort d'une partie qui va être absorbée signifie que cette partie n'est plus soumise à l'influence artérielle, et qu'elle cesse par conséquent de recevoir l'alimentation nécessaire à la conservation de toute partie vivante ; c'est alors aussi que doit commencer le travail de la décomposition.» L'explication la plus satisfaisante est celle qui, mettant de côté toute réflexion métaphysique et chimique sur la mort et la décomposition des parties, comme opérations préalables et nécessaires à leur absorption, admet que les absorbants agissent directement et en particulier sur les atomes ou les éléments des différents tissus. Nous ne connaissons pas en effet la vitalité de ces atomes pris individuellement.

En admettant qu'ils la possèdent, nous ne savons à quel moment ils l'abandonnent avant d'entrer dans les vaisseaux absorbants; nous ignorons aussi complétement la manière dont ces corps élémentaires acquièrent le principe vital, et le moment précis auquel il leur est communiqué.

Dans les absorptions précédentes, on a considéré les lymphatiques comme les véritables instruments de l'absorption. On a admis que, non-seulement ils contiennent de la lymphe et la versent dans le système veineux, fait dont aucun physiologiste ne doute; mais encore que cette lymphe est réellement produite par l'action de ces vaisseaux sur les diverses espèces de matière qu'ils reprennent de nouveau. D'après ce principe, ces substances sont formées par les anciennes particules de chaque tissu organique, telles que la graisse, la matière calcaire, et par la surabondance de beaucoup de sécrétions qui subissent des changements continuels. Plusieurs physiologistes distingués ne partagent pas cette manière de voir; car, disent-ils, quand même on parviendrait à prouver que les vaisseaux lymphatiques sont vraiment doués de la faculté d'absorber, les nombreuses expériences de M. Magendie et de quelques autres physiologistes n'en démontreraient pas moins que d'autres parties jouissent de la même propriété, et que les veines ont une très-grande part dans l'exercice de cette fonction.

D'autres expériences tendent aussi à prouver que des matières peuvent arriver directement dans les vaisseaux sanguins, se mêler tout à coup au sang ou pénétrer dans le torrent circulatoire à travers la surface avec laquelle elles étaient en contact et les tissus contigus à cette surface. Ces phénomènes ont lieu par ce que Magendie appelle *imbibition*. Ces deux modes d'absorption semblent faire croire que cette fonction n'exige pas nécessairement l'action des absorbants; mais plusieurs physiologistes célèbres de notre époque ne considèrent pas comme exactement démontré le point où commence cette absorption, qui doit avoir lieu au moyen de bouches ou orifices innombrables répandus sur toutes les surfaces et dans tous les tissus de l'économie; ce que Hunter expliquerait d'après sa doctrine, ces physiologistes le rapportent à *l'imbibition*, au moyen de laquelle la matière traverse les tissus pour pénétrer dans la circulation.

ACÉTATE DE PLOMB. *Voyez* PLOMB.

ACÉTATE DE MORPHINE. *Voyez* MORPHINE.

ACÉTIQUE (*acide*), vinaigre distillé. Le vinaigre, mêlé à des substances farineuses, est très-fréquemment employé dans les cas d'entorse; uni à l'eau et à l'alcool, on s'en sert avantageusement en lotions dans un très-grand nombre de cas, lorsqu'on juge convenable d'entretenir une espèce de vapeur aqueuse à la surface des parties enflammées. Le vinaigre était considéré autrefois comme propre à hâter l'exfoliation des os : on lui attribua ces effets à cause de la propriété dont il jouit de dissoudre le phosphate de chaux. Cleghorn a particulièrement signalé ses bons effets dans les brûlures. Hunter trouva les remarques de cet observateur dignes d'être publiées. (*See med. facts and obs.*, vol. II.)

Le vinaigre affaibli forme une des meilleures lotions pour débarrasser l'œil des parcelles de chaux qui peuvent s'y introduire, et qui adhèrent à l'organe lui-même ou à la surface interne des paupières (*See A. T. Thompson's disp.*, p. 8, ed. 2.) Le vinaigre distillé est quelquefois employé comme astringent pour arrêter l'epistaxis. Dans ce cas, on s'en sert en injections dans les fosses nasales, ou en lotions au moyen de charpie imbibée et introduite dans les fosses nasales. On a aussi recours quelquefois au vinaigre pour désinfecter la chambre des malades. L'acide acétique pur est un des meilleurs topiques contre les cors et les verrues; on doit alors en préserver avec soin les parties environnantes (Brande's, *Man. of pharm.*, p. 9, in-8. Lond., 1825.)

L'acide pyro-ligneux, qui n'est autre chose que de l'acide acétique mêlé à une grande quantité d'huile empyreumatique et de bitume, est recommandé par M. Buchanan, comme un moyen avantageux pour la cure de certaines surdités. (*See*, *illust. of acoust. surg.*, in-8. Lond., 1825.)

ACHILLE (*tendon d'*). *Voy.* TENDONS.

ACUPUNCTURE (de *acus*, aiguille, et de *pungo*, je perce). Cette opération consiste à faire avec une aiguille de petites ponctions sur certaines parties du corps pour obtenir la guérison de plusieurs maladies. Elle est pratiquée à Siam, au Japon, et dans d'autres parties de l'Orient pour la cure des migraines, de la léthargie, des convulsions, des coliques, etc. (*See phil. trans.*, n° 148; et *Wilh. Ten. Rhyne, de arthrit. mant. schem*, etc., in-8. Lond., 1683.) L'acupuncture a été essayée en grand par le docteur Elliotson, dont les expériences, d'accord avec celles de M. Churchill, démontrent que ce moyen, appliqué dans les rhumatismes chroniques, est plus avantageux lorsque la maladie a son siége dans les parties charnues. Elliotson a en outre remarqué qu'une seule aiguille laissée une heure ou deux dans la partie est plus efficace que deux aiguilles appliquées seulement pendant quelques minutes. ( *See med. chir. trans.*, vol. XIII, p. 467.) L'acupuncture devrait être employée dans les névralgies, et même dans la paralysie locale. Cette opération a été surtout préconisée dans un ouvrage français de nos jours ; mais l'auteur rapporte un exemple si extraordinaire, il met une confiance si aveugle et si exagérée dans les bons effets d'une simple piqûre d'aiguille, que ses opinions trouveront peu d'approbateurs. Il eut une fois l'imprudence de plonger si profondément les aiguilles dans la région épigastrique, que l'on supposa les membranes de l'estomac perforées. Cette opération téméraire, pratiquée contre une toux opiniâtre, fut, ajoute l'auteur, suivie de guérison. Si ce fait n'est pas suffisant pour inspirer l'étonnement et la défiance, le conseil que donne le même auteur, de faire pénétrer une longue aiguille jusque dans le ventricule droit du cœur, dans les cas d'asphyxie, devra certainement faire naître bien des doutes.

*Voy.* Berlioz, *Mém. sur les mal. chr. et l'acup.*, p. 505-509, in-8, Paris, 1816 : Churchill, *on acup.*, 1824 ; Dantu, *Traité de l'acup.*, 1826.

**AGARIC**, espèce de champignon qui croît sur le chêne, et célèbre autrefois par la propriété dont il jouit d'arrêter les hémorrhagies. (*Voy.* Hémorrhagie.)

**ALBUGO** (de *albus*, blanc), tache blanche et opaque de la cornée, et qui peut affecter la superficie ou la substance même de cette membrane. (*Voy.* Leucoma.)

**ALUN**, *sulfate d'alumine*. L'alun s'emploie dans les hémorrhagies, les écoulements uréthraux, les leucorrhées et autres maladies qui exigent des astringents. On peut le donner sous forme de bol, avec la conserve de rose : sa dose est de dix grains, trois fois par jour. L'alun, donné à petite dose, a paru être utile dans le relâchement des voies urinaires et dans la paralysie du sphyncter de la vessie. Il fait aussi partie d'un grand nombre de lotions, de gargarismes, d'injections et de collyres astringents. Un médecin hollandais, M. Groshuis,

est le premier qui l'ait recommandé dans la colique des peintres ; le docteur Perceval l'a également conseillé plus tard. L'alun décompose les préparations saturnines ordinaires, et les change en sulfates, corps moins actifs et presque innocents. L'alun calciné fait partie de beaucoup de poudres stiptiques.

**AMAUROSE** (de ἀμαυρόω, j'obscurcis), *gutta serena* ; *suffusio nigra*, en allemand, *schwarzerstaar*. L'amaurose est une maladie caractérisée par la diminution ou la perte totale de la vue ; elle dépend immédiatement de l'état morbide de la rétine ou du nerf optique, qu'elle existe seule ou compliquée d'une autre maladie ; qu'elle soit primitive ou la suite d'une affection des autres parties de l'œil (Beer). Suivant Travers, on entend par amaurose toute maladie de la vue dépendant d'une condition pathologique, *qu'elle affecte la structure ou les fonctions* de l'appareil propre à l'organe. (Travers' *Synops. of the dis. of the eye*, p. 293.) On peut encore la définir : toute affection des nerfs de la vision qui produit une perte complète ou partielle de la vue, que cette perte provienne d'une maladie organique évidente ou cachée, ou bien de la diminution ou de la perte de la sensibilité de l'œil, perte qu'on ne peut attribuer à un changement de structure ou à toute autre cause évidente. (*Jour. of foreign. med. and surg.* vol. IV, p. 166.) Mackensie appelle amaurose l'obscurité de la vision dépendant de l'insensibilité plus ou moins grande d'une ou de plusieurs des parties qui concourent à former l'appareil optique. C'est, par conséquent, une maladie provenant de causes très-différentes de celles qui interceptent les rayons lumineux. (*On dis. of the eye*, p. 897, ed., 2.) Middlemore entend par amaurose toute diminution ou perte de la vision, sans changement dans la transparence naturelle des parties situées au-devant de la rétine, sans tuméfaction variqueuse des vaisseaux choroïdiens, et sans aucun changement dans la forme du globe oculaire. (*On dis. of the eye*, vol. II, p. 242.) Cette définition n'est pas aussi étendue que les précédentes.

La définition suivante de l'amaurose, par M. Lawrence, est très-complète, et facile à saisir : « La diminution ou perte de la vue, suite d'une affection de l'appareil nerveux de l'œil, que cette affection ait son siége dans la rétine, dans le nerf optique ou le *sensorium* ; qu'elle soit idiopathique ou primitive, symptomatique ou secondaire ; qu'elle consiste enfin dans une congestion vasculaire, dans un changement organique, ou simplement dans un dérangement fonctionnel.» (*On dis. of the eye*, p. 487.) Le terme *gutta serena* convient au plus haut degré de l'amaurose, celui dans lequel le malade ne distingue pas le jour de la nuit.

L'amaurose n'est donc pas toujours une maladie isolée et indépendante d'une autre affection, elle est souvent un effet symptomatique de quelque maladie de l'œil, comme on le voit dans l'hydrophthalmie, la cirsophthalmie, le glaucome, etc. M. Wardrop observe que le mot *amaurose*, dans son acception ordinaire, signifie aussi bien un symptôme de maladie qu'une maladie distincte. (*Es. on the morb. anat. of the human eye*, vol. II, p. 165, in-8°; Lond., 1818.)

Si l'on applique le mot *amaurose* à la maladie du nerf optique ou de la rétine, et non aux états pathologiques de l'œil en général, ce nom conservera assez d'exactitude, que l'iris soit mobile ou immobile, la pupille dilatée ou contractée, claire ou plus ou moins opaque. En effet, lorsque le mot *amaurose*, usité depuis longtemps, sera reçu dans ce sens précis, on n'aura plus la crainte de confondre la maladie qu'il désigne avec celles des autres parties de l'œil. Cependant, lorsqu'il est question du diagnostic des différentes formes de l'amaurose, l'aspect de la pupille et de l'iris offre des caractères de la plus haute importance. (Voy. Beer, *Lehre von den augenkrank*, t. II, p. 420, etc., Wien, 1817.)

L'amaurose vraie sans complication, consistant dans une diminution ou dans la perte de la vue, sans aucune apparence d'autre affection de cette partie, est une des formes les plus rares d'amaurose. Dans ce cas, les propriétés vitales du nerf optique et de la rétine sont seules affectées, et l'autopsie ne démontre aucune trace de lésion organique. Les fonctions de la rétine et du nerf optique sont altérées ou détruites, et l'œil paraît sain sous tous les autres rapports.

Beer a établi deux divisions dans cette forme d'amaurose; la première consiste dans cette espèce de faiblesse *amaurotique*, ou de cécité, dépendant de la trop grande sensibilité de la rétine et du nerf optique. La seconde, au contraire, est particulièrement due à l'affaiblissement de cette sensibilité. Les amauroses de la première division sont plus rares que celles de la seconde. Cependant M. Lawrence croit que ceux qui divisent l'amaurose en deux espèces : *celle avec augmentation de la sensibilité de la rétine, et celle avec diminution de cette même sensibilité*, indiquent, comme symptômes de la première espèce, divers dérangements de

la vue, dont quelques-uns marquent plutôt la période d'excitation des maladies de la rétine, que ce degré plus avancé, connu sous le nom d'*amaurose*. (*On dis. of the eye*, p. 508.) Quant à quelques amaurotiques fortement incommodés par la lumière du jour, Middlemore observe que la sensibilité paraît augmentée, malgré l'affaiblissement considérable de la vision. Mais, ajoute cet auteur, ce phénomène, qui n'est qu'un des premiers symptômes de quelques amauroses, cesse dans un degré plus avancé de la maladie. (*On dis. of the eye*, v. II, p. 257.)

L'amaurose n'attaque pas toujours les deux yeux à la fois; souvent l'un est affecté longtemps après l'autre. Il n'est pas rare non plus qu'un œil reste sain toute la vie, tandis que l'autre est entièrement privé de la vue. Ces circonstances dépendent, en grande partie, de la tendance de la maladie à se localiser, et des causes qui, donnant lieu à l'affection, bornent leur action à l'œil lésé. Lorsque l'amaurose paraît dépendre entièrement de causes constitutionnelles, il n'est pas rare de voir un des yeux attaqué longtemps avant l'autre, bien que, dans ces cas, l'on voie moins souvent l'œil, d'abord épargné, rester parfaitement sain. (Beer, t. II, p. 422.) Suivant Wardrop, quand un œil est d'abord affecté d'amaurose sympathique, l'autre œil est peu sujet, en général, à contracter la maladie; mais si l'amaurose est produite par un changement organique quelconque, l'œil resté sain est très-sujet à être affecté sympathiquement. (*Es., on the morb. anat. of the human eye*, v. II, p. 190.) Middlemore pense que l'amaurose attaque d'abord un œil, et ne commence dans l'autre qu'après la perte totale de celui qui avait été primitivement affecté. «Il n'est pas ordinaire, dit-il, que l'amaurose ait lieu en même temps dans les deux yeux, et qu'elle fasse les mêmes progrès dans chacun d'eux.» Mais cet auteur ajoute que ces différences dépendent surtout de la cause qui a déterminé l'affection amaurotique. (*On dis. of the eye*, v. II, p. 251.)

En effet, puisque l'amaurose est quelquefois produite par les altérations du *sensorium*, de la rétine et du nerf optique, il nous est facile de comprendre comment cette maladie peut affecter les deux yeux à la fois, ou borner son action à un seul, ou enfin n'attaquer l'un que longtemps après l'autre. (Lawrence, *Op. cit.*, p. 489.)

Cette affection ne détruit pas toujours complétement la vision. La vue est souvent conservée toute la vie, mais à des degrés plus ou moins grands d'affaiblissement. Cette différence a fait distinguer l'amaurose en *complète* et *incomplète* ; mais cette dernière peut arriver au point de ne laisser distinguer au malade que la lumière, son intensité et la direction des rayons lumineux.

L'amaurose incomplète, caractérisée par une faiblesse de la vue voisine de la cécité (*amblyopia amaurotica*), est en outre accompagnée d'un plus ou moins grand nombre de phénomènes, dont le plus important consiste dans l'interruption de la vue (*visus interruptus*). Quand le malade lit, il ne peut voir les mots, les lettres et les lignes qu'après avoir dirigé l'œil sur eux par un mouvement de toute la tête. C'est encore à cause de cette disposition vicieuse de la vue que plusieurs amaurotiques ne peuvent distinguer certaines parties des corps (*visus dimidiatus, amaurosis dimidiata, hemiopia*). Quelquefois, lorsque le malade ferme un œil, il ne peut apercevoir que la moitié des objets ; mais s'il les ouvre tous les deux, il voit les choses sous leur véritable aspect. Dans ce cas, l'un des yeux est sain ; l'autre a seulement quelques fibres du nerf optique affectées. (*Schmucker's Vermischte chir. schrift.*, t. II, p. 12.)

Dans plusieurs cas d'amaurose incomplète, le malade ne peut apercevoir un objet, si cet objet n'est placé au-devant de l'œil dans une direction particulière : le moindre mouvement le fait perdre de vue, et l'on a beaucoup de peine à le replacer dans la position déterminée. (Beer, *Lehre von den augenkrank*, t. II, p. 424.) Certains malades, qu'on pourrait prendre pour aveugles, présentent quelquefois une très-petite portion de la rétine très-sensible aux impressions de la lumière : ce point se trouve ordinairement sur un côté de l'œil. Cette obliquité de la vue a été signalée, il y a longtemps, par Hey, comme un symptôme ordinaire de l'amaurose. (*See. med. obs. and inq.*, vol. V.) Richter rapporte l'exemple d'un homme complétement aveugle, et chez lequel cependant on observait cette partie sensible de la rétine située obliquement au-dessus du nez ; elle était si petite, qu'il fallait toujours beaucoup de temps pour la découvrir. Elle offrait tant de sensibilité, que le malade pouvait apercevoir la flèche d'un clocher éloigné. Suivant le même auteur, le centre de l'œil paraît être la partie la première et la plus gravement affectée, et c'est pour cette raison que, dans la première période de l'amaurose incomplète, la plupart des malades voient mieux les objets situés latéralement, que ceux qui sont placés en face de l'œil. (*Anfangsgr. der wundarzn*, t. III, cap. xiv.)

Un des symptômes de l'amaurose au premier degré consiste dans des moucherons qui semblent voltiger au-devant des yeux (*visus muscarum, myodesopsia*). Lorsque le malade regarde un objet blanc et fortement éclairé, il aperçoit quelquefois de petits corps transparents ou rayés de noir, circulaires ou en forme de serpents, qui s'élèvent tout à coup et retombent aussitôt ; ils incommodent le malade et fatiguent sa vue. Ces sensations de corps légers qui apparaissent devant les yeux sont appelées *muscæ volitantes, mouches volantes*. (Beer, *Lehre*, etc., t. II, p. 424.) Si le corps qui trouble la vue consiste seulement en un point noir, il reçoit le nom de *scotoma*. Ces espèces de taches augmentent graduellement, deviennent de moins en moins transparentes, et finissent par se confondre tellement, qu'elles forment comme une sorte de réseau ou de gaze qui rend tous les objets obscurs. Ces particularités constituent un autre symptôme de l'amaurose, appelé techniquement *visus reticulatus*. Ce réseau paraît noir quand le malade est dans un endroit très-éclairé, ou qu'il porte la vue sur des corps blancs. Dans les lieux obscurs, au contraire, il est brillant, d'un blanc bleuâtre semblable à l'argent, ou d'une couleur rouge-jaune ou d'or. Assez souvent, dans l'amaurose incomplète, les corps offrent, pendant le jour, les couleurs de l'arc-en-ciel ; quelquefois ils sont tremblotants ou très-éblouissants, tandis que, dans l'obscurité, le malade croit voir passer devant ses yeux, lorsqu'ils sont fermés, des éclairs ou des boules de feu. (*Visus lucidus ; marmoryge Hippocratis ; photopsia.*)

Dans l'amaurose incomplète, la sensibilité de la rétine est quelquefois portée à un si haut degré, que le malade évite les endroits éclairés, surtout ceux dans lesquels la lumière est fortement réfléchie sur les yeux. Pour distinguer passablement de grands corps, il est forcé de rechercher l'obscurité, ou de se couvrir les yeux avec une visière ou des lunettes vertes. Beer appelle cet état *lichtscheue (photopsia).* Dans ces cas, le malade peut jouir, pendant un temps très-court, quelques instants par exemple, rarement pendant un plus long intervalle, de la faculté de distinguer avec plus de netteté de petits corps mal éclairés, que ne le feraient d'excellents yeux avec une très-vive lumière ; mais, à l'exception de ces rapides instants, le malade ne peut voir des objets plus grands, même lorsqu'ils sont mieux éclairés. Cette affection s'appelle *oxyopia.*

Quelquefois, dans la première période de

l'amaurose, tous les corps paraissent couverts d'un brouillard épais : dans d'autres circonstances, ce brouillard se montre sous la forme d'un simple *scotome* ou tache toujours croissante, et rarement sous forme de réseau ou de gaze ; mais lorsque la cécité commence par le *visus nebulosus*, le brouillard paraît ordinairement, pendant un jour ou deux, d'une couleur grise ; un jour ou deux après, il semble noir, et chaque objet est vu comme à travers une fumée épaisse. (Beer, *Lehre von den augenkrank*, t. II, p. 422-26.)

L'œil affecté d'amaurose incomplète voit souvent les corps confus et doubles ( *visus duplicatus*, *dyplopia* ). Lorsque la maladie se développe graduellement, le malade voit quelquefois double avec les deux yeux. Schmucker a guéri un major de hussards qui voyait doubles les trois lignes de son escadron ; le même médecin avait déjà donné ses soins à une personne atteinte de la même maladie. Suivant Schmucker, ces effets seraient dus à une violente distension des vaisseaux de la choroïde, qui peuvent devenir variqueux à cause de la faible consistance de cette membrane. Les filaments de la rétine sont alors comprimés, et les rayons lumineux perdent leur harmonie. Si, dans ce cas, de prompts secours ne sont pas administrés, une cécité incurable peut en être le résultat. Schmucker a rencontré un exemple de cette espèce chez un jeune homme de vingt-six ans, qui était aveugle depuis un an lorsqu'il le consulta. Avant de perdre la vue, ce malade avait remarqué que, sous l'influence de toute impression morale vive, sa vue s'affaiblissait d'abord, et qu'ensuite il voyait les objets doubles. Si la circulation était plus accélérée, des taches noires lui passaient devant les yeux, et il finissait par n'y plus voir. Les vaisseaux choroïdiens étaient aussi développés que si on les eût injectés avec de la cire. Tous les remèdes furent impuissants contre cette affection. (*Vermischte chir. schrift.*, t. II, p. 12, in-8°. Berlin, 1786.)

Dans quelques circonstances, la double vision a lieu seulement lorsque le malade regarde les objets avec les deux yeux, et cesse aussitôt qu'il ferme l'œil sain ou l'œil malade. Dans le premier cas, la double vision tient seulement à la déviation de l'œil malade de l'axe visuel ; dans le second, elle résulte de la *rétinite* de l'œil malade. Afin de bien distinguer ces deux espèces de double vision de toute autre dyplopie symptomatique, Beer leur a donné le nom de *dyplopie nerveuse* ; un certain degré de strabisme est aussi un symptôme ordinaire de

l'amaurose commençante, surtout quand un seul œil est affecté, car celui-ci est toujours plus ou moins dévié de l'axe visuel. C'est à cause de ce défaut de correspondance que les personnes qui ont un œil atteint d'amaurose incomplète se trompent si souvent sur la distance relative des objets, qu'ils voient presque toujours réfléchis. (*Travers' Synopsis*, p. 170.) Il est plus rare de rencontrer l'amaurose incomplète, avec ce que Beer appelle obliquité de l'œil ( *luscitas* ) ; car la paralysie ou l'action constamment irrégulière d'un ou de plusieurs muscles de l'œil est évidemment la cause de cet effet symptomatique. (Voy. *Beer, Lehre von den augenkrankheiten*, t. II, p. 427.) Beer a vu souvent des malades affectés d'amaurose incomplète qui distinguaient très-bien des corps assez petits, mais ils leur donnaient des couleurs différentes de celles qu'ils avaient réellement (*visus coloratus, erupsia*). Il a soigné une femme amaurotique qui, à midi, pouvait distinguer les plus petits objets au moyen d'une vive lumière ; mais elle les voyait colorés en jaune. Dans la première période de l'amaurose, les objets paraissent pliés, raccourcis ; et quelquefois, mais plus rarement, on les voit renversés (*visus defiguratus*, *metamorphosia*). Ainsi la flamme d'une chandelle semble très-élevée et tout à fait irrégulière : Beer regarde ce signe comme défavorable, parce qu'il a son siége dans le cerveau.

L'amaurose incomplète est quelquefois accompagnée d'une vue très-courte ( *myopia* ), quelquefois d'une vue longue ( *presbyopia* ), preuve convaincante que des changements importants se sont opérés dans les milieux transparents de l'œil, ou dans ses muscles.

Beaucoup d'amaurotiques recherchent avec le plus grand soin une lumière très-vive : la nuit, ils allument plusieurs chandelles, et le jour, ils tournent le dos à une fenêtre très-éclairée afin qu'une très-grande quantité de rayons lumineux tombent sur ce qu'ils lisent. Beer appelle ce symptôme de l'amaurose commençante *lichthunger* ( besoin de lumière ).

L'amaurose peut survenir subitement et produire une cécité complète ; quelquefois elle est plus lente et met plusieurs semaines à parcourir tous ses degrés ; plus souvent elle se développe graduellement et peut être quelques années à atteindre son plus haut degré d'intensité. Ces circonstances sont d'un très-haut intérêt pour le diagnostic et le traitement.

Le type que prend l'amaurose dans sa marche et son développement est sujet à beaucoup de variétés, qui réclament la plus grande attention ; car cette maladie peut être *permanente* ou *temporaire*. Quelquefois intermittente, elle se montre à des intervalles réguliers ou irréguliers. Dans quelques cas, elle a lieu à des époques déterminées, ordinairement tous les jours à une certaine heure, ou d'un jour à l'autre, ou chaque mois à des époques fixes : quelquefois ses retours n'offrent aucune régularité. Dans certains cas, l'affaiblissement de la vue est accompagné d'un autre état morbide. Richter parle d'un homme qui devenait aveugle à midi : sa paupière supérieure, alors frappée de paralysie, s'abaissait. L'attaque durait toujours vingt-quatre heures. Le jour suivant, à midi, la vue revenait au malade, qui recouvrait subitement la faculté de relever sa paupière supérieure. Pendant les vingt-quatre heures suivantes, il conservait la vue. Toutes les fois qu'il prenait du quinquina, la durée de la maladie était une fois plus longue, c'est-à-dire qu'il restait aveugle pendant quarante-huit heures, et ne recouvrait la vue que pour vingt-quatre heures seulement. Chez un autre malade, dont l'exemple a été cité par le même auteur, l'humeur aqueuse devenait blanchâtre et trouble pendant là cécité. Mais, après l'attaque, sa transparence se rétablissait constamment. Richter fait dépendre l'amaurose *périodique* de l'irritation des organes digestifs, de la présence des vers dans le tube intestinal, ou de l'irrégularité des menstrues. Elle est aussi quelquefois le symptôme d'une fièvre d'accès ; dans ce cas, le malade est aveugle pendant la durée des paroxysmes ; mais il recouvre la vue aussitôt que l'accès est passé. (Voyez *Richter, anfang. der wundarzn*, t. III, cap. xiv). Beer pense que l'amaurose périodique se rencontre surtout chez les individus affectés de chlorose, d'hystérie, d'hémorrhoïdes, d'hypochondrie. La cécité *diurne* (*day-blindness, cœcitas diurna ; nyctalopia*) et la cécité *nocturne, night-blindness, cœcitas repuscularis ; hemeralopia* ), sont autant de formes d'amaurose périodique. L'étiologie de Richter ne saurait s'appliquer à ces cas, puisque les causes sont d'une nature très-différente. Mais quelquefois cette espèce d'amaurose, très-sujette aux récidives, n'offre aucun type marqué. Cette irrégularité l'a fait appeler par Beer, *amaurosis vaga*. Elle se rencontre le plus souvent chez les personnes affectées d'hystérie, d'hypochondrie, de convulsions ou d'épilepsie. Quand l'amaurose périodique persiste pendant quelque temps, elle devient continue. ( *Beer, Lehre*, etc., t. II, p. 429. )

L'amaurose qui commence par l'irritation morbide de la rétine et qui est accompagnée de photophobie présente, suivant Beer, deux périodes bien distinctes : dans la première, le malade ne devient jamais aveugle, la vue ne se perd que vers la fin de la seconde. Dans la première période, le malade éprouve d'abord, dans le globe de l'œil, une sensation de plénitude accompagnée d'*apparences* lumineuses, violentes, très-incommodes, et qui augmentent progressivement. Il y a en outre un affaiblissement extrême de la vue ; ces symptômes sont bientôt suivis de céphalalgies plus ou moins intenses, qui empêchent le malade de se livrer à la moindre occupation. Pendant ces douleurs, la vue s'affaiblit considérablement sans qu'on puisse remarquer le moindre changement dans l'œil, ou dans les différentes parties qui le protégent et l'entourent. Dans ces cas, le malade présente toujours des symptômes généraux ou locaux de pléthore sanguine, ou une diathèse inflammatoire. Cette observation s'accorde avec ma manière de penser sur la question de savoir si l'amaurose qui débute par une grande susceptibilité de la rétine et la photophobie dépend ordinairement d'une inflammation de cette membrane. M. Middlemore a cependant émis une opinion différente : « La photophobie, dit-il, est entièrement étrangère à la *rétinite*, et, bien qu'elle soit diminuée en préservant l'œil d'une lumière trop vive, la vision n'en est pas moins très-imparfaite. Elle doit l'être en effet, quoique, d'après la photophobie intense éprouvée par le malade, on pût croire qu'une si grande augmentation dans la sensibilité de la rétine fût incompatible avec l'obscurité de la vue. (*Middlemore, on dis. of the eye*, vol. II, p. 257.)

Lorsque la maladie avance vers la deuxième période, la céphalalgie devient irrégulière, et est moins violente à certaines époques : le malade croit avoir devant les yeux un réseau ou une gaze épaisse, qui lui paraît noire lorsqu'il s'expose à une vive lumière, et couleur de feu et brillante lorsqu'il est dans l'ombre.

Si une cause quelconque, soit par exemple les efforts faits pour aller à la garde-robe, a produit vers le cerveau et aux yeux une congestion sanguine momentanée, ce réseau devient alors très-apparent. Si cette congestion est souvent répétée, ou si elle continue pendant longtemps sans interruption, l'épaisseur de ce réseau augmente considérablement, et la vue, qui s'affaiblit avec rapidité finit bientôt par être abolie complétement. Dans la seconde période de cette affection, si l'on ne s'est pas opposé à son développement, la perte totale de la vue est due aux progrès mêmes de la maladie, et non à l'influence de l'hypérémie sanguine ; dans ce cas, la cécité ne vient jamais subitement. La vue peut être enfin détruite par les *céphalées gravatives continues* dont l'intensité varie, et qui sont accompagnées d'une sensation dans laquelle le malade croit à une augmentation du volume de ses yeux : ceux-ci paraissent en effet plus durs au toucher que dans l'état sain.

L'amaurose débute quelquefois par des symptômes d'atonie ou de diminution dans l'irritabilité. La vue est trouble, et le malade ne voit pas mieux dans un endroit très-éclairé que dans un lieu plus sombre : il croit avoir de la poussière dans les yeux, ce qui lui fait contracter l'habitude de les essuyer souvent. A jeun, sa vue paraît plus faible qu'après le repas. Elle est plus forte quelque temps après l'usage externe de certains médicaments toniques, tels que l'esprit de corne de cerf, l'eau froide, etc. Richter parle d'une personne presque aveugle, qui voyait très-bien pendant une heure après avoir bu du vin de Champagne. Il fait en outre mention d'une femme entièrement privée de la vue, et qui, après avoir fait rapidement le tour de son jardin, pouvait y voir pendant une demi-heure. Le même auteur cite encore une dame, aveugle depuis plusieurs années, qui recouvra momentanément la vue après l'extraction d'une dent. (*Anfangsgr.*, etc., t. III, cap. xiv.) Il est douteux que, dans ce cas, le bien-être éprouvé par la malade tienne, comme le pense Richter, à la stimulation causée par l'opération ; il est dû plutôt à la cessation de la cause irritante.

Travers rapporte l'histoire d'une amaurose fonctionnelle commençante qui fut évidemment arrêtée dans son développement par l'extraction d'une dent gâtée. La douleur occasionnée par cette dent, qu'on avait négligé d'extraire, entretenait depuis deux ans la goutte-sereine du côté opposé. (*Syn.*, p. 299.)

Lorsque la maladie est accompagnée d'une diminution de sensibilité de tout l'œil, Beer pense, avec Richter, que les malades peuvent éprouver de l'amélioration après un repas copieux, l'emploi de liqueurs spiritueuses, ou une vive impression morale : à la vérité, un tel amendement est toujours de courte durée. (*Voyez aussi* Vetch, *on the dis. of the eye*, p. 137.) Au contraire, tout ce qui tend à affaiblir les passions et à attrister l'âme augmente l'im-

perfection de la vue. Quand les signes d'un accroissement de sensibilité prédominent, les circonstances précédentes exercent une influence passagère et désavantageuse : le malade évite avec soin toute lumière vive, et se garantit souvent les yeux avec la main, etc. (Lehre, *von den augenk.*, t. II, p. 430.) Travers a vu des malades chez lesquels l'accélération de la circulation causée par un repas copieux et quelques verres de vin produisait un grand accroissement de la vue, et d'autres chez lesquels le contraire avait lieu. Les premiers, dit cet auteur, sont ordinairement des personnes maigres et délicates ; les seconds, au contraire, ont une constitution pléthorique. (*Syn. of the dis. of the eye*, p. 157.)

Suivant Beer, les amauroses qui débutent par une diminution de la sensibilité de l'œil surviennent lentement, et n'offrent pas les deux périodes si bien établies dans les cas contraires. Elles sont aussi toujours accompagnées du *visus nebulosus* ou *reticulatus*, qui n'alterne pas avec des éclairs : quelquefois la vue est très-bonne ; dans d'autres cas, elle est affaiblie, ce qui dépend toujours de l'action accidentelle des causes internes ou externes mentionnées ci-dessus. L'amélioration de la vue n'est jamais de longue durée, tandis que l'affaiblissement continue et augmente sans cesse. Ces amauroses se présentent quelquefois sous la forme de cécité nocturne, parce que la lumière artificielle ordinaire est trop faible pour exciter suffisamment la sensibilité du nerf optique. C'est aussi pour cette cause que les personnes atteintes de cette maladie recherchent avec soin la lumière vive. Celles qui ont une grande faiblesse de la vue aperçoivent la lumière d'une chandelle, ou celle de la lune, comme obscurcie par un voile épais et entourée d'une espèce de *halo* brillant de couleurs variées. Elles n'éprouvent point de douleur à la tête ni aux yeux, et ne ressentent dans le globe oculaire ni plénitude ni pesanteur. L'œil n'offre aucun signe de maladie, soit dans sa structure ou dans sa conformation, soit dans l'action des différents tissus sensibles ; mais lorsque cette affection a existé quelque temps dans son état complet, la constitution s'altère. L'amaurose est tantôt une affection simple, et dépendant d'un état pathologique du nerf optique ; dans ce cas, l'œil n'offre aucun changement appréciable, et l'amaurose est caractérisée par la diminution ou par la perte totale de la vue : tantôt cette maladie coexiste avec d'autres phénomènes morbides qui ont leur siége soit dans l'œil ou ses parties environnantes, soit dans des organes éloignés, ou dans toute l'économie en général. Ces phénomènes réclament la plus sérieuse attention , parce qu'ils sont liés à la cause de l'amaurose. Ainsi, d'après ce principe, il y a une *amaurose locale* et une *amaurose compliquée*; celle-ci peut être *locale* ou *générale*, ou participer à la fois de ces deux états, ce qui l'a fait appeler par Beer, *Amaurose parfaitement compliquée*. (*Vol. cit.*, p. 431.)

1° Dans l'amaurose simple, l'œil ne présente aucun changement anormal, et rien ne saurait faire croire à un état pathologique de cet organe. On est donc obligé de s'en rapporter aux malades pour savoir si leur vue est affaiblie ou totalement détruite. C'est ce qui fait aussi que, dans des cas de médecine légale, il faut avoir recours à la ruse pour connaître la vérité ou la fausseté de l'assertion du malade, surtout lorsqu'il affirme que la cécité est bornée à un seul œil.

2° Quand l'amaurose est presque formée dans un œil , ou même lorsqu'elle l'est entièrement, le strabisme est peu sensible, et provient de ce que le malade ne fixe aucun objet avec l'œil affecté. Ackermann et Fischer regardent ce premier degré de strabisme comme le signe le plus certain de l'amaurose. (*Voyez* Klin, *Annalen von*, *Jéna*, t. I, p. 144.) Richter le considère aussi comme un symptôme constant de cette affection.

Non-seulement, dit cet auteur, le malade ne peut diriger séparément l'un ou l'autre œil, dans le sens de l'axe visuel, vers un objet déterminé , mais il ne peut encore les fixer à la fois sur le même objet. Ce symptôme est regardé par Richter comme le plus sûr pour reconnaître l'amaurose quand on a la crainte qu'elle ne soit supposée, et lorsque le malade assure ne pas y voir , malgré la transparence naturelle des tuniques et des humeurs de l'œil. (Voy. *anfang. der wund*, t. III, cap. xiv.) Cette observation doit surtout intéresser les chirurgiens militaires , parce que les amauroses sont fréquentes parmi les soldats, qui cherchent souvent à se soustraire au service en prétextant une maladie qu'ils savent pouvoir exister sans signes apparents. 3° Lorsque la maladie n'est encore que dans la période d'amblyopie , les malades se plaignent toujours des *muscæ volitantes*, du *visus reticulatus*, ou enfin du *visus nebulosus*. 4° Des images lumineuses apparaissent devant les yeux du malade, principalement lorsqu'il se trouve dans l'obscurité. Ces apparitions lumineuses ont lieu même quand il est devenu tout à fait aveugle. 5° La diminution de la vision augmente sans cesse

jusqu'à la cécité complète, et cette marche n'offre aucune interruption sensible. 6° L'amaurose dans laquelle un œil est frappé de cécité tandis que l'autre reste sain, présente un symptôme patognomonique : sitôt qu'on a exactement fermé l'œil sain, la pupille de celui qui est malade se dilate immédiatement, et l'iris demeure complétement immobile, quoiqu'on l'expose à une lumière très-vive. Mais l'amaurose étant rarement bornée à un seul œil, ce criterium manque souvent. (Voy. *Leh. von den augenk.*, t. II, p. 481-82.)

M. Travers divise les affections amaurotiques en deux classes : les *organiques* et les *fonctionnelles*. La première classe renferme toutes les altérations dans la texture de la rétine, du nerf et de la couche optiques, quel que soit leur mode de production. La seconde contient toutes les amauroses caractérisées par la suspension ou la perte des fonctions de la rétine et du nerf optique, et qui dépendent d'un changement dans l'action des vaisseaux, ou dans le ton de l'appareil sensitif.

Les causes de l'amaurose organique sont, d'après cet auteur : 1° les lésions, les extravasations du sang, les dépôts qui se forment à la suite de l'*inflammation* sur l'une ou l'autre surface de la rétine et qui détruisent la transparence de cette membrane; 2° les excroissances morbides dans le globe de l'œil, l'hydropisie, l'atrophie de cet organe, et toutes les désorganisations qui font éprouver à la rétine une pression capable de déranger sa disposition; 3° l'apoplexie, l'hydrocéphale , les tumeurs ou les abcès développés dans le cerveau , soit à l'origine du nerf optique , soit dans sa texture même; l'épaississement, l'atrophie ou l'ossification de la gaîne de ce nerf. Parmi les causes de l'amaurose fonctionnelle , M. Travers indique : 1° une congestion vasculaire du cerveau, comme on le voit à la suite des irritations viscérales ou cérébrales ; la suppression, le dérangement ou l'augmentation excessive de certaines sécrétions, par exemple, de celles du foie, des reins, de l'utérus, des mamelles et des testicules ; divers accidents et plusieurs maladies ; le transport de quelques principes morbifiques; la paralysie idiopathique ; la suspension ou l'épuisement de la faculté sensitive provenant de causes constitutionnelles ou locales; une excitation de la vue; l'action délétère de certains poisons sur le système nerveux, comme le plomb, le mercure , etc. Cette énumération, dit Travers, doit faire comprendre que l'amaurose organique et quelques formes de l'amaurose fonctionnelle sont incurables. Dans ces derniers cas, l'amaurose fonctionnelle passe à l'état d'amaurose organique si elle continue pendant longtemps.

J'engage ceux qui désireraient de plus grands détails sur ce sujet, à consulter ce que M. Middlemore a écrit, pour servir à l'explication des causes de l'amaurose, sur les conditions pathologiques de la rétine et du nerf optique, du cerveau, de quelques nerfs, et sur celles de diverses parties du système nerveux. (*On dis. of the eye*, v. II, p. 247.)

M. Travers a divisé l'amaurose fonctionnelle en 1° *symptomatique*; elle n'est qu'un symptôme de quelque autre maladie, ou d'un dérangement du système organique en général, comme la pléthore ou la débilité; 2° *métastatique*, produite par le transport subit d'un principe morbifique d'un organe sur les autres, comme la peau, les testicules, etc.; 3° *l'amaurose proprement dite*, qui dépend d'une condition particulière de la rétine, comme le *visus nebulosus*, les *muscæ volitantes*. (*Synop.*, p. 139-155.)

M. Lawrence pense que l'expression d'amaurose *fonctionnelle* n'est d'aucune utilité pratique; et il assure que les limites des changements appelés organiques n'ont pas encore été exactement déterminées. « Nous appelons fonctionnelles, dit-il, ces maladies qui ne laissent après la mort aucune trace sensible de lésions organiques ; mais cette preuve n'est cependant pas suffisante pour nous faire admettre qu'il n'y a eu aucune lésion pendant la vie. La condition nécessaire au libre exercice des fonctions d'un organe est une condition de vie, et non de mort : elle exige non-seulement une organisation particulière, comme nous le voyons après la mort, mais encore une quantité suffisante de sang; elle réclame en outre l'état naturel de l'influence nerveuse et des sympathies, et peut-être d'autres circonstances que nous ne connaissons pas encore assez. Dans les cas où toutes ces conditions sont réunies, pouvons-nous admettre que la fonction soit dérangée ou interrompue? Lorsqu'une ou plusieurs fonctions sont altérées ou détruites, pouvons-nous raisonnablement regarder la maladie comme simplement fonctionnelle? La congestion vasculaire est évidemment un dérangement de l'état normal d'une partie : lorsque la rétine ou tout autre organe est dit dérangé fonctionnellement, lorsque ces vaisseaux sont plus développés que dans l'état normal, le mot *fonctionnel* est employé trop vaguement pour offrir à l'esprit une idée claire et précise. » (*On dis. of the eye*, p. 489.) M. Midd-

lemore croit que l'irritation d'une partie quelconque du tube intestinal peut produire quelque changement dans le système sanguin du globe oculaire, et que cette irritation inexplicable et d'une durée indéterminée n'occasionne aucun changement dans la vision, et laisse intactes toutes les parties de cet appareil ; mais il est prouvé que cette excitation n'est pas de nature à opérer un changement permanent dans la composition organique de l'œil, puisque la vision redevient souvent parfaite immédiatement après une attaque passagère d'amaurose. D'après cela, M. Middlemore pense qu'il y a une certaine similitude entre l'amaurose fonctionnelle ou sympathique, et l'amaurose organique ou de structure. On ne doit pas oublier, en effet, que la première de ces amauroses peut, quand elle a duré longtemps, se changer en amaurose organique (See Middlemore, *on dis. of the eye*, vol. II, p. 245.) Suivant M. Mackensie, l'amaurose est toujours produite par une cause organique; cet auteur pense que l'idée d'amaurose fonctionnelle a pu venir de ce que cette maladie est quelquefois sympathique, ou la conséquence de l'altération de quelque organe éloigné; et de ce que ses attaques et sa cessation sont assez souvent subites. M. Mackensie ne doute pas que la perte de la vue dans l'amaurose sympathique ne dépende d'un changement organique de l'appareil de l'œil.—Prenez, dit-il, pour exemple l'amaurose qui doit son origine à la présence de vers dans le tube intestinal : ce résultat est accidentel, et il n'y a peut-être pas une personne sur cent qui ait une assez grande susceptibilité du cerveau, pour que l'irritation que lui communique, au moyen du grand sympathique, la présence des vers dans le canal digestif, suffise au développement d'un état morbide qui produit la dilatation de la pupille et la perte de la vision. L'amaurose qui survient subitement n'est pas non plus regardée par cet auteur comme une affection sympathique, et indépendante d'un dérangement organique de l'appareil optique, quoique l'on ne puisse se refuser à admettre que la cause première ait pu avoir son siége dans une partie du corps éloignée de l'œil. (*On dis of the eye*, ed. 2, p. 902.) Malgré toutes les désignations que M. Travers a ajoutées à sa définition de l'amaurose fonctionnelle ou sympathique, je vois entre lui et M. Lawrence un accord parfait relativement à la manière d'envisager cette maladie sous le rapport pathologique. Ils ne diffèrent que par le sens qu'ils donnent au mot fonctionnel appliqué à des formes particulières d'amaurose. M. Lawrence croit que la meilleure classification est celle qui divise cette maladie en trois espèces, suivant qu'elle provient de l'altération du *sensorium*, du nerf optique, ou de la rétine. L'auteur reconnaît cependant que les symptômes propres à chacune de ces trois classes d'amauroses sont quelquefois très-obscurs pendant la vie. L'amaurose, dit-il, peut être occasionnée par des causes qui agissent immédiatement sur les nerfs de l'œil ; tels sont les efforts excessifs de l'organe, l'action d'un éclair, etc. : quelquefois elle est le résultat de la sympathie entre l'appareil nerveux de l'œil et quelque autre organe primitivement affecté; telle est l'irritation de l'estomac ou du nerf de la cinquième paire : l'amaurose peut être enfin le symptôme d'une affection plus ou moins générale du *sensorium* ; de là la division de cette maladie en *idiopathique*, *sympathique* et *symptomatique*. ( See Lawrence, *on dis. of the eye*, p. 489.)

En général, l'amaurose simple et caractérisée par la diminution ou la perte totale de la vue, sans altération locale ou générale, peut être regardée comme une amaurose rare. Le plus souvent, cette maladie est accompagnée d'un plus ou moins grand nombre de complications.

Suivant Beer, les complications locales sont : la cataracte, le glaucome, un état variqueux général du globe oculaire (*cirsophthalmie*), l'exophthalmie, l'atrophie de l'œil, le spasme de cet organe ou des parties environnantes, la paralysie d'un ou de plusieurs muscles de l'œil (*ophthalmoplegia*), la paralysie des paupières, l'ophthalmie en général et l'ophthalmie interne en particulier, une espèce de chemosis scorbutique (*hypoema scorbuticum*), et enfin les blessures et les contusions de l'œil ou des parties voisines. Il faut encore y ajouter cette maladie importante, appelée *fungus hœmatodes* de l'œil. La simple énumération des complications locales prouve que l'amaurose est souvent l'effet symptomatique d'une autre maladie de l'œil à laquelle elle s'ajoute; elle démontre, en outre, que cette affection est presque toujours produite par les causes qui appartiennent aux autres maladies de l'œil.

Parmi les complications générales, Beer mentionne celles qui sont essentiellement nerveuses, comme un affaiblissement de la santé dépendant d'une infection miasmatique ou d'un principe contagieux, une mauvaise constitution. Les fièvres typhoïdes, dont les effets sur l'œil ont été fréquemment observés par l'auteur de cet ouvrage, l'asth-

me, l'hydrocéphale interne et externe, les maladies organiques des viscères abdominaux, les vers, la chlorose, la consomption, les anciens ulcères des jambes, les maladies organiques du crâne et du cerveau, celles qui surviennent à la suite de la grossesse, l'hémorrhagie, etc. Dans ces complications générales, la liaison accidentelle entre l'amaurose et quelques maladies d'un organe éloigné, ou de toute la constitution, ne saurait être méconnue. En effet, nous voyons souvent l'affection d'une partie éloignée de l'œil diminuer subitement ou par degrés, et reparaître immédiatement, comme effet sympathique, sous forme d'amaurose. Un des exemples les plus frappants est la guérison subite des ulcères anciens des jambes. (Beer *Lehre, von den augenk.*, t. II, p. 433.)

On doit considérer comme le seul symptôme inséparable de cette maladie la faiblesse de la vue (*amblyopia*), ou la cécité complète dans laquelle on ne peut apercevoir, même à l'aide d'une loupe, la moindre lésion dans l'organisation ou la forme de l'organe affecté; mais combien il est rare de rencontrer seul le symptôme propre de l'amaurose! et le plus souvent, au contraire, il est masqué par quelque autre vice dans la structure ou la conformation de l'œil.

Les symptômes de l'amaurose consistent quelquefois dans un vice d'étendue ou de forme de la pupille, qui est souvent très-dilatée, immobile, et qui possède sa couleur noire naturelle et sa transparence ordinaire. Cette règle, quoique générale, offre cependant beaucoup d'exceptions. Quelquefois, suivant Richter, dans les cas les plus incurables et les plus désespérés, la pupille conserve son étendue naturelle, et peut exécuter librement tous ses mouvements. (Tarbès, *Rev. périod.*, etc., t. II, p. 319.) Quelquefois même elle est plus petite et plus contractée que dans l'état normal. Souvent l'ouverture de la pupille reste très-large, malgré la plus vive lumière ; dans d'autres cas, elle est très-rétrécie, quelle que soit l'intensité des rayons lumineux. (Arrachard, *Rev. périod.*, t. I, p. 273; Richter, *Anfang*, etc., t. III, p. 424; Beer, *Lehre*, etc., t. II, p. 435.) Suivant Beer, le bord pupillaire de l'iris a rarement sa forme primitive. Ordinairement cette membrane est plus ou moins anguleuse à des points indéterminés, soit en haut, soit en bas, ce qui la fait ressembler, en quelque sorte, à la pupille des chats. Dans d'autres cas, ces angles s'observent vers le nez ou la tempe, de manière à présenter une certaine ressemblance avec la pupille des ruminants.

Non-seulement il arrive que la grandeur et la forme de la pupille sont souvent vicieuses, mais la situation de cette ouverture peut encore être contre nature ; elle est inclinée en haut ou en bas , en dehors ou en dedans ; le plus souvent elle est située à la partie supérieure et interne. Dans ce cas, le bord pupillaire ne décrit jamais un cercle régulier, mais toujours plus ou moins anguleux. (Beer, *v. cit.*, p. 436.)

La pupille d'un œil affecté d'amaurose offre rarement la couleur noire et brillante que l'on rencontre dans l'œil sain. Quand la goutte-sereine dépend d'une hydrocéphale , et qu'on l'observe chez les enfants, la pupille présente sa teinte noire naturelle; mais, dans un âge plus avancé , il est rare qu'elle ne soit pas accompagnée d'un certain degré de glaucome. (Mackensie, ed. 2, p. 908.) La pupille présente , en général, une teinte noirâtre, vitrée, imitant la corne; ce symptôme suffit au praticien expérimenté pour reconnaître la nature de la maladie. Cet aspect a , suivant l'expression de M. Travers, la plus grande ressemblance avec celui que présentent les humeurs de l'œil sain du cheval. (*Syn.*, p. 146.) Quelquefois la couleur de la pupille tire sur le vert; dans d'autres cas, cette ouverture paraît blanche, opaque ou trouble, ce qui pourrait aisément la faire confondre avec une cataracte commençante. On évitera facilement cette erreur, dans laquelle tombent si souvent des chirurgiens inexpérimentés, en ayant égard aux circonstances suivantes : Cette espèce de nuage n'est pas placé immédiatement derrière la pupille , dans l'endroit qu'occupe le cristallin, mais il est situé plus profondément dans l'œil ; il n'est pas non plus en rapport avec la diminution de la vue. En effet, le malade est presque aveugle, et le nuage est si peu étendu que, s'il provenait de l'opacité du cristallin, il ne pourrait déterminer tout au plus qu'une légère faiblesse de la vue. Richter avoue que le diagnostic doit être plus difficile quand l'amaurose est accompagnée du nuage sur l'œil, parce que le degré d'affaiblissement de la vue paraît être en rapport avec celui de la densité de ce nuage; mais il ajoute qu'il sera possible de reconnaître ces deux maladies par la comparaison de leurs différents symptômes. (*Anf.*, t. III, p. 14.) Selon Beer, lorsque la couleur de la pupille est d'un gris obscur, ou d'un gris verdâtre, l'inspection latérale de l'œil démontre que le nuage a son siége dans le corps vitré, ou plus en arrière encore. Dans d'autres cas , la pupille est rouge, ou d'un blanc jaunâtre. (*Leh. von den augenk.*, t. II, p. 436.) Quel-

quefois enfin, l'intérieur de l'œil paraît blanc assez profondément derrière la pupille ; on peut alors apercevoir une surface concave et blanchâtre , sur laquelle se dessinent très-visiblement les ramifications des vaisseaux sanguins. Quelquefois cette surface s'étend sur toute la partie postérieure de l'œil; dans d'autres cas , elle n'occupe que la moitié ou même qu'une petite partie de cette surface. On a attribué cette apparence singulière à la perte de transparence de la rétine et à la réflexion des rayons lumineux. (Haller, *Elem. phys.*, t. V, p. 409.) M. Travers l'attribue à la diminution de la sécrétion de la matière colorante de la choroïde , à une adhérence artificielle entre la rétine et la choroïde , et au changement de couleur de la rétine, ou à son état brillant, suite de cette adhérence. (*Syn.*, p. 148.)

Cette apparence blanchâtre derrière la pupille est due quelquefois à la présence d'une tumeur qui, dans le cas de fungus hœmatodes de l'œil, s'avance graduellement de la partie la plus profonde vers l'iris; cette tumeur entraîne toujours après elle la perte totale de la vue. Mettant de côté toute considération relative au changement de couleur que produit dans l'intérieur de l'œil le fungus hœmatodes, les taches blanches ne se rencontrent pas seulement, comme le pense Kieser, dans les amauroses chroniques, car Schmucker a vu cette altération survenir subitement. (*Vermischte chir. schrift*, t. II.) Langenbeck rapporte plusieurs exemples de personnes chez lesquelles ces taches avaient paru pendant la première période de la maladie. (*Neue. bibl.*, t. I, p. 64, etc.) Ce qui distingue particulièrement l'amaurose de la cataracte, c'est l'aspect que présente la flamme d'une chandelle , dans ces deux affections. Dans la cataracte commençante, la lumière paraît comme enveloppée d'un léger brouillard, ou d'un nuage blanchâtre , dont la densité augmente à mesure que la lumière s'éloigne. Dans l'amaurose , une espèce de halo ou d'arc-en-ciel semble entourer le brouillard ; la flamme paraît divisée quand elle est à une certaine distance. (Stevenson, *on the nat., etc., of amaur.* ; Lond., 1821.) Si la pupille est très-dilatée, si sa mobilité est presque détruite, s'il y a des scintillations, et si le malade a été exposé à l'action de causes propres à développer l'amaurose atonique, le diagnostic ne saurait plus souffrir de difficultés, et la maladie sera une amaurose. (*Voy. Middlemore, on dis. of the eye*, v. II, p. 270.) Cet écrivain pense que les seules circonstances qui peuvent rendre plus difficile le diagnostic de ces deux maladies sont l'atonie simple de la rétine et l'atrophie du nerf optique, surtout si l'une ou l'autre de ces deux altérations est survenue à la suite des taches de la pupille. Du reste, M. Middlemore recommande, dans tous ces cas, de ne point trop exercer l'œil.

Pour de plus grands détails sur les caractères distinctifs de la cataracte, de l'amaurose et du glaucome, *voyez* CATARACTE et GLAUCOME.

Outre les signes présentés par la pupille et le bord pupillaire, et déjà relatés, Beer fait mention de plusieurs phénomènes relatifs aux mouvements de l'iris. Quelquefois cette membrane se meut très-peu ou n'a plus même le moindre mouvement. quoique la lumière soit intense, et qu'on ait frotté la paupière supérieure sur le globe oculaire.

Dans d'autres cas, une faible lumière excite une contraction et une occlusion de la pupille qu'on n'observe jamais dans l'état sain. Nous avons aussi l'autorité de Richter : il assure que chez certains malades, non-seulement l'iris jouit de la faculté de se mouvoir modérément, mais qu'elle peut encore exécuter des mouvements si rapides que, même sous l'influence d'une lumière modérée, la pupille se contracte au point de fermer complétement la prunelle de l'œil. (*Anfang. den wund*, t. III, p. 424, *ed.* 1795.)

M. Albert m'a montré, il y a quelques années, deux ou trois exemples remarquables de cet état de sensibilité dans l'amaurose : j'ai vu, depuis, plusieurs autres cas semblables. La plupart de ces malades ne pouvaient distinguer l'obscurité la plus complète de la lumière du soleil ou de celle d'une chandelle placée devant leurs yeux. Janin a vu aussi la pupille se mouvoir dans l'amaurose, et Schmucker a deux fois observé le même fait. M. Lawrence rapporte l'exemple d'une amaurose complète qui était accompagnée d'une très-grande mobilité des iris. Il y eut des maux de tête violents, et la maladie devint incurable. (*On dis. of the eye*, p. 494.) Suivant M. Travers, il faudrait, pour se rendre raison de ces différents cas, supposer l'organe sain et admettre que l'amaurose est due à une cause externe. C'est ainsi, dit-il, que dans un cas où une tumeur circonscrite comprimait le nerf optique gauche derrière le ganglion optique, l'iris était très-mobile, quoique la cécité fût complète. Chez deux jeunes dames, les yeux, comme dans le cas précédent, paraissaient sains; l'iris était néanmois très-sensible : d'après les symptômes, l'on pouvait croire que l'amaurose avait son

siége dans la portion cérébrale du nerf optique. (*Synop.*, p. 188.) Lorsque la rétine de l'un et de l'autre œil est insensible à la lumière, et que l'amaurose des deux yeux est complète, l'iris de chacun d'eux pourra être influencé par la lumière à des degrés différents : l'une des pupilles sera alors plus dilatée et ses mouvements seront plus sensibles que ceux de l'autre. M. Middlemore a vu plusieurs personnes qui avaient un œil frappé d'amaurose très-avancée, tandis que l'autre n'en était que légèrement atteint : dans ces cas, la mobilité de la pupille était, ainsi qu'on l'avait établi de diverses manières, beaucoup plus grande dans l'œil le plus gravement affecté. Il n'y a donc pas toujours un rapport exact entre l'irritabilité de l'iris et la sensibilité de la rétine soumise à l'influence de la lumière. (*See* Middlemore, *on dis. of the eye*, t. II, p. 255.) Dans quelques cas anormaux, lorsque l'intensité de la lumière s'accroît subitement, la pupille se dilate avec plus ou moins de rapidité. M. Travers observe que, si la rétine est opaque, comprimée, ou si elle n'est pas soutenue; si l'iris est lésé mécaniquement, et s'il y a enfin paralysie des nerfs ciliaires, la pupille reste immobile, quel que soit l'état de la vision. Dans le premier de ces cas, lorsque la rétine est opaque, la vue doit être perdue ; mais nous la voyons souvent conservée dans les deux autres cas; comme il arrive à la suite d'opérations dans lesquelles l'iris a été à moitié détruit, soit dans les adhérences contre nature de cette membrane, soit dans les vices de conformation, où il manque une grande partie de l'iris, soit enfin dans la paralysie des nerfs ciliaires accompagnée de ptosis (chute des paupières). (*Syn.*, p. 188.) On voit souvent, dans l'amaurose, un œil frappé de cécité, tandis que l'autre conserve le libre exercice de ses fonctions. Il est impossible de reconnaître la moindre altération tant que le malade tient les yeux ouverts; mais, sitôt qu'il ferme l'œil sain, l'iris de celui qui est affecté reste entièrement immobile. La marge pupillaire prend une forme anguleuse, et la pupille se dilate au point qu'elle s'étend quelquefois jusqu'au bord de la cornée. (Beer, *Ler. von den aug.*, t. II, p. 438.) Ceci démontre la différence qu'il y a entre l'action indépendante et synergique de l'iris. — Outre les symptômes que présentent dans l'amaurose la pupille et l'iris, d'autres phénomènes caractéristiques peuvent encore, dans certaines circonstances, être tirés de la forme, de l'organisation et de l'état des autres parties de l'œil et des organes voisins. Ainsi, le malade se plaint

souvent d'un sentiment incommode de sé-
cheresse dans l'œil : quelquefois il lui semble que son œil va sortir de l'orbite. On
peut, en effet, dit Beer, entendre une espèce de crépitation lorsqu'on presse cet
organe avec les doigts, ou qu'on lui fait
éprouver divers mouvements ; l'on peut
aussi distinguer la fluctuation dans la cavité
oculaire, derrière le globe de l'œil. Son volume n'est point augmenté, et il n'y a aucune tendance à l'exophthalmie. L'œil affecté présente assez souvent de la dureté ou
de la mollesse, quelquefois même une flaccidité anormale ; mais l'augmentation de
volume et l'atrophie de cet organe sont
beaucoup plus rares. (Beer, *v. cit.*, p. 438.)
—Dans l'amaurose organique, on rencontre
souvent une teinte particulière de la sclérotique, qui paraît d'un gris bleuâtre ; quelquefois même on observe, sur un ou plusieurs côtés de l'œil, un certain degré de
gonflement, ou simplement un défaut de
sphéricité, tandis que les autres côtés paraissent aplatis.

Une turgescence des vaisseaux superficiels, et surtout des longs faisceaux veineux
de la conjonctive, est encore un symptôme
fréquent de l'amaurose organique. ( *See*
Travers's *Synop.*, p. 146.)

Dans cet ouvrage, on trouvera des détails
sur l'autopsie d'un sujet amaurotique, chez
lequel on observa un collapsus de la rétine,
suite de l'absorption de l'humeur vitrée. —
Plusieurs des symptômes principaux de
l'amaurose ont déjà été décrits en parlant
des altérations de la vision, accompagnées
d'un affaiblissement de cette fonction ; mais
il y en a d'autres qui méritent toute notre
attention. Ainsi, par exemple, le malade
ressent dans l'œil, ou les parties voisines,
une sensation incommode, mais sans véritable douleur ; il se plaint d'un sentiment
de plénitude ou de pesanteur dans l'organe ;
il est fréquemment tourmenté par des vertiges violents et subits qui se terminent le
plus souvent par un affaiblissement considérable de la vue, ou par une céphalalgie
générale et très-intense. Quelquefois il croit
que des atomes de poussière se sont introduits entre les paupières, ce qui lui fait
craindre de mouvoir ces parties ou l'œil
lui-même. Il est aussi bien reconnu que
plusieurs personnes deviennent amaurotiques pendant une attaque d'hémicranie
qui s'irradie de l'œil malade, ou s'étend
jusqu'à lui. Dans d'autres cas, les douleurs
les plus violentes sont bornées surtout à la
région sourcilière, et reviennent périodiquement ; quelquefois la douleur est vague
et parcourt toutes les parties du sourcil.

Souvent ces sensations douloureuses, précèdent de loin l'amaurose complète : fréquemment aussi elles se manifestent seulement lorsqu'un œil, ou tous les deux,
sont frappés de cécité. On voit encore assez
souvent les douleurs et la perte de la vue
survenir en même temps. Enfin, chez quelques malades, les plus fortes douleurs ne
durent que jusqu'au développement complet de l'amaurose ; elles diminuent alors
graduellement et finissent par cesser complétement. Dans tous ces genres d'amaurose accompagnée de souffrances, la douleur et la cécité dépendent des mêmes
causes, et l'une est rarement occasionnée
par l'autre. Les amaurotiques éprouvent
quelquefois des douleurs si violentes, qu'ils
perdent connaissance et tombent dans le
délire. Dans ces cas, suivant Beer, on rencontre toujours, après la mort, des altérations dans le crâne ou dans le cerveau lui-
même. (Beer, *Leh. von den, augenk.*, t. II,
p. 439.) Quelques amaurotiques ont offert
des symptômes de léthargie, d'autres de
l'insomnie : le délire, à quelque degré que
ce soit, passager ou continu, a été plus rarement observé. — M. Travers regarde la
douleur au front et aux tempes comme un
symptôme précurseur de l'amaurose. Cette
douleur diminue à mesure que la faiblesse
de la vue augmente, et cesse entièrement
lorsque l'affection est complète : cette cessation de la douleur ne s'observe cependant
*que dans le cas où l'amaurose a son siége dans
le globe oculaire* ; mais si la douleur est
très-intense, elle n'est plus alors qu'impar-
faitement rémittente ; le moindre exercice
l'augmente, et pour l'ordinaire elle est liée
à une affection du cerveau. Dans ce cas,
les symptômes concomitants sont : le dérangement des voies digestives, la perte
des forces et de l'embonpoint, une disposition à la stupeur, un dérangement passager
de l'intelligence, l'inaptitude à toute espèce
d'exercice, et la paralysie d'un ou de plusieurs muscles. (*Synop.*, etc., p. 167.)

La paralysie peut précéder l'amaurose,
et avoir lieu dans les muscles voisins de
l'œil, dans ceux de la face ou d'une partie
éloignée. L'amaurose est quelquefois accompagnée de convulsions ; lorsqu'elles
apparaissent pour la première fois à une
époque avancée de la maladie, Beer les
regarde comme un signe extrêmement défavorable pour la vie du malade. Il en est
de même lorsque, dans l'amaurose complète, plusieurs sens se trouvent affectés :
si l'ouïe, le goût et l'odorat sont abolis,
ainsi que la mémoire et les autres facultés
intellectuelles, la mort est imminente.

( *See*, *Lehre*, *von den augenk.*, t. II, p. 441, Wien, 1817.) Dans quelques cas, la cause de l'amaurose est *locale*, *directe* et *mécanique* ; telle est, par exemple, la pression qu'exerce une tumeur sur le nerf optique. Dans d'autres circonstances, elle est *locale* et *vitale* en même temps ; telle est la pléthore ou la congestion des vaisseaux sanguins de l'œil ou du cerveau. La cause de l'amaurose peut être enfin *générale* ou *constitutionnelle*, comme dans l'épuisement total qui suit une perte extrême d'un des fluides de l'économie. ( *See* Mackensie, *on dis. of the eye*, p. 901, ed. 2.)

L'âge ne devient pas une cause prédisposante de l'amaurose, comme on le remarque pour la cataracte ; car il y a plus de jeunes gens que de vieillards affectés d'amaurose. Cette maladie n'épargne pas même les nouveaux-nés. M. Lawrence partage cette opinion ; mais il croit que l'amaurose est plus fréquente chez les adultes, surtout à l'époque de la cessation menstruelle chez la femme, et à l'âge correspondant chez l'homme. ( *See*, *dis. of the eye*, p. 517.) M. Middlemore fait sur ce sujet les remarques suivantes, qui paraissent très-exactes : « A certaines époques de la vie, l'amaurose apparaît souvent, et se montre pour l'ordinaire sous la forme fonctionnelle ou sympathique. D'abord elle peut être congénitale, avec ou sans apparence de vice soit dans la forme, soit dans le volume de l'œil, soit enfin dans quelques-unes de ses parties, quoique, dans ce cas, le globe de l'œil soit doué d'un mouvement d'agitation assez considérable. L'amaurose est encore produite par l'hydrocéphale, maladie qui affecte de préférence les enfants : les convulsions, l'irritation causée par les phénomènes de la dentition, les vers dans l'estomac ou les intestins, peuvent aussi l'occasionner. Ce sont là les circonstances qui, dans la jeunesse, accompagnent le plus souvent l'amaurose. A l'époque de la puberté, cette maladie se lie quelquefois aux habitudes vicieuses et aux changements qui surviennent dans les organes de la génération. La gestation et l'allaitement sont deux causes prédisposantes de cette maladie : la première par la pression que l'utérus, chargé du produit de la conception, exerce sur les principaux troncs veineux ; la seconde, par l'affaiblissement de tout le système en général, et probablement aussi par la surexcitation et le trouble des sympathies qui existent entre l'utérus, les seins et la rétine, sympathies dont la nature intime ne nous est pas encore bien connue. La cessation complète de la menstruation, et enfin l'ex-

trême vieillesse, peuvent encore être considérées comme des causes prédisposantes de l'amaurose. » ( *See* Middlemore, *on dis. of the eye*, p. 252.)

M. Travers admet quatre formes de l'amaurose organique *congénitale* : 1º celle dans laquelle l'œil présente une diminution de volume ou une mollesse qui va quelquefois jusqu'à la flaccidité ; l'iris est tremblotant et insensible à l'action de la belladone ; le globe oculaire se trouve soumis à une espèce de mouvement de vibration, et n'est plus sous l'influence de la volonté ; 2º celle qui tient à la diminution du pigmentum ; l'œil alors est tremblotant, la vision trouble et confuse, et une lumière vive incommode le malade ; les vaisseaux de la choroïde donnent à l'œil une teinte d'un rouge foncé. 3º Dans la troisième forme d'amaurose, la sclérotique empiète sur la cornée, au point que cette dernière membrane excède à peine la largeur de la pupille. 4º Dans la quatrième espèce de goutte-sereine congénitale, les yeux se meuvent de concert, comme s'ils étaient attirés par la perception d'une faible lumière ; cependant l'enfant est aveugle, quoique ses yeux ne présentent aucune trace de lésion organique. Cette maladie peut être liée à un état pathologique du nerf et des couches optiques. ( *Syn.*, p. 153-54.)

Cette maladie ne peut être influencée ni par le sexe, ni par la différence entre les races humaines ; seulement les yeux noirs y paraissent plus particulièrement prédisposés. Suivant Beer, les amauroses des yeux gris ou bleus sont à celles des yeux noirs dans le rapport d'un à vingt-cinq ou trente. L. Winslow, Weller et Sanson reconnaissent aussi que les yeux noirs sont ceux dans lesquels on observe le plus souvent l'amaurose. En Angleterre, on ne paraît pas attribuer à la couleur de l'œil une influence aussi grande sur la détermination de cette maladie. ( *Voy.* Middlemore, *on dis. of the eye*, v. II, p. 252.)

L'amaurose est plus souvent héréditaire que la cataracte : cette observation est si vraie, qu'on a vu l'amaurose complète attaquer, à une époque déterminée de la vie, différents membres de la même famille, et s'étendre à plusieurs générations. Beer avait observé cette transmission héréditaire dans quelques familles ; une d'elles offrit des phénomènes extraordinaires et vraiment dignes d'attention. Jusqu'à la troisième génération, toutes les femmes de cette famille qui n'avaient pas eu d'enfants perdirent la vue par des amauroses complètes et continues, qui se manifestaient après la cessation menstruelle. Celles qui avaient eu des enfants furent, au contraire, exemptes de cette maladie. Dans cette même famille, les hommes qui avaient, comme les femmes, les yeux d'un brun foncé, eurent tous la vue très-faible, sans néanmoins éprouver aucune atteinte d'amaurose. (*Leh. von den augenk.*, t. II, p. 443.) Beer regarde l'époque de la cessation des règles comme un moment favorable au développement de la goutte-sereine, lorsque quelques symptômes de cette maladie se sont déjà manifestés. L'influence de cette période est principalement sensible chez les femmes qui ont les yeux noirs. Suivant le même auteur, l'amaurose est très-fréquente chez les personnes qui, ayant les yeux noirs, voient s'arrêter subitement un flux hémorrhoïdal établi depuis longtemps.

L'hidiosyncrasie relative à tel aliment, à tel médicament, ou à tel état particulier du corps, est une cause moins influente d'amaurose. C'est ici le moment de parler de cette faiblesse de la vue ou de cette amaurose complète qui survient au moment de la grossesse et disparaît après l'accouchement. Cette goutte-sereine est toujours accompagnée de dispepsie et de vomissements opiniâtres, et l'on doit soigneusement la distinguer de celle qui se déclare pour la première fois vers le dernier mois de la grossesse ; celle-ci dépend particulièrement d'une congestion sanguine, forte et continuée pendant longtemps vers le cerveau et les yeux, qui agit surtout s'il y a en même temps une constipation opiniâtre. Cet état se prolonge ordinairement jusqu'après la délivrance ; quelquefois la cécité peut devenir complète pendant l'accouchement et persister après, si le travail a été long, difficile, et accompagné de beaucoup d'efforts. Beer a vu une jeune Juive qui, au début de ses trois premières grossesses, devint aveugle régulièrement entre le troisième et le quatrième mois de la gestation. Les deux premières fois, la cécité dura jusqu'après l'accouchement, mais à la troisième grossesse, elle fut incurable. (*Voy.* Demours, *Trait. des mal. des yeux*, t. I, p. 380.)

Le même auteur a soigné une autre femme qui était attaquée d'amaurose toutes les fois qu'elle prenait du chocolat ; mais elle abandonna cet aliment, et n'éprouva plus aucune atteinte de cette maladie, ni d'aucune autre affection des yeux. L'abus des substances narcotico-âcres, telles que l'opium, la belladone, la jusquiame, etc., peut produire l'amaurose ; il en est de

même du plomb. L'application sur la peau de quelque narcotique suffit pour produire la dilatation et l'immobilité de la pupille ; cependant on profite de l'action de ces substances dans le traitement de plusieurs maladies des yeux. Mais il arrive quelquefois que la belladone et la jusquiame, médicaments ordinairement employés pour remplir ces indications, n'ont d'autre effet que de produire une espèce d'obscurité ou d'éblouissement semblable à celui qu'occasionne une lumière vive pénétrant à travers une pupille très-dilatée. Cependant ces corps, administrés à l'intérieur, déterminent souvent une insensibilité plus ou moins complète de la rétine, accompagnée de *mydriase* ou de *myosis* : le stramonium, la douce-amère, l'ellébore blanc, le tabac, l'opium, etc., peuvent avoir les mêmes résultats. La cécité est souvent un symptôme très-opiniâtre, et qui persiste toujours après la cessation du trouble des facultés intellectuelles. (*Voyez* Mackensie, *on dis. of the eye*, p. 956, ed. 2.) L'hystérie, l'hypochondrie, sont encore des causes communes d'amaurose. Il faut y ajouter aussi un certain état pathologique d'un ou de plusieurs viscères, et principalement de celui du foie. (Beer, *Leh.*, etc., t. II, p. 444-46.)

Suivant Richter, les causes éloignées de l'amaurose peuvent se rapporter à trois groupes principaux, dont les symptômes particuliers réclament l'application de trois méthodes générales de traitement. Les causes du premier groupe dépendent d'une pléthore extrême et d'une turgescence des vaisseaux sanguins du cerveau, du nerf optique ou de la rétine. Cette plénitude détermine vraisemblablement dans ces parties un certain degré de compression. Souvent les taches noires qui paraissent devant les yeux, et quelquefois même une cécité complète, sont le résultat d'une pléthore extrême. Ces phénomènes seront d'autant plus sensibles et faciles à déterminer que le malade s'échauffera davantage et tiendra plus longtemps la tête abaissée. Richter rapporte l'histoire d'une personne pléthorique qui retenait sa respiration en fixant un mur blanc ; elle crut voir une espèce de réseau qui paraissait et disparaissait alternativement avec les mouvements de dyastole et de systole du cœur. Cet auteur pense que c'est ainsi que se produit l'amaurose quand elle provient de la suppression de quelque écoulement habituel de sang, telle que la cessation des règles, du flux hémorrhoïdal ; l'omission d'une saignée dont on avait contracté l'habitude, etc. De violents exercices du corps, en déterminant un afflux de sang vers le cerveau, peuvent aussi, par la même raison, occasionner cette maladie. Richter rapporte l'histoire d'un homme qui devint subitement aveugle en montant un escalier avec un fardeau pesant. Le même auteur cite l'exemple d'un autre homme qui perdit la vue le troisième jour d'un travail pénible; c'est de cette manière aussi que quelques femmes deviennent aveugles pendant un accouchement laborieux. Schmucker en rapporte un cas remarquable observé chez une jeune femme âgée de trente ans, et très-robuste : dans chacune de ses grossesses elle éprouvait des vomissements qui, jusqu'à l'époque de l'accouchement, ne lui permettaient de rien conserver dans l'estomac. A sa dernière grossesse, elle fut saignée trois ou quatre fois sans amélioration; vers le neuvième mois sa vue s'affaiblit, et, pendant les huit jours qui précédèrent l'accouchement, la cécité fut presque complète. La pupille, extrêmement dilatée, conservait sa couleur d'un noir brillant. Immédiatement après la délivrance, la vue de cette malade se rétablit, et elle jouit par la suite d'une santé parfaite. Schmucker assure avoir été trois fois témoin de ce fait extraordinaire. (*Verm., chir. schrift.*, t. II, p. 6. ed. 1786.) Richter rapporte l'exemple d'une personne qui devint aveugle pendant de violents efforts de vomissement. Schmucker nous apprend qu'il n'est pas rare de voir la cécité frapper subitement des soldats qui se livrent à des marches forcées pendant les grandes chaleurs. Beer s'accorde avec Schmucker, Richter et quelques auteurs, pour reconnaître comme cause fréquente de l'amaurose, une congestion sanguine prolongée et souvent répétée vers le cerveau et les yeux; cette congestion peut être produite par un travail difficile, la grossesse, et les efforts pour soulever et porter des fardeaux pesants, surtout lorsque les bras sont levés; toute espèce d'occupation qui exige un grand exercice de la vue et des facultés intellectuelles, la tête étant penchée et l'abdomen comprimé, comme on le voit chez les cordonniers et les tailleurs; toute suppression subite d'un écoulement sanguin naturel ou anormal, mais établi depuis longtemps, tel que les menstrues, les lochies, les hémorrhoïdes. On doit encore y ajouter l'omission d'une saignée habituellement pratiquée à une certaine époque de l'année, des marches forcées par un temps sec et chaud, des vomissements violents et opiniâtres; des tumeurs scrofuleuses, ou d'autres d'un grand volume, si-

tuées au cou et entravant le retour du sang par la pression exercée sur les veines jugulaires; l'usage des pédiluves et des bains très-chauds; l'abus des liqueurs alcooliques, les passions violentes, une constipation opiniâtre et des efforts pour aller à la selle. Ces causes produisent d'autant plus facilement l'amaurose, que l'individu est plus jeune et pléthorique. L'amaurose qui est caractérisée par un accroissement de la sensibilité de l'œil, et une grande susceptibilité pour la lumière, est occasionnée, suivant Beer, par une congestion sanguine ancienne et fréquente vers le cerveau et les yeux (Lehre, *von den Augenk*, t. II, p. 446 et 483, etc.)

D'après M. Lawrence, la goutte-sereine la plus importante et la plus commune, celle qui a son siége dans l'œil lui-même, est due le plus souvent à l'inflammation de l'appareil nerveux ; l'auteur comprend ainsi dans cette forme d'amaurose tous les degrés de l'action vasculaire, qu'elle soit appelée plénitude, turgescence, congestion, ou simplement inflammation; qu'elle soit considérée comme le résultat d'un travail inflammatoire qui détruit les fonctions de la partie affectée. L'examen de la structure de la rétine prouve, dit M. Lawrence, que cette membrane doit être sujette à cette affection. Elle se compose des ramifications les plus déliées de l'artère centrale de la rétine; sur ce réseau s'étend la pulpe nerveuse. La rétine observée après la mort présente, chez les amaurotiques, des caractères qui s'accordent parfaitement avec cette manière de voir; elle offre en effet les lésions que produit une inflammation longtemps continuée : ainsi, on la trouve épaissie, opaque, tachetée et de couleur jaunâtre; quelquefois elle paraît fibreuse, et d'autres fois comme ossifiée. La doctrine précédente ne peut se rapporter qu'à l'amaurose qui a son siége dans l'œil lui-même. M. Lawrence pense, avec d'autres chirurgiens, que la rétine et le nerf optique peuvent être lésés sympathiquement, comme l'est quelquefois l'estomac, sans que l'examen le plus attentif fasse découvrir dans ces parties la moindre trace d'altération.

Les causes de l'amaurose composant la seconde classe sont celles qui paraissent agir en débilitant l'économie tout entière ou l'œil seulement : elles réclament l'emploi général ou local des médicaments toniques. Dans le premier cas, l'amaurose se montre comme symptôme de la débilité de tout l'organisme; dans le second, elle est purement locale. Toute faiblesse générale du



I.

5

corps portée à un haut degré, quelles que soient les causes qui l'aient déterminée, peut être suivie de la cécité. L'amaurose survient quelquefois à la suite d'une diarrhée prolongée, d'un violent choléra-morbus, d'une hémorrhagie abondante ou d'une salivation excessive. (*V.* Travers, *Syn.*, p. 144.) Richter parle d'une femme hydropique qui devint aveugle après qu'on eut donné issue à la sérosité contenue dans l'abdomen. Suivant le même auteur, aucune cause débilitante de l'économie n'a plus d'influence sur la production de l'amaurose que les excès prématurés et excessifs des plaisirs vénériens. M. Lawrence n'admet pas toutes les opinions précédentes : « Ceux, dit-il, qui ont regardé l'amaurose comme provenant de causes débilitantes, pensent que la faiblesse du nerf optique peut être occasionnée par tout ce qui produit l'atonie du système en général, comme une hémorrhagie excessive, une forte diarrhée, une salivation abondante, etc.; mais je n'ai jamais vu l'amaurose produite par de semblables causes. Je reconnais que des chagrins extrêmes peuvent favoriser le développement de cette affection; car de fortes impressions de cette nature peuvent occasionner une inflammation au cerveau ou aux yeux; mais je pense que nous ne pouvons, à moins de preuves plus directes, admettre l'influence des causes débilitantes générales dans la production de l'amaurose. L'allaitement prolongé en fournit seul un exemple bien avéré. »

Les causes qui agissent en diminuant la force des yeux seulement, sont très-variées. Rien n'affaiblit autant ces organes que de les tenir pendant très-longtemps fixés attentivement sur des objets peu volumineux ; cependant, toutes choses égales d'ailleurs, les yeux souffriront d'autant moins que ces objets seront plus souvent renouvelés : le changement fréquent des corps que l'on examine repose la vue, et peut même la rendre meilleure. Elle est surtout fatiguée par l'habitude de ne regarder les objets qu'avec un seul œil, comme il arrive à ceux qui se servent d'un télescope et de verres grossissants; en effet, lorsqu'un œil est fermé, la pupille de celui qui reste ouvert se dilate considérablement et laisse pénétrer dans l'œil une très-grande quantité de rayons lumineux. Les objets brillants, blanchâtres et luisants, longtemps fixés, fatiguent en général beaucoup la vue. Suivant M. Travers, les personnes dont les occupations prédisposent le plus à l'amaurose, sont : les écrivains, les dessinateurs, les fabricants d'aiguilles, les inspecteurs de toiles blanches, de tissus écarlates, de bil-

lets neufs de banque, les forgerons; ceux qui sont exposés à un feu ardent comme dans les fonderies et les verreries; les cuisiniers, les horlogers, les fabricants d'instruments de mathématiques, les officiers de marine, etc. (*Synops.*, p. 144.) Selon Richter, on commet une grande erreur quand on pense préserver sa vue en éclairant le soir les objets qu'on veut examiner, avec plusieurs lumières ou avec une lampe qui réfléchit tous les rayons lumineux sur ces corps. Cet auteur rapporte l'histoire d'un homme qui fut atteint d'amaurose en faisant, pendant l'hiver, un voyage à cheval, à travers un pays couvert de neige, et éclairé par un soleil brillant. Richter fait mention d'une personne qui perdit subitement la vue au moment où la lumière extrêmement brillante d'un éclair traversa sa chambre. Un homme, dit encore le même auteur, devint aveugle pendant qu'il fixait attentivement la lune. Richter croit enfin que tout choc sur la tête peut agir immédiatement sur les nerfs et déterminer leur paralysie complète.

L'opinion de Beer confirme tout ce qui précède. « En effet, dit-il, on doit ranger parmi les causes les plus fréquentes de l'amaurose un trop grand exercice de la vision, particulièrement chez les personnes qui ont les yeux noirs ; par exemple, l'inspection trop prolongée, surtout à l'aide du microscope, d'un corps brillant et qui réfléchit dans l'œil beaucoup de rayons lumineux. C'est pour cette raison que l'aspect des bijoux pendant la nuit, de longs voyages au milieu des pays couverts de neige, etc., favorisent le développement de cette maladie. On doit donc considérer comme nuisible à la vue toute occupation qui réclame une grande application des yeux, et qui exige une lumière trop fortement réfléchie. (Voyez aussi Travers's, *Synop.*, p. 144.) Ainsi, les lampes à réverbère, comme celles d'Argant, l'aspect d'un mur blanc et fortement éclairé par les rayons du soleil, l'action de regarder à l'œil nu et pendant longtemps la lune, et surtout le soleil, sont autant de circonstances favorables au développement de l'amaurose.

Il est bien reconnu qu'un éclair, réveillant au milieu de la nuit une personne profondément endormie, et qui a la vue très-irritable, peut produire l'amblyopie ou même la cécité complète. Cet effet est semblable à celui qui résulte du passage subit, au moment du réveil, d'une chambre à coucher très-obscure dans un appartement très-éclairé. Dans ce dernier cas cependant, l'amaurose est plus longtemps à se déclarer. On doit encore ajouter aux causes prédisposantes toute espèce d'irritation de l'œil produite par la lumière, ainsi qu'on le voit surtout pour les malades atteints de fièvre typhoïde, et qui restent couchés pendant le jour les yeux ouverts, dans une chambre exposée aux rayons du soleil.

Souvent l'amaurose est due à une débilité générale ou locale dépendant d'une altération de tout le système nerveux, ou en particulier des nerfs de la tête, et surtout de ceux des sourcils et du front, que cette altération dépende d'une chute d'un endroit élevé, d'une secousse violente, lorsque tout le corps porte sur les talons, de coups reçus sur la tête, ou enfin de commotions et de contusions du globe oculaire.

Dans les amauroses provenant de coups sur la tempe ou sur l'œil, M. Travers a quelquefois observé des lésions organiques; dans d'autres cas, on n'apercevait qu'une inflammation superficielle de l'œil; d'autres fois, enfin, il n'y avait aucune trace de lésion. L'œil affecté d'amaurose ne se trouve pas toujours du côté même qui a éprouvé la contusion. (*Syn.*, etc., p. 152.) Suivant Beer, une faiblesse qui prédispose à l'amaurose peut être la suite d'un choléra, d'une diarrhée prolongée, d'une salivation abondante et du crachement continuel auquel se livrent les fumeurs; cette faiblesse provient quelquefois encore des saignées, de l'emploi intempestif de la paracentèse, de l'excès des plaisirs vénériens et de l'usage inconsidéré des exutoires. Un affaiblissement général, exerçant sur la vue de très-funestes effets, peut avoir son origine dans de longs chagrins, surtout si l'alimentation est insuffisante et de mauvaise qualité; dans les veilles prolongées, ou enfin dans une frayeur vive et subite. Beer fait dépendre de la débilité générale l'amaurose qui survient après le typhus, sans que l'œil ait éprouvé par la lumière aucune excitation extraordinaire. (*Leh. von den Aug.*, t. II, p. 449.)

L'amaurose, comme la surdité nerveuse, se montre quelquefois à la suite des fièvres typhoïdes, de la scarlatine et de diverses autres maladies aiguës générales.

M. Travers l'a souvent observée, après les fièvres, chez les enfants, et il ajoute qu'elle est assez fréquemment le résultat de maladies chroniques dans lesquelles les lésions des organes mettent obstacle à la nutrition. Cet observateur a vu la goutte-sereine survenir aux deux yeux, après une salivation abondante établie pour obtenir la guérison d'une maladie ancienne chez une personne qui jusque là n'avait jamais éprouvé aucune affection des yeux. (*Syn.*, p. 155.)

M. Middlemore pense que la susceptibilité de la rétine peut être subitement et directement affaiblie sans qu'il y ait d'inflammation, comme on voit l'innervation, dans d'autres parties de l'organisme, diminuer ou s'éteindre sous l'influence d'agents particuliers, qui jouissent de la propriété d'affaiblir beaucoup et avec rapidité. (*On dis. of the eye*, vol. II, p. 247.) M. Lawrence admet aussi que certaines formes d'amauroses dépendent de la débilité, et il affirme que le seul traitement à opposer aux affections amaurotiques se trouve, à quelques exceptions près, dans l'emploi des antiphlogistiques diversement modifiés. (*On dis. of the eye*, p. 507.) On ne sait pas encore positivement si l'amaurose qui survient à la suite des fièvres tiphoïdes, et dont j'ai eu l'occasion d'observer plusieurs exemples, est due à l'affaiblissement ou à un trop grand afflux de sang vers la tête; mais je crois que, dans beaucoup de ces cas, le traitement tonique est clairement indiqué, sinon pour l'œil lui-même, au moins pour l'économie, réduite alors à un état de débilité auquel se lie certainement l'amaurose. Cependant la doctrine qui fait dépendre l'affection amaurotique de la congestion des vaisseaux sanguins paraît être plus rationnelle et plus vraie que celle qui rapporte la cécité à une simple atonie; mais, comme l'amaurose ne se manifeste, en général, qu'à une époque avancée de la fièvre et à un très-haut degré d'affaiblissement; comme, en outre, cette affection disparaît à mesure que le malade recouvre ses forces, il serait difficile d'admettre qu'un traitement dans lequel n'entreraient pas les toniques pût être avantageux.

La troisième classe de causes renferme les irritations, dont la plupart paraissent avoir leur siége dans les viscères abdominaux, d'où elles agissent sympathiquement sur les yeux. Les observations de Richter, de Scarpa, de Schmucker, tendent à prouver cette doctrine. On voit beaucoup de malades atteints d'amaurose, qui ont éprouvé de grandes peines, de longs chagrins, ou qui ont été agités par de fortes contrariétés, par la colère ou par toute autre passion, dont l'effet est de troubler la sécrétion biliaire et les fonctions digestives en général. Richter parle d'un homme qui perdit la vue quelques heures après s'être mis dans une colère violente; il la recouvra le lendemain, après l'administration d'un émétique, qui procura l'évacuation d'une très-grande quantité de bile. Cet auteur fait aussi mention d'une femme qui devenait aveugle toutes les fois que des rapports acides de l'estomac la tourmentaient. (Voy. *Anfang. den. wund.*, t. III, c. xiv.) Cependant Beer pense que l'amaurose incomplète dépend rarement du trouble des voies digestives, excepté les cas où cette affection est due à la présence des vers dans le tube intestinal. (*Leh. von den augenk*, t. II, p. 456.) Cette opinion est très-différente de celle qu'adoptent Schmucker, Richter et Scarpa. M. Lawrence rapporte un exemple qui prouve toute la sympathie qui existe entre l'estomac et les yeux. Un enfant, dit-il, fut atteint d'une amaurose accompagnée d'une douleur fixe au-dessus du sourcil; des purgatifs et d'autres évacuants furent employés sans succès; on eut recours enfin à un émétique, qui produisit des vomissements; l'enfant rejeta un grain de chapelet, et l'amaurose disparut aussitôt. Cette maladie provient quelquefois d'une irritation mécanique. Un individu reçut un grain de plomb, qui alla se loger dans la partie supérieure de l'orbite du côté droit, entre la paupière et le globe de l'œil, de manière qu'on pouvait le sentir à l'extérieur. Peu de temps après cet accident, le malade devint aveugle de l'œil gauche, et recouvra la vue après l'extraction du plomb. (*Anf. der wund.*, t. III, p. 439.) La lésion ou simplement l'irritation des branches des nerfs de la cinquième paire a quelquefois produit l'amaurose. Plusieurs maladies constitutionnelles, et particulièrement la goutte, sont regardées comme causes prédisposantes de cette affection; mais en lisant l'histoire de l'amaurose goutteuse décrite par Beer, on doit conserver des doutes sur l'exactitude de ce nom. M. Lawrence affirme qu'il n'a jamais pu constater l'influence de la goutte et du rhumatisme sur les maladies de l'appareil nerveux de l'œil. Selon lui, l'existence de l'amaurose chez les personnes disposées aux rhumatismes et à la goutte ne prouve pas que cette affection de la vue ait son origine dans le principe goutteux et rhumatismal, mais seulement que ce principe ne préserve pas de l'amaurose. Le même auteur n'admet pas non plus que cette affection puisse être le résultat de la maladie syphilitique.

Les remarques suivantes du professeur Beer, sur les causes de l'amaurose, sont très-importantes, et méritent de fixer toute notre attention. Diverses tumeurs ayant leur siége dans l'orbite, comme des kystes, des tophus, des hydatides développés dans la gaîne du nerf optique, doivent, par la compression qu'elles exercent sur les nerfs optiques et sur la rétine, produire à la longue une amaurose complète. Plusieurs de ces cas sont ordinairement caractérisés par la saillie de l'œil hors de l'orbite. (*Voy.* Exophthalmie.) Le docteur Monteith rapporte quelques exemples d'amaurose dépendant de l'atrophie des nerfs optiques (Voy. *Weller*), et M. Langstaff cite plusieurs faits intéressants de saillie du troisième ventricule, dont les parois distendues exerçaient sur ces nerfs une pression capable d'expliquer l'existence de l'amaurose. C'est ainsi que certaines maladies du cerveau lui-même, ou des os du crâne en particulier, peuvent devenir la cause immédiate de cette affection : l'hydrocéphale interne, les caries, les exostoses à la base du crâne en offrent des exemples.

Comme la goutte-sereine n'est souvent qu'un effet symptomatique de différents états pathologiques de l'organisme, les diverses altérations de l'œil provenant de ces maladies sont souvent les causes immédiates de l'amaurose; telles sont l'hydrophthalmie, la cirsophthalmie ou ophthalmie variqueuse, la dissolution de l'humeur vitrée, le fongus hématodes, le glaucome, etc. Beer rapporte un exemple d'amblyopie sénile, qu'il attribue à une diminution du pigmentum, dont la sécrétion s'épuise vite et de bonne heure chez les uns, tard et lentement chez les autres. (Voyez *Leh. von den augenk*, t. II, p. 451, etc.) M. Middlemore assure avoir observé plusieurs cas dans lesquels une diminution du pigmentum de la choroïde était la seule altération de l'œil qui causât la faiblesse de la vue. Dans les amauroses de cette nature, dit-il, la pupille est ordinairement contractée et très-sensible aux impressions de la lumière ; la vue, quoique gravement compromise, est néanmoins bien rarement détruite. (Op. et *vol. cit.*, p. 273.)

Je pense avec M. Travers que l'étude de l'amaurose et de ses phénomènes concomitants fournira souvent les moyens de reconnaître si cette affection est organique ou fonctionnelle; ainsi, par exemple, un changement pathologique dans la position ou la texture du globe oculaire ou du cerveau; une hémiplégie ou une paralysie partielle, avec les autres symptômes de compression dus à l'apoplexie ou à l'hydrocéphale, et provenant soit d'une lésion de la tête, soit de toute autre cause; ou enfin une inflammation aiguë profonde de l'œil, qu'elle soit ou non accompagnée d'opacité sensible, indiquent que l'amaurose est une maladie organique. J'ai vu, dit M. Travers, une goutte-sereine de cette espèce survenir à la suite d'un fongus du cerveau et d'un abcès développé dans la substance cérébrale ; j'ai moi-même observé que l'amaurose fonctionnelle pouvait provenir d'une blessure du cuir chevelu, de la carie des os du crâne et de la fosse maxillaire, et d'un abcès dans cette dernière partie. Ces maladies étaient accompagnées d'un œdème excessif des téguments des paupières et de la joue, d'un large abcès entre le masséter et les autres muscles de la face, et enfin d'un autre abcès siégeant à la racine d'une dent molaire, dont la couronne était restée saine. Dans tous ces cas, la maladie des parties environnantes, à laquelle on devait évidemment rapporter l'amaurose, n'avait fait éprouver à l'œil et à l'orbite aucune altération sensible. On doit regarder comme causes évidentes de l'amaurose fonctionnelle l'exercice immodéré de la vision, les dérangements de l'estomac, du foie, de l'utérus, etc., la déplétion subite du système vasculaire, des sécrétions ou trop abondantes ou complétement supprimées, une dentition pénible, la présence de vers dans le tube intestinal et l'action des agents toxiques sur l'organe lui-même ou sur le système en général. (*Synop.*, etc., p. 142.) Les gouttes-sereines récentes sont ordinairement plus faciles à guérir que celles qui durent depuis longtemps. Cette règle s'applique aux amauroses dans lesquelles la vue est simplement diminuée.

La faiblesse amaurotique de la vue, et même la goutte-sereine complète, présentent de grandes chances de guérison lorsqu'elles ont commencé subitement et qu'elles se sont développées avec rapidité. (Beer, *Leh.*, *von den augenk.*, t. II, p. 454-56.) Cette remarque s'accorde avec l'opinion de Schmucker, qui a observé plusieurs amauroses soudainement formées, et dont la guérison s'obtenait plus facilement que celle des gouttes-sereines qui avaient mis un long temps à se développer. (Voy. *Verm. chir. schrift.*, t. II.) Elle est aussi d'accord avec les observations de M. Travers : les amauroses à marche lente et régulièrement progressive sont, selon lui, plus difficiles à guérir que celles dont le développement a été subit et les progrès rapides, en admettant toutefois, dans ces derniers cas, l'absence de toute lésion organique. (*Syn.*, p. 298.) M. Lawrence ne partage pas entièrement l'opinion des auteurs dont il vient d'être parlé, relativement aux chances de guérison offertes par les amauroses survenues brusquement. Le pronostic, dit-il, est douteux, et fait plutôt désespérer du réta-

blissement de la vue, lorsque la goutte-sereine a produit, dès son début, une insensibilité complète de la rétine. Cet auteur pense qu'on doit se prononcer avec réserve dans les cas où cette membrane est tout à fait insensible aux impressions d'une lumière vive, cette insensibilité ne durât-elle que depuis vingt-quatre heures. M. Lawrence pense encore qu'il est impossible de fixer la limite où doit s'arrêter tout espoir de guérison. Dans les cas cités plus haut, malgré les succès obtenus quelquefois dans l'insensibilité complète de la rétine, ou dans un état moins avancé de la maladie, il y a cependant bien peu d'espérance à conserver dans ces circonstances défavorables, et, si elle dure plusieurs semaines, l'amaurose est incurable.

M. Lawrence assure qu'on peut obtenir une guérison complète de l'amaurose partielle, lorsqu'elle a été traitée dès son origine. La guérison lui paraît plus certaine si cette affection est liée à une inflammation chronique de l'intérieur de l'œil, ou causée par une congestion active de cet organe ou du cerveau : on peut, en effet, guérir facilement ces deux complications. M. Middlemore a émis une opinion semblable : Si l'amaurose, dit-il, est récente, et manifestement produite par une pléthore sanguine, le pronostic sera favorable, parce que l'œil n'a subi aucune altération organique, et que la pléthore est facile à combattre. (*Voy.* Middlemore, *on dis. of the eye*, t. II, p. 273.) Lorsque la goutte-sereine a complétement détruit la vue dans un œil, et que le médecin ne peut découvrir la source de cette maladie, il est très-probable que l'autre œil sera tôt ou tard affecté ; cette règle offre peu d'exceptions.

Suivant Beer, l'expérience ne confirme pas l'opinion de ceux qui considèrent les amauroses dans lesquelles l'iris est peu mobile et la pupille faiblement dilatée, comme étant plus faciles à guérir que celles dans lesquelles l'iris est parfaitement mobile, et la pupille extrêmement dilatée. En effet, il arrive quelquefois que, sous l'influence du traitement, ou même spontanément, l'iris, après avoir été complétement immobile, recouvre la faculté de se mouvoir, sans que la vue du malade en éprouve la plus légère amélioration. Quelquefois cependant l'amaurose complète peut guérir, quoique l'iris reste tout à fait immobile ; mais alors la dilatation de la pupille persiste toute la vie. (*Leh. von den aug.*, t. II, p. 458.) Richter pense aussi qu'on peut obtenir la guérison de l'amaurose accompagnée de dilatation extrême de la pupille et d'immobilité complète de l'iris; mais, dans d'autres cas, cette affection est incurable, quoique la pupille ait conservé son diamètre ordinaire, et qu'elle jouisse de tous ses mouvements. Le traitement peut rendre à la pupille sa mobilité naturelle, sans rétablir la vision. (*Anf. der wund*, t. III, p. 424, 8°. Gott. 1795.) Quoique Middlemore regarde la persistance de la mobilité parfaite de la pupille comme un signe très-favorable, cependant il ne considère pas comme désespérées les amauroses avec immobilité complète de cette membrane. (*Voy.* Middlemore, *on dis. of the eye*, t. II, p. 262.)

Dans quelques circonstances rares, la cécité amaurotique a été guérie, sans aucun secours de l'art, par un accident ou par un effet pathologique, comme une hémorrhagie nasale, une fièvre intermittente, un coup sur la tête, etc. Beer, ayant opéré avec succès les deux yeux d'un malade atteint de cataractes, celles-ci furent trop déprimées en arrière; la compression exercée par elles sur la rétine donna naissance à une amaurose qui, après avoir duré huit ans, se dissipa subitement, à la suite d'une chute dans laquelle le malade se frappa la tête; la secousse déplaça les cataractes qui pressaient sur la rétine. (*Leh. von den aug.*, t. II, p. 458.)

Les observations suivantes relatives au pronostic de l'amaurose présentent le plus grand intérêt. Il y a une espèce de goutte-sereine qui diminue graduellement d'elle-même; par exemple, celle qui se manifeste après un excès de boisson, ou sous l'influence des poisons narcotiques, tels que l'opium, la belladone, la jusquiame, etc. L'amaurose incomplète disparaît quelquefois naturellement, après l'apparition de quelque maladie, comme une éruption, un écoulement de pus par l'oreille, un flux hémorrhoïdal, le retour des menstrues, etc. Dans la plupart des cas, lorsqu'on peut obtenir la guérison d'une goutte-sereine, le malade conserve, toute sa vie, une amblyopie d'autant plus prononcée, que la cécité a été complète. Quelquefois, à la suite d'un traitement heureux, la vue se rétablit presque entièrement dans un œil, tandis que, dans l'autre, elle est tout à fait abolie. Quelquefois aussi la guérison s'opère beaucoup plus rapidement dans un œil que dans son congénère, quoiqu'ils aient été affectés au même degré. Souvent il arrive que, malgré une amélioration manifeste survenue pendant le cours du traitement, la vision est circonscrite à un point de la rétine; le malade ne peut alors apercevoir les objets s'ils ne sont pas situés devant lui dans une

position déterminée. (Beer, *von den aug.*, t. II, p. 459-60.)

L'amaurose qui est la suite d'une blessure du nerf sus-orbitaire se montre ordinairement rebelle à toute espèce de médication, soit qu'elle survienne immédiatement après l'accident, ou quelque temps après la cicatrisation de la plaie du sourcil. Cependant cette goutte-sereine n'est pas toujours incurable; Valsalva cite un exemple de guérison d'un cas semblable. (*Dissert.* 2, § 11.) D'autres exemples ont été rapportés par Hey (*Med. obs. and ing.*, t. V.); par Larrey, (*Mém. de chir. mil.*, t. IV, p. 181.) Le docteur Hennen a vu deux cas d'amauroses occasionnées par la blessure du nerf sus-orbitaire. La section complète du nerf ne produisit d'abord aucune amélioration; mais, au bout de quelque temps, le malade recouvra en partie la vue. (*Princ. of mil. surg.*, p. 366.) Suivant Wardrop, l'amaurose ne se manifeste que quand le nerf sus-orbitaire a été blessé ou contus, et non lorsqu'il a été divisé; sa section complète, le plus près possible de son origine, guérit quelquefois la cécité occasionnée par la blessure qu'avait reçue ce nerf. (*Morb. anat. of the hum. eye*, t. II, p. 180.) Le docteur Mackensie regarde comme douteux que, dans les cas d'amaurose présentés comme purement sympathiques, et provenant de légères blessures des nerfs de la cinquième paire, on ait bien apprécié la cause; il suppose que dans tous ces cas il y a, outre les lésions externes, une commotion du globe oculaire, ou une affection dans l'intérieur du crâne. On ne peut douter qu'il n'en soit ainsi quelquefois, mais il y a certainement des exceptions. L'origine de l'amaurose sympathique qui survient à la suite de l'irritation d'autres filaments des nerfs de la cinquième paire, et les expériences de Vicq-d'Azyr, prouvent que la blessure de ces nerfs peut donner lieu à la goutte-sereine. Vicq-d'Azyr ayant mutilé, chez plusieurs animaux, les branches de la cinquième paire de nerfs, vit l'amaurose suivre cette mutilation. (*Journ. comp. des méd.*, t. XIV, p. 201, Paris, 1832.)

La goutte-sereine complète et ancienne, accompagnée d'une lésion organique de l'œil, est, suivant Scarpa, une maladie tout à fait incurable. L'amaurose incomplète et récente, surtout si elle revient périodiquement, est très-susceptible de guérison, car elle dépend le plus souvent de causes qui, bien qu'elles attaquent l'organe de la vue, peuvent néanmoins disparaître sans laisser aucune trace de lésion dans le nerf optique et dans la rétine. Lorsque la goutte-sereine dure depuis longtemps chez des personnes âgées qui ont eu la vue très-faible dès leur jeunesse ; quand la marche a été lente et accompagnée d'une grande susceptibilité de la rétine, puis d'une diminution graduelle de la sensibilité de cette membrane, jusqu'à la cécité, la maladie doit être considérée comme incurable ; elle l'est également quand la pupille est immobile, irrégulière et peu dilatée, ou lorsqu'elle est élargie au point que l'iris paraît manquer, et que les bords de cette ouverture semblent irréguliers et dentelés ; quand enfin le fond de l'œil, indépendamment de l'opacité du cristallin, présente une couleur pâle inaccoutumée, semblable à celle de la corne, tirant quelquefois sur le vert, et réfléchie par la rétine épaissie. Keiser et Scarpa regardent cette dernière altération comme un présage défavorable ; elle n'a lieu, selon Keiser, que dans des cas d'amaurose ancienne ; et, si cette altération est portée à un très-haut degré. la maladie n'offre aucune chance de guérison. Langenbeck ne partage pas l'opinion de ces deux auteurs ; il assure que, non-seulement il a vu la décoloration du fond de l'œil dans la première période de l'amaurose, mais que, malgré ce symptôme, il a été même témoin de la guérison.

J'ai lu attentivement les observations que cet auteur a publiées à l'appui de son opinion ; elles m'ont paru très-concluantes. Langenbeck, avec plusieurs autres écrivains, attribue cet aspect à une lésion de la rétine ; c'est pour cette raison qu'il prescrit l'emploi à l'intérieur du deuto-chlorure de mercure à petites doses, et des frictions avec l'onguent mercuriel sur les sourcils et les tempes. (Voy. *Langenbeck's neue bibl. für de chirurg.*, t. I, p. 64-69, Gott., 1815.) On doit regarder comme incurables les amauroses qui sont accompagnées de douleur dans toute la tête, et d'une sensation continuelle de tension dans le globe oculaire ; celles qui dépendent d'une excitation violente et prolongée du système nerveux, suivie d'un épuisement général de l'économie, comme il arrive après la masturbation, les plaisirs vénériens prématurés, et les excès de boisson ; enfin, celles qui sont compliquées de fréquentes hémicrânies et d'attaques d'épilepsie, ou qui résultent d'une ophthalmie interne violente et prolongée. La goutte-sereine est également au-dessus des ressources de l'art, quand elle survient à la suite de coups reçus directement sur l'œil, ou d'une forte commotion de cet organe, lorsqu'il existe un corps étranger dans le globe oculaire, ou qu'il y a dans l'orbite des exostoses ou d'autres symptômes de la

syphilis. L'amaurose est encore incurable lorsqu'elle est accompagnée d'un changement appréciable dans la forme et les dimensions de l'œil ; elle l'est enfin quand cette affection est complète, et qu'elle se déclare à la suite d'une longue exposition de l'œil à une lumière vive, ou à d'autres causes nuisibles qui, par leur durée, ont fini par altérer profondément la rétine. (*Voy.* Middlemore, vol. II, p. 274.) On peut, au contraire, espérer la guérison des amauroses récentes survenues brusquement, et dans lesquelles la pupille est peu dilatée, le bord pupillaire régulier, et le fond de l'œil d'un noir foncé. Il en est de même de celles qui ne sont pas accompagnées de douleurs dans la tête et le sourcil, ni d'un sentiment de constriction du globe de l'œil ; de celles qui sont dues à une colère violente, un chagrin profond, une frayeur, un dérangement d'estomac, une pléthore générale, une congestion cérébrale ; à la suppression des règles, d'un épistaxis habituel, d'un flux hémorrhoïdal, etc., à une perte considérable de sang, et enfin à un état nerveux pathologique de peu de durée. On peut encore remédier à l'amaurose lorsqu'elle est produite par des convulsions, ou par les efforts d'un accouchement laborieux ; lorsqu'elle survient pendant le cours ou vers la fin d'une fièvre continue ou intermittente ; lorsqu'elle est enfin périodique. (Scarpa *osservaz. sulle mal. degli occhi*, cap. xx. Venez, 1802.) Si l'amaurose est due à l'emploi immodéré du mercure, à l'allaitement, à une diarrhée excessive, ou à un épuisement général, le pronostic est subordonné à la possibilité de faire cesser l'affaiblissement ou les causes qui l'ont produit. Dans quelques cas, on peut obtenir ces résultats ; dans d'autres, il y a impossibilité absolue. (Middlemore, *Op. cit.*, vol. II, p. 273.) M. Travers pense que, dans le pronostic de cette affection, nous devons être guidés plutôt par le degré que par l'origine et la nature de l'amaurose fonctionnelle sympathique. Cependant il est évident que la nature et l'origine de l'amaurose doivent nous donner d'autant plus d'espérance, que la maladie préexistante offre plus de chances de guérison. Ainsi, dit cet auteur, les gouttes-sereines provenant d'affections de l'estomac, de pléthore, d'irritation, sont toutes susceptibles d'amélioration, et même de guérison, si elles ont été traitées de bonne heure. Au contraire, celles qui sont la suite de la paralysie, des fièvres ou de l'épilepsie, des maladies générales graves, aiguës ou chroniques, de congestions cérébrales répétées et jointes à des affections des organes viscéraux ; enfin celles qui se sont manifestées sous l'influence d'agents nuisibles à l'économie, n'offrent aucune chance de guérison. (*Synop.*, p. 296.) Je dois néanmoins faire observer que j'ai été témoin de la cure heureuse de plusieurs amauroses survenues à la suite de fièvre. En général, lorsque le traitement est suivi de succès, le retour de la vision est accompagné des mêmes phénomènes caractéristiques qui avaient eu lieu pendant le développement de l'amaurose : le malade revoit des images fantastiques, telles que des éclats de lumière, des toiles d'araignées, un réseau, un brouillard, des substances floconneuses, etc. (Beer, *Leh. von den augenk.*, t. II, p. 460, Wien., 1817.)

Lorsque le malade est en voie de guérison, l'obliquité, qui est un des symptômes les plus constants de la goutte-sereine complète, se manifeste de nouveau. Hey, qui considère cette obliquité comme un symptôme de la plus grande importance, observe qu'elle est plus marquée chez les amaurotiques entièrement privés de la vue ; car, chez ces malades, les rayons les plus obliques sont ceux que la rétine semble apercevoir les premiers. A mesure que cette membrane recouvre sa sensibilité, la vue redevient plus directe et plus naturelle. (Voy. *Med. obs. and inq.*, v. V.)

### TRAITEMENT DE L'AMAUROSE.

Pour obtenir la guérison radicale de l'amaurose, il faut d'abord, comme pour le traitement de toute autre maladie, reconnaître et éloigner, s'il est possible, les causes qui l'ont déterminée ; mais les considérations précédentes démontrent qu'il est souvent impossible de remplir ces deux conditions. L'amaurose n'est quelquefois qu'un symptôme d'une autre maladie : toute l'attention doit alors se diriger vers cette affection primitive ; c'est ce qu'on voit, par exemple, dans l'apoplexie, dans l'hydrocéphale, dans les fractures du crâne avec dépression, et dans les dérangements des fonctions de l'estomac et de l'utérus.

Pour les cas dans lesquels il est impossible de déterminer la cause de l'amaurose, il faut agir avec beaucoup de prudence, et ne jamais perdre de vue : 1° la constitution, l'âge, le sexe du malade ; 2° ses occupations et sa manière de vivre ; 3° les principaux phénomènes pathologiques qui ont accompagné l'amaurose dans ses différentes phases. (Beer, *Leh., von den aug.*, t. II, p. 462.)

Les conseils donnés par Middlemore, pour reconnaître les causes de l'amaurose, sont du plus haut intérêt. « Le médecin, dit-il, doit d'abord examiner attentivement l'œil et les paupières. Il faut s'assurer si la paupière supérieure a de la tendance à tomber, s'il existe du strabisme, et si les yeux n'offrent aucun changement morbide dans leurs mouvements sympathiques et d'association. Il doit examiner ensuite l'état de la cornée, sa transparence, sa forme ; celle de la pupille, son étendue, son degré de mobilité ; la distance de l'iris à la cornée. Celle-ci est-elle convexe ou concave, et dans sa position normale ? Le médecin doit encore s'enquérir de l'état des humeurs par rapport à leur transparence, et remarquer particulièrement s'il existe dans l'œil des taches jaunâtres ou des espèces de nuages situés profondément ; si la *vascularité* des vaisseaux sanguins est augmentée, ou s'il y a enfin quelque changement dans la couleur, la forme, le volume ou la consistance du globe oculaire. » Cet auteur recommande aussi d'observer l'effet, sur la pupille, de la belladone et de la lumière à différents degrés, en le comparant avec celui que produisent ces agents sur la pupille de l'œil du côté opposé. On doit d'abord examiner l'ouverture pupillaire au moment où les paupières des deux yeux sont brusquement séparées, et ensuite celle de l'œil affecté, immédiatement après avoir relevé sa paupière supérieure, tandis que l'œil sain reste fermé. Enfin, il faut observer chaque pupille séparément, afin de pouvoir apprécier son étendue et son degré de mobilité. M. Middlemore conseille également de s'informer des habitudes du malade, de son caractère, de la disposition de son esprit ; d'examiner s'il n'existe pas quelque affection viscérale, et quelle est sa nature ; s'il y a dérangement inaccoutumé des voies digestives ; si le malade a des rhumatismes, des scrofules ou des symptômes de syphilis, et s'il a suivi pendant longtemps un traitement mercuriel ; s'il a éprouvé des attaques de goutte, d'épilepsie, d'apoplexie ou de paralysie ; s'il a eu des fièvres ou une inflammation graves ; s'il a ressenti au cerveau une commotion ou quelque autre accident. Il faut connaître enfin la durée de la maladie, les remèdes employés et l'effet qu'ils ont produit. (*Voy.* Middlemore, *on dis. of the eye*, t. II, p. 255.)

Lorsque l'amaurose est due à une plénitude extrême, et à la dilatation des vaisseaux sanguins du cerveau ou de l'œil, on doit s'occuper d'abord de diminuer la pléthore générale, et d'arrêter la congestion qui s'opère vers la tête. A cet effet, on pratique une saignée du bras ou de l'artère temporale; l'émission sanguine pourra être répétée autant de fois qu'elle paraîtra nécessaire; il est préférable aussi de commencer par tirer douze ou seize onces de sang. Des observations nombreuses et authentiques prouvent l'efficacité de la saignée dans certaines amauroses. Richter fait mention d'une femme qui, après une seule saignée de pied, recouvra la vue, qu'elle avait perdue à l'époque de la cessation des règles.

Une jeune personne, aveugle depuis plusieurs semaines, recouvra aussi la vue immédiatement après un épistaxis survenu spontanément. (*Anfang. der wund.*, t. III, p. 442.) Il est certain que la saignée ne convient pas également dans tous les cas : il y a une espèce d'amaurose dans laquelle elle peut même être nuisible. M. Travers parle de certaines gouttes sereines dans lesquelles la saignée est préjudiciable; par exemple, celles qui sont accompagnées d'une hypérhémie de l'œil, suite ordinaire d'une inflammation chronique profonde, ou d'une douleur provenant de la surexcitation de cet organe. Sous l'influence de ces deux causes, les vaisseaux perdent leur tonicité, toujours affaiblie par les émissions sanguines. Cet auteur rapporte un exemple fort intéressant d'une amaurose de ce genre: il obtint une guérison graduelle et complète, au moyen d'un régime sévère et de l'emploi des pilules bleues, unies aux laxatifs salins. (*Syn.*, p. 159.) Les émissions sanguines aggravent toutes les gouttes-sereines dues à un épuisement et à une paralysie de la rétine. La saignée est très-souvent employée mal à propos dans l'amaurose. (*Syn.*, p. 303.) Lorsqu'on est obligé de joindre à la saignée générale les émissions sanguines locales, on peut appliquer des sangsues ou des ventouses scarifiées aux tempes ou à la partie postérieure du cou. Outre la saignée, on peut recourir avec avantage aux purgatifs, aux vésicatoires, aux pédiluves chauds, au régime, au repos de l'organe, etc.

Les moyens qui viennent d'être indiqués, alors même que leur emploi a été poussé aussi loin que le permettaient l'état du pouls et les forces du malade, ne produisent pas toujours l'amélioration qu'on attendait; la persistance peut alors dépendre de la suppression de quelque évacuation habituelle de sang, ou de quelques-unes des causes de la première classe. Si l'amaurose, dit Richter, est entretenue par la suppression d'une évacuation quelconque, elle ne cédera qu'au rétablissement de cette même évacuation. Une femme, ajoute cet auteur, perdit la vue à la suite d'une suppression subite; malgré les saignées, elle ne la recouvra que trois mois après, au moment où s'opéra le retour de l'écoulement menstruel. Richter parle aussi d'une autre femme, aveugle depuis six mois, et chez laquelle la menstruation ne s'était pas encore établie. Toutes les fois qu'on appliquait des sangsues aux parties génitales, les règles paraissaient quelques heures seulement, pendant lesquelles la malade recouvrait passagèrement la vue. (*Anf. der wund*, t. III, p. 443.)

Dans l'amaurose qui provient de la suppression des menstrues, Scarpa conseille l'application des sangsues à la partie supérieure et interne des cuisses, les pédiluves chauds, puis l'administration d'un émétique, et enfin les pilules laxatives de rhubarbe et de tartrate d'antimoine, associées aux substances gommeuses et savonneuses. Si ces moyens ne réussissent pas, dit cet auteur, on peut espérer beaucoup d'un courant électrique dirigé des lombes à travers le bassin, et de là sur les cuisses et les pieds. Pour l'amaurose qui survient à la suite de la suppression du flux hémorrhoïdal habituel, Scarpa recommande les sangsues et des fomentations sur les veines hémorrhoïdales; après quoi il donne un émétique et les pilules dont il vient d'être fait mention. (*Osserv. sulle princ. malattie degli occhi*, cap. 19.)

Lorsque l'amaurose ne doit pas son origine à la suppression d'un écoulement habituel, et qu'elle a résisté au traitement évacuant, Richter pense que les vaisseaux sanguins, dilatés outre mesure, n'ont pas leur tonicité normale, et qu'on doit employer les toniques, parmi lesquels il met en première ligne l'eau froide. Dans ce cas, il conseille de laver et de baigner la tête, et surtout les parties voisines de l'œil, avec l'eau froide. Cette méthode, dit-il, est très-efficace et produit les plus heureux effets lorsqu'elle est employée après les évacuants. La médication de M. Lawrence repose sur la nécessité d'arrêter les progrès de l'excitation vasculaire, afin d'empêcher le développement des lésions organiques, et par conséquent de s'opposer à l'altération des fonctions de la rétine. Cet auteur emploie donc avec énergie le traitement anti-phlogistique dans la première période de l'amaurose. « Mais, dit-il, si cette médication ne suffit pas pour faire cesser les changements survenus dans la rétine, il faut recourir à l'emploi du mercure, qui, dans ce cas, paraît jouir de propriétés aussi actives que dans l'iritis ou les inflammations internes et générales. Les bons effets du médicament dans le traitement de la goutte-sereine, comme dans celui des deux affections précédentes, dépendent particulièrement de la promptitude avec laquelle il est employé. La méthode altérante est insuffisante, et je donne le mercure dans le but d'arrêter l'inflammation du tissu même de l'organe de la vision, qui est facilement changé par l'action inflammatoire. Le seul moyen qui nous reste est de recourir hardiment au mercure : employé avec énergie, il guérit souvent la maladie. »

Lorsque l'amaurose dépend d'une plénitude vasculaire de la rétine, ou de l'action particulière de son système sanguin, action qui tend à produire des lésions organiques, M. Middlemore conseille aussi l'usage du mercure, qu'il emploie jusqu'à la salivation, afin d'arrêter par là la désorganisation de la rétine, et de favoriser la résorption de la matière épanchée; mais, ajoute-t-il, si les symptômes de l'amaurose ne sont pas diminués lorsque l'action du mercure se manifeste aux gencives, on doit renoncer à son emploi. Si, au contraire, on a obtenu quelque amélioration, il faut maintenir l'organisme sous l'influence du mercure, en administrant, deux fois par jour, deux grains de proto-chlorure de mercure, unis à une petite quantité d'opium. (Middlemore, *on dis. of the eye*, vol. II, p. 277.)

Quand le mercure, porté jusqu'à la salivation, n'a pas produit de changement favorable, M. Lawrence pense qu'on doit laisser le malade, au moins deux ou trois semaines, soumis à l'action de ce médicament; car, dit-il, en agissant autrement on n'a pas donné le temps au mercure de produire tout le bien qu'on est en droit d'attendre de son emploi longtemps continué. Quand le traitement anti-phlogistique et le mercure, employés pendant un temps suffisant, ont été sans succès, cet auteur se borne à des moyens hygiéniques, comme l'habitation et l'exercice dans un air pur, un régime simple, mais nourrissant, le repos de l'organe affecté; il y ajoute des laxatifs doux, et quelquefois même des purgatifs énergiques. Il conseille aussi le séton et les vésicatoires souvent renouvelés, derrière les oreilles, à la nuque ou aux côtés du cou. M. Lawrence ajoute que toutes les affections amaurotiques ne réclament pas les saignées et la salivation. La goutte-sereine, dit-il, se développe souvent d'une manière lente et insidieuse chez des personnes dont la constitution est affaiblie : l'œil se fatigue s'il est trop exercé, les forces diminuent par un séjour prolongé dans des habitations étroites et mal aérées, par des occupations sédentaires, un mauvais régime, la constipation, et enfin

par l'influence de toutes les autres causes nuisibles. Si nous étions consulté pour une femme maigre, pâle, qui aurait altéré sa santé par un travail opiniâtre, et chez laquelle la vue fût affaiblie, nous prescririons des purgatifs peu énergiques, et peut-être même une légère application de ventouses scarifiées, ou de sangsues aux tempes. Le mercure serait administré suivant la méthode altérante, et combiné avec de doux laxatifs. L'emploi de moyens très-actifs serait inadmissible. Il est quelquefois nécessaire d'évacuer le canal alimentaire et d'ôter du sang au moyen de ventouses scarifiées appliquées aux tempes. On peut entretenir la liberté du ventre au moyen de l'huile de ricin, ou de la rhubarbe unie à la magnésie, et donner tous les deux jours quelques pilules de Plummer. On peut encore administrer les pilules bleues, associées avec l'extrait d'aloës ou de coloquinte. Il est quelquefois nécessaire, dit M. Lawrence, de continuer l'usage du mercure, en augmentant graduellement la dose jusqu'à ce que son action se soit manifestée sur les gencives : un régime fortifiant, un air pur, l'exercice du corps et le repos de l'œil malade, sont de puissants auxiliaires, auxquels on peut ajouter avantageusement plusieurs vésicatoires volants. Les mêmes principes, dit cet auteur, règlent donc notre traitement, qui est seulement modifié selon la gravité des symptômes et les forces du malade. Dans les amauroses de la dernière espèce, M. Lawrence reconnaît qu'il peut être utile, après l'emploi des anti-phlogistiques modérés et les évacuations alvines, d'administrer les toniques unis à de légers laxatifs, comme la rhubarbe mêlée au quinquina, au colombo ou à la cascarille. On peut aussi permettre le porter et le vin en petite quantité.

Considérons maintenant cette forme d'amaurose regardée comme l'effet d'une irritation extraordinaire. D'après Richter, nous rechercherons d'abord la nature de cette irritation, et nous ferons tous nos efforts pour en arrêter les progrès. Quelquefois on arrive à découvrir et dissiper la cause excitante, sans que la cécité éprouve la moindre diminution. Richter veut que dans ce cas le médecin, en employant des narcotiques, s'efforce de détruire les traces que cette irritation a déterminées dans le système nerveux, ou qu'il remédie à la torpeur des nerfs, au moyen de médicaments stimulants.

Selon Schmucker, Richter et Scarpa, l'amaurose incomplète curable dépend le plus souvent d'une affection du système digestif. Cette maladie est ordinairement compliquée d'une faiblesse nerveuse générale, à laquelle l'œil participe. Aussi, ces praticiens reconnaissent-ils que les principales indications à remplir sont d'abord de débarrasser le canal alimentaire de toutes les matières qui l'excitent, d'apaiser ensuite son irritation, enfin de tonifier le système nerveux en général, et celui de l'œil en particulier. Pour un adulte, Scarpa conseille de faire dissoudre trois grains de tartre stibié dans quatre onces d'eau, et de donner, toutes les demi-heures, une cuillerée de cette solution, jusqu'à production de nausées et de vomissements abondants. Le jour suivant, on administrera quelque poudre apéritive, comme serait un composé d'une once de surtartrate de potasse et d'un grain de tartre stibié, divisé en six parties égales. Le malade prendra, pendant huit jours, une de ces parties le matin, une seconde quatre heures après, et une troisième le soir. Cette poudre déterminera, au bout de quelques jours, des nausées, des évacuations alvines, et peut-être des vomissements. Si le malade, pendant l'usage de ce médicament, fait de vains efforts pour vomir, s'il se plaint d'amertume à la bouche, s'il perd l'appétit sans que sa vue éprouve d'amélioration, l'émétique doit être donné de nouveau suivant la formule précédente. Il faut même le répéter une troisième et une quatrième fois, si l'état morbide des organes digestifs, si le goût amer de la bouche, la tension des hypochondres, les rapports acides et les envies de vomir le rendent nécessaire. Le premier émétique ne détermine souvent que l'évacuation d'un fluide aqueux mêlé à du mucus ; mais s'il est répété quelques jours après l'emploi des poudres apéritives, il procure l'évacuation d'une grande quantité de matière d'un jaune verdâtre ; ces vomissements sont suivis d'un soulagement sensible de l'estomac, de la tête et des yeux.

L'estomac ayant été ainsi débarrassé, on prescrit les pilules apéritives suivantes :

℞ Gum sagapen... ⎫
Galban.......... ⎬ an. gram. ij.
Sap. venet...... ⎭
Rhei optimi..... gram. ij.
Tartre émét..... gram. j.
Suc. liqueri..... gram. ij.
Fiant pilulæ gran. quinque.

On donne trois de ces pilules matin et soir, pendant un mois ou six semaines.

Quand on a rétabli l'estomac et amélioré la vue, on doit faire usage des médicaments qui activent les fonctions digestives et raniment les forces de tout le système nerveux, et particulièrement celles des nerfs de l'œil. Pour atteindre ce but, Scarpa prescrit le

quinquina uni à la valériane en poudre, un régime de viandes tendres et succulentes, de bons bouillons, une petite quantité de vin, et un exercice modéré dans un air pur. Il est très-avantageux, dit cet auteur, de diriger convenablement de la vapeur d'ammoniaque liquide sur les yeux, pour exciter l'action de leurs nerfs. On emploie ce remède en plaçant un petit vase contenant de l'ammoniaque assez près de l'œil pour qu'il éprouve une cuisson produite par les vapeurs qui l'enveloppent, et qui, dans l'espace d'une demi-heure, donnent lieu à une sécrétion abondante de larmes et à de la rougeur. Lorsque ces phénomènes ont été obtenus, il faut suspendre l'opération pour la renouveler trois ou quatre heures après. On peut favoriser l'action de ces vapeurs en appliquant sur les parties qui ont de grands rapports sympathiques avec les yeux des stimulants externes : tels sont les vésicatoires à la nuque, les frictions sur les sourcils avec la liqueur anodine, le fluide électrique, et l'irritation de la membrane pituitaire au moyen d'une poudre sternutatoire, par exemple, celle qui se compose de deux grains de turbith minéral et d'un scrupule de feuilles de bétoine pulvérisées. La strychnine devrait aussi être employée extérieurement d'après la méthode ci-après indiquée.

L'amaurose qui survient subitement chez les sujets pléthoriques après une colère violente, ou lorsque le corps a été exposé soit à l'ardeur du soleil, soit à une chaleur trop intense, réclame les émissions sanguines et les ablutions d'eau froide sur la tête et sur les yeux. Dans ce cas, Scarpa fait usage d'un émétique et des purgatifs antimoniaux. Schmucker a souvent rétabli la vue au moyen des saignées et d'un émétique, chez des soldats qui l'avaient perdue à la suite de marches forcées. Dans la goutte-sereine qui se déclare brusquement après une grande colère, on doit d'autant plus insister sur le vomissement par l'émétique, toutefois après des saignées préalables, que l'amaurose ainsi produite est toujours accompagnée d'amertume de la bouche, de tension des hypochondres et de nausées continuelles. Richter parle d'un ecclésiastique qui devint aveugle à la suite d'une colère violente, et dont la vue se rétablit le lendemain sous l'influence d'un émétique dirigé contre quelques symptômes bilieux.

Le traitement de Scarpa, dans l'amaurose incomplète qui survient à la suite de fièvres, de chagrins profonds, de pertes abondantes de sang, de fortes contentions d'esprit, ou de fatigue de la vue appliquée pendant longtemps à fixer des corps très-petits et brillants, consiste aussi à éloigner toute irritation de l'estomac, et à tonifier le système nerveux en général, et celui des yeux en particulier. La goutte-sereine, si elle est due à des fièvres, réclame d'abord l'emploi de l'émétique et des pilules laxatives; puis celui du quinquina, des ferrugineux et des amers. On exposera, en même temps, l'œil aux vapeurs de l'ammoniaque.

Lorsque la maladie a été causée par une frayeur ou de longs chagrins, il faut évacuer l'estomac et les intestins au moyen du tartre stibié et des pilules apéritives; la cure doit être complétée par l'administration du quinquina et de la valériane, par l'exposition des yeux à la vapeur ammoniacale, par des aliments nourrissants et de facile digestion, et enfin par des distractions et un exercice modéré. L'amaurose, suite de frayeurs, se montre plus rebelle à ce traitement que celle qui a été causée par des chagrins. (Scarpa, *osserv.*, cap. 19.)

Le tartre stibié, si efficace en Italie, n'a pas produit d'aussi heureux résultats en Angleterre. M. Travers n'a jamais été à même de constater son utilité, quoiqu'il l'ait employé souvent, et dans des conditions très-favorables. Mais il reconnaît néanmoins l'importance des indications que ce médicament peut remplir. Car, dit-il, l'éloignement d'une cause irritante produira souvent une amélioration subite et marquée; c'est, en effet, ce qui arrive lorsqu'on a évacué le canal intestinal, rétabli les fonctions digestives, et pratiqué des émissions sanguines jugées nécessaires. Pour les affections gastriques, dans lesquelles on a particulièrement recommandé les émétiques, M. Travers donne la préférence aux pilules bleues continuées pendant longtemps; il faut y joindre les légers purgatifs salins et les toniques amers. (*Synop.*, p. 299-304.)

On doit aussi faire mention de l'autorité imposante de Beer, qui s'oppose aux émétiques, même dans l'amaurose provenant du dérangement des voies digestives. Les émétiques, dit cet auteur, dont l'action se fait toujours sentir avec violence, doivent être sévèrement proscrits chez les individus pléthoriques, chez ceux qui ont une tendance manifeste aux congestions sanguines vers le cerveau et les yeux, ou dont la circulation est très-active. Cette règle doit être observée dans les cas même où d'autres signes paraissent indiquer les émétiques. Car, suivant Beer, les congestions sanguines et les autres symptômes qui viennent d'être mentionnés, se rencontrent souvent dans l'amaurose produite par le dérangement du système digestif. Bien plus, malgré le témoignage de Schmucker, de Richter et de Scarpa, en faveur des émétiques, Beer affirme que la secousse violente que ces médicaments produisent, change la faiblesse amaurotique en une cécité complète.

Quoique les craintes de Beer sur le danger des émétiques soient certainement exagérées, je dois avouer néanmoins qu'en Angleterre les résultats obtenus par l'emploi de ces médicaments sont loin de correspondre aux éloges que leur avaient donnés Richter et Scarpa.

Lorsque la tendance au vomissement n'est pas très-marquée, et que le malade éprouve un sentiment de pesanteur dans la région épigastrique, des rapports ayant l'odeur d'œufs pourris, du météorisme, de la constipation et de la tension dans les hypochondres, Beer a recours aux lavements et aux purgatifs; ces moyens combattent très-avantageusement l'affaiblissement de la vue, et les phénomènes généraux qui accompagnent cette forme d'amaurose. La congestion sanguine dont il a été parlé plus haut cesse immédiatement après l'évacuation des matières contenues dans le canal alimentaire. Dans tous ces cas, ajoute Beer, le traitement local ne saurait suffire, et peut même présenter des dangers. (*Leh. von den, augenk.*, t. II, p. 517-521.)

La troisième espèce d'amaurose, due à l'action des causes débilitantes, peut se diviser en deux classes. Dans l'une, l'affection provient d'une faiblesse générale de tout l'organisme; dans l'autre, elle dépend de l'atonie de la rétine. Scarpa pense que l'amaurose incomplète produite par une atonie générale du système nerveux, des hémorrhagies abondantes, des convulsions, des études longues et opiniâtres, et surtout par l'action de la lumière artificielle, doit être considérée moins comme une goutte-sereine vraie, que comme un affaiblissement de la vue résultant de la fatigue des nerfs, et particulièrement de ceux qui constituent l'organe de la vision. Lorsque la maladie est récente, et qu'elle a lieu chez un jeune sujet, Scarpa conseille de débarrasser le canal digestif, au moyen de petites doses de rhubarbe souvent répétées, et suivies de l'administration de médicaments cordiaux et toniques; en même temps, le malade évitera toutes les causes qui peuvent affaiblir le système nerveux, et par conséquent la vue. Après avoir opéré l'évacuation de l'estomac et des intestins, il convient de prescrire la décoction de quinquina uni à la valériane, ou l'infusion de dequassia, à laquelle on ajoutera chaque fois quelques gouttes d'éther sulfurique.. Les vapeurs spiritueuses aromatiques dont il est fait mention à l'article OPHTHALMIE, peuvent être employées comme topiques dans ces cas : si elles ne réussissaient pas, on aurait recours à la vapeur de l'ammoniaque liquide. Le malade devra prendre de l'exercice à pied, à cheval ou en voiture, dans un air pur et sec, et par un temps chaud : il aura recours aux bains de mer, éloignera tous les soucis, et évitera de fixer les yeux sur des corps petits et brillants. On pourra facilement remédier à l'impression dangereuse d'une trop vive lumière sur la rétine, en faisant usage de lunettes vertes et à verres plats. ( *Faggio di osservaz.*, etc., cap. XIX.)

M. Travers rapporte l'histoire d'une paralysie temporaire de la rétine produite par des causes excitantes, et qui fut guérie au moyen d'un vésicatoire appliqué sur le front, et d'une salivation légère due à l'emploi du calomel uni à l'opium ( *Syn.*, p. 164). Une goutte-sereine de même nature, survenue à la suite de l'emploi prolongé du télescope, guérit sous l'influence d'une abondante saignée, de purgatifs avec le jalap et le calomel, de vésicatoire aux jambes et du mercure ( *Op. cit.*, p. 166.)

M. Travers fait observer que l'amaurose due à une déplétion sanguine considérable est quelquefois prise pour celle qui provient d'une pléthore générale ou d'une congestion : cette erreur tient à ce que, dans les deux cas, les symptômes se ressemblent; une pupille dilatée et immobile, la sensation des mouches, *muscæ*, une douleur profonde, quelquefois accompagnée de vertiges, sont les caractères principaux de ces deux espèces d'amauroses; il faut ajouter qu'elles sont également communes chez les sujets pléthoriques. Les malades sont soulagés, dit cet auteur, par l'emploi sage et modéré des toniques, tandis que les symptômes s'aggravent sous l'influence de tout ce qui affaiblit ou stimule trop fortement. Le sang fourni par la piqûre de deux ou trois sangsues seulement suffit même pour augmenter l'affaiblissement de la vue dans cette forme d'amaurose. ( *Syn.*, etc., p. 160.)

Lorsque la faiblesse est bornée à l'œil, Richter pense que les applications de médicaments toniques suffisent. Un des moyens les plus puissants pour fortifier l'œil consiste à le baigner dans l'eau froide. Le malade peut se servir d'une compresse doublée en huit et de grandeur convenable pour couvrir la face et le front : il la laissera appliquée jusqu'à ce que l'eau soit échauffée. Il peut aussi se borner à maintenir sur les parties indiquées un linge qu'on mouillera sou-

vent avec la main. La faiblesse de l'œil sera encore combattue par l'application sur les sourcils de vésicatoires semi-lunaires; on les laissera seulement le temps nécessaire pour produire une simple rubéfaction. Richter donne de grands éloges aux frictions faites sur la paupière supérieure, avec la teinture de cantharides et l'esprit de serpolet. ( *Anfang. der wund.*, t. III, p. 452.) On ne doit pas oublier ici l'usage de la strychnine par la méthode endermique.

Dans l'amaurose qui se développe subitement sous l'influence d'une lumière éclatante ou des éclairs, on peut recourir aux médicaments évacuants, tels, par exemple, que le calomel et le jalap à forte dose : il faut ensuite appliquer des vésicatoires audessus des sourcils. Si ces moyens ne suffisent pas, on peut recourir à l'électricité ou à la strychnine employée extérieurement. ( *Voy.* Middlemore, *On dis. of the eye*, v. II.) Dans des cas semblables, Magendie emploicrait sans doute les frictions sur le trajet du nerf frontal avec la pommade ammoniacale.

Dans l'amaurose causée par l'effet graduel d'une vive lumière sur l'œil, ou par de longues études à la clarté des lampes ou des bougies, le traitement ci-dessus indiqué pourrait avoir moins de chances de succès. Dans ce cas, il existe probablement une inflammation lente de la rétine; cette irritation ne peut être traitée avantageusement que par les saignées, l'usage du mercure et le repos absolu de l'organe. ( *Voy.* Mackensie, *On dis. of the eye*, p. 9-28.)

Dans l'amaurose périodique accompagnée d'une diminution considérable, ou même de la perte de la vision, si l'œil reste sain, ou s'il n'est que légèrement affecté dans l'intervalle des accès, soit qu'ils reviennent tous les jours, toutes les semaines, tous les mois, ou bien à des époques irrégulières, le meilleur moyen d'obtenir la guérison consiste dans l'emploi des saignées, des purgatifs et des révulsifs; ce traitement est entièrement applicable à l'héméralopie.

La goutte-sereine occasionnée par la dentition réclame l'incision des gencives, les laxatifs légers et les bains chauds. Pour le mal de la carie d'une dent, l'extraction serait le seul remède à employer.

Lorsque l'amaurose est due à la blessure partielle ou à la déchirure du nerf, on doit en faire la section complète.

La strychnine a été fréquemment employée dans ces derniers temps. M. Middlemore voudrait qu'on en bornât l'usage aux cas d'atonie de la rétine, provenant de quelque cause qui agit directement sur la structure, ou d'une faiblesse de toute l'économie. Cet auteur conseille de ne jamais avoir recours à ce médicament lorsqu'il existe une grande plénitude vasculaire de l'organisme ou de la rétine, ni quand il y a tendance à l'inflammation. Si l'atonie de la rétine, ou celle de quelque partie de l'appareil nerveux de l'œil a donné naissance à l'amaurose, s'il n'y a pas de tendance à l'apoplexie, s'il ne se manifeste aucun symptôme de pléthore générale ou de congestion vers la tête, s'il n'y a, enfin, aucun changement dans la structure de la rétine, ou dans quelques-unes des parties qui l'entourent, on peut avoir recours à la strychnine, particulièrement si les toniques et les stimulants généraux ont été employés sans succès. On doit aussi surveiller avec le plus grand soin les effets de ce médicament. Avant d'administrer la strychnine, il faut d'abord purger le malade. et donner ensuite de légers laxatifs pendant le cours de la médication. M. Middlemore applique un vésicatoire étroit au-dessus de l'œil affecté; il en établit un au-dessus de chaque sourcil, lorsque l'amaurose s'étend aux deux yeux. Après la vésication et l'écoulement de la sérosité, il répand sur chaque surface, dénudée d'abord, un quart de grain de strychnine. Si la vision ne s'améliore pas, on peut augmenter graduellement la dose jusqu'à deux grains; on panse en même temps la partie avec l'onguent de sabine. La strychnine ne doit être employée qu'une seule fois dans les vingt-quatre heures. On a choisi le sourcil pour l'application de ce médicament, probablement à cause de son action spécifique sur le nerf sus-orbitaire, indépendamment de celle qu'il exerce sur toute l'économie. Si la strychnine faisait éprouver du malaise, on pourrait l'associer à un peu d'opium pulvérisé. D'après M. Middlemore, l'apparition de quelques éclairs au-devant des yeux est un signe qui doit faire continuer l'usage de ce médicament. Au contraire, si après avoir persévéré pendant quinze jours il n'a produit aucun changement favorable dans la vision, il faut renoncer à son emploi. Suivant le même auteur, la strychnine conviendrait particulièrement aux mineurs affectés d'amaurose incomplète à la suite de travaux longtemps continués, à la clarté d'une très-faible lumière. Ce médicament convient encore aux personnes qui ont une très-grande sensibilité de la rétine. provenant du retard apporté dans la guérison de la cataracte congénitale. (*Voy.* Middlemore, *on dis. of the eye*, vol. II, p. 282.) On a aussi conseillé la strychnine à l'intérieur.

L'*amaurose œil de chat* a été très-bien décrite par Beer. Elle entraîne rarement la cécité, et s'observe principalement chez les personnes âgées. Quelquefois cependant les jeunes gens et même les enfants en sont affectés. Beer assure qu'on la rencontre seulement chez les individus amaigris très-avancés en âge, et chez lesquels par conséquent le mouvement organique s'effectue avec lenteur; chez de jeunes sujets maladifs et prédisposés à la phthisie, des adultes hectiques, des enfants très-maigres, ou enfin chez les personnes atteintes d'affections graves de l'œil.

Tant que cette amaurose n'est pas entièrement développée, l'iris reste immobile, et la pupille n'éprouve ni dilatation ni contraction; mais lorsque la cécité est complète, les mouvements de l'iris deviennent plus lents, et la pupille se dilate plus que dans un œil sain exposé à un même degré de lumière. On aperçoit au fond de l'œil, très-loin derrière la pupille, une surface concave, opaque, d'un gris pâle ou jaunâtre, ou bien d'une couleur rouge variée.

Dans cet état, la vue est non-seulement affaiblie, mais troublée, puisque les objets, et surtout ceux d'un très-petit volume, semblent confondus, particulièrement quand le malade essaie de regarder de très-près. Le fond de l'œil est plus brillant et plus visible, et la pâleur de l'iris augmente avec les progrès de la maladie. Ces phénomènes sont plus marqués chez les personnes qui ont les yeux noirs. Lorsque l'amaurose est complète, et que l'œil est insensible à l'action de la lumière, un examen attentif fait découvrir au fond de l'organe, et dans l'endroit le plus trouble, un plexus vasculaire très-délié, formé par les ramifications de l'artère et de la veine centrale de la rétine. Dans un lieu peu éclairé, l'œil ainsi affecté présente, dans certaines positions, un aspect brillant, jaunâtre ou rougeâtre, ce qui lui donne quelque ressemblance avec celui du chat, d'où est venu le nom donné à cette maladie par Beer : *amaurose œil de chat.* La diminution de la vue ou la cécité complète sont les seuls phénomènes offerts par cette espèce d'amaurose qui vient d'être décrite. (*Leh., von den aug.,* t. II, p. 496.) Beer, dans la fig. 1, bab. 4, de son second volume, a donné, d'après nature, un dessin admirable de cette variété singulière de goutte-sereine. Les différents symptômes que présente le fond de l'œil dans cette affection, et dans le commencement du *fongus hematodes* de cet organe, seront mieux appréciés après la lecture de l'article FONGUS HEMATODES. Je dois néanmoins faire observer ici que, dans l'amaurose œil de chat, il n'y a point d'élévation.

On peut distinguer cette goutte-sereine de la cataracte commençante par l'opacité située profondément dans l'amaurose, et par la couleur d'un blanc perlé que présente cette dernière maladie. (*V. Jour. of for. med.*, vol. IV, p. 168.) Suivant Beer, les causes de cette amaurose sont si obscures, que l'on peut considérer comme des conjectures tout ce qui a été avancé sur ce sujet. On regarde quelquefois cette affection comme produite par la diminution du pigmentum ou matière colorante de l'uvée. Le pronostic doit être très-défavorable; et comme le médecin ne connaît pas les causes de cette maladie, il ignore aussi les moyens de la guérir. Heureusement, cette amaurose atteint rarement son plus haut degré de développement; car alors elle reste presque toujours sous la forme d'une amblyopie plus ou moins intense. Il n'y a encore rien de positif sur le traitement de cette maladie. On peut quelquefois, sans doute, en arrêter les progrès par l'emploi méthodique de certains moyens généraux propres à rétablir la santé; mais, dans les cas les mieux dirigés, Beer n'a jamais vu cette goutte-sereine marcher vers la guérison. (*Voy.* Leh., *von den augen.*, t. II, p. 497-98.)

Beer a décrit une amaurose se développant sous l'influence du plomb, des végétaux amers et de quelques autres substances alimentaires; mais Lawrence ne partage pas les opinions de cet auteur. (*Op. cit.*, p. 491.)

*L'amaurose symptomatique chez des sujets affectés d'hystérie, d'hypochondrie, d'épilepsie et de convulsions*, est rarement permanente. Ordinairement elle disparaît aussitôt que les spasmes, les attaques d'épilepsie et les convulsions ont cessé. Cependant, elle peut aussi se manifester pendant les attaques, ou après, ce qui est plus rare; dans aucun cas elle ne perd son caractère symptomatique. La pupille, très-dilatée, reste toujours parfaitement claire et d'un noir brillant, lors même que la maladie a produit une cécité complète; mais une douleur obtuse se faisant sentir au front et surtout au sourcil, précède et accompagne constamment la perte de la vue, et persiste ordinairement assez longtemps après la cessation entière de l'amaurose.

Comme cette goutte-sereine n'est qu'un effet symptomatique des maladies générales décrites plus haut, sa guérison dépend du succès obtenu dans le traitement de ces maladies. (Beer, *Leh., von den aug.*, t. II, p. 506-10.)

*Amaurose rhumatismale.* Les médecins anglais ne reconnaissent point cette forme de goutte-sereine, quoique Beer l'ait décrite avec le plus grand soin. Le rhumatisme peut bien, sans doute, se montrer chez les personnes affectées de cette maladie; mais je partage pleinement l'opinion des pathologistes qui ne lui reconnaissent aucune influence sur la production de l'amaurose.

*Amaurose goutteuse.* Suivant M. Travers, la goutte peut agir sur l'œil au moyen de l'estomac : lorsqu'une inflammation des extrémités a cessé, la région épigastrique peut devenir le siége de douleurs violentes qui se communiquent bientôt à la tête. Dans ce cas, dit cet auteur, la perte de la vue se manifeste subitement et reste permanente. (*Syn.*, etc., p. 163.) L'amaurose goutteuse décrite par Beer n'est peut-être pas très-exactement nommée: plusieurs particularités relatives à son histoire permettent en effet d'élever des doutes sur l'influence de la goutte dans la détermination de cette espèce d'amaurose. « Nous pouvons bien admettre, dit M. Lawrence, que le tissu nerveux de l'œil puisse être affecté chez les rhumatisants comme chez les autres personnes; mais il faut des faits mieux établis que ceux que nous possédons, pour admettre des amauroses rhumatismales et goutteuses bien caractérisées. » (Lawrence, *op. cit.*, p. 491.)

Quand nous voyons Beer décrire une forme d'amaurose goutteuse particulière aux femmes non mariées, d'un tempérament délicat, aux yeux noirs, ayant eu des scrofules dans leur enfance, ou d'autres maladies dans un âge plus avancé, et dont la menstruation est mal établie ou a cessé entièrement, ne devons-nous pas considérer les preuves qu'il donne de l'amaurose goutteuse comme vagues et hypothétiques?

Lorsque la goutte-sereine se déclare après la guérison d'anciens ulcères des jambes, Beer conseille de les rétablir en appliquant sur la cicatrice des cataplasmes fortement synapisés, et le muriate de soude; si l'on ne réussit pas à faire suppurer les nouveaux ulcères, il veut qu'on établisse des cautères aux mollets ou aux cuisses. On favorise l'action de ces moyens par l'administration des médicaments qui ont une action spéciale sur la peau, comme les antimoniaux, et particulièrement le soufre doré d'antimoine. Cet auteur conseille aussi les bains sulfureux : lorsqu'il existe une débilité générale il emploie les toniques. (*Voy.* Leh., *von den aug.*, t. II, p. 556-63.) Quand l'amaurose survient à la suite de la cicatrisation brusque d'anciens ulcères, de la délitescence d'une éruption, ou de la suppression de quelque évacuation habituelle, M. Middlemore conseille l'application d'un séton ou d'un cautère. (*On dis. of the eye*, vol. II, p. 279.)

Lorsque la goutte-sereine est due à un état pathologique des nerfs optiques ou de la gaîne qui les enveloppe, elle survient lentement et n'attaque presque jamais simultanément les deux yeux. Elle débute par des apparitions de nuages noirâtres, qui augmentent de plus en plus avec une perversion incommode et alarmante de la vue; tous les objets semblent défigurés, et le malade ne ressent aucune douleur ni dans les yeux ni dans la tête. Le malade n'accuse qu'un sentiment de pression légère au fond de l'orbite; le globe de l'œil lui semble entraîné hors de sa cavité, sans qu'il y ait la moindre apparence d'un tel déplacement. Au commencement de la maladie, la pupille est déjà très-dilatée, et l'iris, immobile, paraît anguleux en différents endroits. La pupille forme quelquefois un pentagone ou un hexagone irrégulier. L'opacité de l'humeur vitrée s'opère lentement et par degrés; elle est suivie de celle du cristallin lui-même; c'est la seule espèce de glaucome que Beer n'a jamais vue accompagnée de l'affection variqueuse des vaisseaux sanguins de l'œil. Enfin, le globe oculaire diminue sensiblement de volume, sans cependant être frappé d'atrophie complète.

Lorsque l'amaurose est due à une maladie des os du crâne ou du cerveau, elle attaque ordinairement les deux yeux à la fois, ou l'un peu de temps après l'autre. Dans ce cas, la cécité ne se développe que très-lentement : tout ce que fixe le malade paraît défiguré; sa vue n'est pas troublée par des nuages noirâtres, il y a plutôt obscurité et confusion des objets. Dans cette période de l'amaurose, il existe des vertiges fréquents, des apparitions lumineuses et difformes, et, le plus souvent, de l'aversion pour la lumière; l'iris est extrêmement mobile et la pupille contractée; les parties supérieures et inférieures du cercle pupillaire de l'iris sont anguleuses, et les vaisseaux sanguins de l'œil injectés. Cette injection augmente graduellement et peut aller jusqu'à une véritable cirsophthalmie; les yeux et les paupières éprouvent des mouvements convulsifs; il y a enfin du strabisme d'un ou des deux côtés à la fois. Ces symptômes sont bientôt suivis d'une cécité complète; le mal de tête, quoique sujet à des rémissions, acquiert une telle intensité, en s'é-

tendant au rachis, que souvent le malade est dans un état voisin de la folie. Ces douleurs occasionnent, au bout d'un certain temps, l'abolition des sens externes et des facultés intellectuelles. L'ouïe est toujours le premier sens perdu par le malade; mais l'odorat et le goût s'anéantissent quelquefois simultanément. Enfin, on voit ensuite disparaître successivement la mémoire et les autres facultés intellectuelles. À cette période de la maladie, le globe de l'œil fait ordinairement saillie hors de l'orbite. Suivant Beer, ce symptôme pathognomonique est de la plus haute importance, parce qu'il est une preuve certaine de l'état morbide des os qui forment les parois orbitaires, ou des parties qui revêtent cette cavité; du nerf optique et de la portion de la dure-mère qui tapisse la selle turcique. Dans ce cas, si le malade ne succombe pas avec des symptômes de paralysie, il éprouve ordinairement une manie furieuse. Dans de telles circonstances, la vie ne peut durer longtemps.

La cause de ces deux espèces d'amaurose dépend de certaines lésions survenues dans la structure du nerf optique et de ses enveloppes, ou bien par quelque altération des os du crâne, de la dure-mère et du cerveau; mais l'origine de ces altérations est très-difficile à expliquer. Beer, se fondant sur les dissections, les fait consister dans une véritable induration des nerfs optiques, et une adhérence entre eux et leur gaîne. Il a observé que, dans l'intérieur du cerveau, ces nerfs, d'un gris cendré et singulièrement diminués de volume, ne présentaient aucune trace de substance médullaire, même à partir de leur naissance dans le cerveau. La couche optique n'offrait cependant aucun changement sensible à l'extérieur. La rétine semblait avoir perdu sa nature pulpeuse : coriace et difficile à déchirer, elle offrait l'aspect d'une membrane vasculaire. Chez un sujet dont les deux yeux avaient été privés de la vue en même temps, Beer trouva, du côté gauche seulement, l'atrophie du nerf optique et de la rétine, à partir de leur origine jusqu'à la selle turcique. De l'autre côté, le nerf était dur, sans aucune diminution de volume, et adhérait fortement aux parties environnantes. On ne distinguait rien d'anormal dans les nerfs optiques au-devant du point de leur entrecroisement; mais le corps strié du côté gauche avait éprouvé une telle induration, qu'il fallut un excellent scalpel pour le diviser. Sa couleur et sa forme n'avaient cependant subi aucune altération : le plexus choroïde, de ce côté, manquait aussi complétement. Chez trois amaurotiques de ce genre, Beer a trouvé des hydatides entre les enveloppes du nerf optique. La matière médullaire semblait déplacée par la pression que ces corps vésiculaires exerçaient sur elle. L'examen le plus attentif ne put faire distinguer le ganglion ophthalmique.

Raw a trouvé aussi dans l'épaisseur du nerf optique une hydatide très-volumineuse qui avait donné lieu à l'amaurose. (*Obs. anat. rarior.*, obs. 2.) M. Heaviside possédait dans son cabinet une préparation du nerf optique, qui était le siége d'une tumeur volumineuse ayant pris naissance dans le névrilème. (*Voy.* Wardrops's *Essays on the morbid. anat. of the human eye*, vol. II, p. 157.) On trouve dans cet ouvrage plusieurs exemples d'altérations du nerf optique, et particulièrement de concrétions calculeuses, de vers développés dans le névrilème épaissi, de fluide visqueux, grisâtre, trouble, de l'atrophie du nerf, etc.

Beer rapporte aux mêmes causes l'exemple cité par Haller (*Opus path.*, obs 65, p. 172), dans lequel on trouva une masse calcaire entre la membrane de Ruysch et l'humeur vitrée. Cet auteur ajoute que l'on conserve dans le Musée d'anatomie pathologique de l'hôpital général de Vienne un œil distendu par une semblable masse osseuse, sans aucune altération de la membrane du cristallin. Ballonius cite plusieurs exemples dans lesquels la cécité était due à des abcès dans le cerveau. (*Paradig.*, hist. 7.) On en trouve aussi dans Pelargus (*Med. Jahry*, t. III, p. 198), La Peyronnie (*Mém. de l'Acad. roy. de chir.*, t. I, p. 212), Schaarschmid (Berlin, *nachr.*, 1740, n° 26), Langenbeck (*Neue bib.*, t. I, p. 61), et M. Travers (*Synop.*, p. 143). Ce dernier auteur mentionne un cas dans lequel une tumeur ferme, lardacée et du volume d'une fève, était située du côté de l'œil affecté; elle comprimait le ganglion optique et pressait également le nerf optique à sa sortie du ganglion. (*Syn.*, p. 155.) Dans un cas d'amaurose dont j'ai été témoin, on trouva dans le lobe antérieur du cerveau une tumeur médullaire du volume d'une pomme de moyenne grosseur. L'œil faisait saillie hors de son orbite, et les os étaient en grande partie détruits. En 1835, je fus consulté pour la fille d'un chirurgien, âgée de quatorze ans et affectée de goutte-sereine. Les pupilles étaient très-dilatées, de couleur noire et transparente; la mort arriva subitement. A l'autopsie on trouva, dans le lobe antérieur du cerveau, une tumeur qui fut, sans aucun doute, la cause de la maladie et de la mort. M. Travers a vu une amaurose produite par un fongus médullaire du cerveau; et Villeneuve cite l'exemple d'une goutte-sereine

causée par la lésion de la couche optique. (*Journ. de méd. cont.*, 1811, *février*, p. 98.) Ford rapporte aussi l'histoire d'une amaurose développée sous l'influence d'une tumeur de la couche optique. (*Med. comm.*, vol. I, n° 4.) Enfin, d'autres tumeurs situées dans différentes parties du cerveau ont été décrites dans les *Ephém. nat. cur.*, décemb. 3, ann. 9 et 10, obs. 253. De Haen, *ratio med.*, p. 6, p. 271. *Journ. des Savants*, 1697. Muzell's Wahrnehm, t. II, n° 13. Plater, obs. lib. I, p. 108. Thomann, *Annalen fur* 1800 p. 400, etc. Wardrop's *Essays on the morb. anat. of the hum. eye*, vol. II, p. 174, etc.

Les altérations des os du crâne s'observent le plus souvent à la base de cette cavité; on y rencontre des caries, et plus fréquemment des exostoses de formes très-variées, et quelquefois si petites que l'os produit la sensation d'une râpe au doigt qui l'explore. Ces exostoses sont si aiguës que la main éprouve de la douleur en passant brusquement sur elles. Dans ces cas, les os du crâne sont très-amincis; le diploé a presque disparu; les parois de l'orbite se trouvent plus transparentes que dans l'état normal; elles sont même incomplètes dans quelques endroits. Beer parle d'une dame aveugle, qui, plusieurs semaines avant sa mort, était devenue complétement insensible. On trouva les parois intérieures du crâne si hérissées de pointes aiguës, qu'il n'était pas possible de les toucher sans que les doigts fussent écorchés. Le même auteur a trouvé une fois, chez un jeune homme amaurotique, une excroissance osseuse longue et aiguë, située un peu à côté de la selle turcique, et qui traversait les nerfs optiques au point où ils s'entre-croisent. Avant sa mort, ce malade tomba dans de tels accès de démence, qu'il dévorait ses propres excréments. Anderson fait mention d'une amaurose produite par une pointe osseuse qui blessait le cerveau. (Voy. *Trans. of the Society of Edinb.*, vol. II.) Quelquefois on a trouvé l'os ethmoïde carié (Ballonius, *Paradig.*, n° 7), ainsi que d'autres parties du crâne. (Mursinna, *beobacht*, t. II, n° 6; Schmucker, *Vermis. schrif.*, t. II, p. 12.) On rencontre assez souvent la substance médullaire du cerveau lui-même très-molle, tandis que la substance corticale est remplie de vaisseaux extrêmement fermes; les circonvolutions sont à peine perceptibles.

Plusieurs causes qui produisent l'amaurose sont de nature à rendre cette maladie incurable : le fongus-hématodes, par exemple; car il change d'une manière remarquable la structure de la rétine et du nerf optique. Toute la cavité du globe oculaire est alors remplie d'une matière cérébriforme ; le nerf optique ne présente ni sa forme. ni sa couleur, ni son organisation normales. (*Voy.* Wardrop's *Essays on the morb. anat. of the hum. eye*, vol. II, p. 156 ; in-8°, London, 1815.) Ecker rapporte l'exemple d'une amaurose due à un anévrisme de l'artère centrale de la rétine. (Pinel. *nosog. philos.*, vol. II, p. 122. ) Dans un autre cas, la tache jaune située près du centre de la rétine était devenue noire. (*Mém. de la Soc. méd. d'émul.*, an 1798.)

M. Magendie affirme qu'il a vu la rétine transformée en une membrane fibreuse ; cependant M. Andral pense que ce changement n'a pu se faire dans la tunique nerveuse elle-même, mais bien dans le tissu cellulaire extrêmement mince, situé entre cette membrane et la choroïde. (*Anat. path.*, t. I, p. 272.) Ce dernier auteur fournit également des preuves qui permettent de regarder comme l'ossification du tissu cellulaire qui est placé entre la rétine et la choroïde, l'espèce de capsule osseuse qui se forme quelquefois dans l'intérieur de l'œil, et qu'on prend ordinairement pour l'ossification de la rétine. (*Op. et v. cit.*, p. 297.)

Dans son *Sepulchretum anatom.*, lib. I, sect. 18, Bonnet rapporte plusieurs exemples d'amauroses incurables. Dans l'un d'eux on reconnut, à l'autopsie, que la cécité avait été occasionnée par une tumeur enkystée pesant quatorze gros ; elle était située dans la substance cérébrale, et comprimait les nerfs optiques près de leur origine. Dans un autre cas, la cécité fut produite par un kyste contenant un fluide séreux, et qui avait son siége au-dessus des nerfs oculaires optiques, à l'endroit où ils se réunissent. Chez un troisième malade, la perte de la vue provenait de la carie de l'os frontal, qui amena un changement dans la direction du trou optique. Chez un quatrième malade, l'amaurose fut causée dans un de ces cas par un vice de conformation des nerfs optiques eux-mêmes. M. Lawrence fait mention d'une préparation conservée dans le cabinet de M. Langstaff, et qui contient les yeux, les nerfs oculaires et une partie de la base du crâne d'un homme affecté d'amaurose pendant vingt-huit ans : la sclérotique, la cornée, l'iris, la pupille, la choroïde et la rétine paraissent parfaitement sains. Dans cette préparation, toute l'étendue des nerfs optiques, à partir des globes oculaires, d'avant en arrière, sont changés en deux cordons blancs de la grosseur d'une petite plume de corbeau. Au point où les nerfs optiques s'entre-croisent

habituellement, ils se trouvent placés l'un près de l'autre, sans être unis, et chacun d'eux procède du côté du cerveau qui lui correspond ; là où ils contournent les cuisses de la moelle allongée, ils se confondent graduellement et finissent par se perdre entièrement. (*Voy.* Lawrence, *on dis. of the eye*, p. 500.)

Certaines fractures de la base du crâne peuvent exercer une pression sur un des nerfs optiques ou sur les deux à la fois, et même aussi sur leur point de réunion. Ces fractures peuvent encore les léser de plusieurs autres manières. (*Voy. case in B. Brodie's, Paper on Ing. of the brain, in med. chir. trans.*, vol. XIV.) Les nerfs oculaires sont diversement affectés par une maladie de l'os ou du périoste, située à la base du crâne ou dans l'orbite. Ces affections doivent quelquefois leur origine à la syphilis, dont l'existence nous est révélée par d'autres symptômes concomitants et propres à cette maladie. (*Voy.* Lawrence, *on dis. of the eye.* p. 498 ; et un cas cité par Wilson, *in Trans. of Soc. for. improv. of med. et chir. Knowledge*, v. III.) Quand on n'a pu découvrir aucune lésion apparente des nerfs optiques, Ware suppose qu'on pourrait peut-être attribuer la maladie à la dilatation du cercle artériel, espèce de réseau situé autour de la selle turcique, et formé par les artères carotides, fournissant des branches qui viennent se réunir en avant, et d'autres qui se dirigent dans un sens opposé, pour aller s'anastomoser en arrière avec les branches de l'artère basilaire. La partie antérieure du cercle artériel est située directement au-dessus des nerfs optiques ; elle croise leur direction et se trouve en contact immédiat avec eux. Les branches postérieures sont placées au-dessus des nerfs moteurs oculaires communs, de la même manière que les branches antérieures sont situées relativement aux nerfs optiques. Ware avait conclu de ces observations que la dilatation des branches antérieures et postérieures du cercle artériel pouvait donner lieu à l'amaurose et à la paralysie des paupières et des muscles de l'œil, phénomène qui accompagne assez souvent la goutte-sereine. Baillée , dans son excellent ouvrage sur l'*Anatomie pathologique*, a signalé les altérations fréquentes du tronc et des branches des artères carotides aux environs de la selle turcique. Cet auteur ajoute qu'il a trouvé l'artère basilaire et ses branches également altérées. (*Voy.* Ware's *chir. obs. on the eye.*)

En 1826, M. Magendie lut, à l'Académie des Sciences, un mémoire contenant plusieurs faits qui montrent toute l'influence des nerfs de la cinquième paire sur les sens. Cet auteur a observé que l'action du globe oculaire et du nerf optique cessait immédiatement après qu'on les avait soustraits à l'influence de ces nerfs ; c'est ainsi que se produit un état de l'œil qui a la plus grande analogie avec l'amaurose. En effet, lorsqu'on divise les nerfs de la cinquième paire sur un animal, il est à l'instant privé de la vue du côté où le nerf a été coupé, bien que l'œil conserve, dans ce moment, toutes les conditions physiologiques nécessaires à la vision. On ne peut néanmoins supposer que les nerfs de la cinquième paire remplissent les fonctions ordinairement attribuées aux nerfs optiques. *Voir, et percevoir la lumière,* remarque Magendie, sont, expérimentalement parlant, deux choses très-différentes. Un animal auquel on a coupé les nerfs de la cinquième paire n'y voit plus ; il n'est sensible ni à la lumière artificielle la plus vive ni à celle du soleil, et cependant il ressent l'action des rayons solaires lorsqu'ils tombent directement sur l'œil. De là on peut conclure qu'une condition particulière des nerfs optiques et de ceux de la cinquième paire est essentielle à la vision parfaite. D'après ces considérations, M. Magendie admet deux espèces d'amaurose : 1° celle qui dépend d'une altération spéciale du nerf oculaire et de la rétine ; 2° celle qui est due à un état morbide des nerfs de la cinquième paire et à leur défaut d'action sur l'organe de la vue. Ces réflexions l'ont conduit aussi à employer l'acupuncture et le galvanisme combinés dans le traitement de certaines amauroses. C'est ainsi que, pour un cas de goutte-sereine de la seconde classe, il plongea une aiguille dans le nerf frontal et une autre dans le nerf maxillaire supérieur. Il mit ensuite les deux aiguilles en communication au moyen de la pile voltaïque, et au bout de quinze jours le malade éprouva une très-grande amélioration. Plusieurs autres faits rapportés par M. Magendie prouvent qu'il a obtenu dans différentes circonstances d'heureux résultats de cette médication. (Voy. *Jour. expé. de phy.,* t. VI, p. 156 et suiv.)

*Trnka de Krzowitz*, Historia Amauroseos, 8vo. Vindob. 1781. *W. Hey*, in Pratical Obs. in Surgery, and Med. Obs. and Inquiries, vol. v. *Schmucker's* Wahrnehmungen, b. i. p. 273. *Richter's* Anfangsgründe der Wundarzneykunst, b. iii. *De Wenzel,* Manuel de l'Oculiste, ou Dictionnaire Ophthalmologique, 8vo. Paris, 1808. Vermischte Chirurgische Schritten von *J. L. Schmucker,* b. ii. Berlin, ed. 2. 1786. *D. G. Kieser,* Ueber die Natur, Ursachen, Kennzeichen und Heilung des schwarze Staars, 8vo. Gott. 1811. *Langenbeck,* Neue Bibl. für die Chirurgie. b. i. Hanover, 1815. *J. Beer,* Lehre von den Augenkrankheiten, b. ii. 8vo. Wien, 1817. *James Wardrop,* Essays on the Morbid Anatomy of the Human Eye, vol. ii. 8vo. Lond. 1818. Remarks on Ophthalmy, etc. by *James Ware.* Inquiry in to the Ceuses preventing Success in the Extraction of the Cataract, etc. by the same. *A. Scarpa,* Osservazioni sulle Malattie degli Occhi. Venez. 1802. *Frick* on the Diseases of the Eye, b. *Welbank,* 8vo. Lond. ed. 2. 1826. Some scattered remarcks in the posthmous work on the Diseases of the Eye of the late *J. C. Saunders,* etc. *J. Stevenson,* on the Nature, etc. of the different Species of Amaurosis, 8vo. 1821. *B. Travars's* Synopsis of the Diseases of the Eye, etc. 8vo. Lond. 1820. *Lawrence* on Diseases of the Eye, 8vo. Lond. 1835. *Richard Middlemore* on Diseases of the Eye. vol. ii, p. 242, etc. 8vo. Lond. 1859. *Wm. Mackenzie,* on Diseases of the Eye, p. 897. 8vo. Lond. 1855. Dr. *Jacob,* in Cyclop. of Pract. Med. part. i. *Fosbroke's* Treatment of Deafness and Amaurosis by Strychnia applied to a blistered Surface behind the Eas, Lancet, 1834-35, vol. i, p. 917. *R. Liston,* on the same subject, in Med. Gazette, vol. v. p. 544. and. 575. He blistered the temples, and began with a quarter of a grain of strychnia on each side, graddally increasing the quantity to one grain and a half, which brought on headach, vertigo, deb lity, nausea, and tremblings. See also articles *Cataract, Diplopia, Fungus Hœmatodes, Hemeralopia, Hemiopia, Nyctalopia, Sight, Defects of, etc.*

**AMBI** ( de ἀμβή, la partie saillante d'un roc ). Ancienne machine de chirurgie destinée à réduire les luxations de l'épaule, et ainsi nommée parce que son extrémité présentait une espèce de proéminence semblable à celle d'un rocher. L'ambi, dont on attribue l'invention à Hippocrate, est regardé comme la machine la plus ancienne employée pour ces sortes de luxations : entièrement abandonnée maintenant, à peine la rencontre-t-on dans les arsenaux de chirurgie des plus riches cabinets. Elle se compose d'une pièce verticale fixée sur un pied, avec laquelle s'articule, par charnière, une autre pièce de bois horizontale, creusée d'une gouttière dans laquelle le membre luxé est posé et assujetti par des courroies. Le malade est placé à côté de la machine, son bras étendu est fixé dans la gouttière ; on adapte sous l'aisselle l'espèce d'angle formé par la réunion du montant vertical avec la branche horizontale, et l'on abaisse cette dernière, qui fait ainsi l'extension, tandis que le montant vertical opère la contre-extension en même temps que sa partie supérieure tend à faire rentrer la tête de l'humérus dans la cavité articulaire. Mais rien ne fixe l'omoplate, et la compression, exercée par l'extrémité supérieure de la portion verticale de la machine, tend encore à faire rentrer la tête de l'humérus dans la cavité glénoïde avant qu'elle ait été entièrement dégagée par l'extension.

**AMBLYOPIE** (de ἀμβλυς, émoussé, et ὠψ,

œil). Hippocrate appelle ainsi (*Aphor.* XXXI, sect. III) l'*obscurcissement* de la vue auquel sont particulièrement sujets les vieillards. Les auteurs modernes entendent, en général, par amblyopie, l'amaurose incomplète, ou la faiblesse de la vue qui s'observe dans certains degrés de cette maladie, ou dans quelques-unes de ses formes.

**AMMONIAC** ( *hydrochlorate d'*. ) Ce sel est particulièrement employé à l'extérieur comme résolutif. ( *Voy.* LOTION D'HYDRO-CHLORATE D'AMMONIAC AVEC LE VINAIGRE.)

Justamond préconise le mélange suivant dans les abcès du sein :

> ℞ Ammoniæ muriatæ... 40 gram.
> Spicetus rosmarini.... 500 gram.

*Misce :* On trempe des compresses dans cette solution, et on les maintient appliquées sur les parties malades. Quoiqu'on ne puisse révoquer en doute l'utilité de ces applications pour dissiper les indurations que produisent ordinairement les abcès des mamelles, on doit néanmoins leur préférer les cataplasmes et les fomentations émollientes, quand il y a de la douleur, de la tension ou de l'inflammation. Lorsqu'il s'agit d'obtenir un rubéfiant, on peut extraire l'ammoniac pur en décomposant l'hydrochlorate d'ammoniac par la soude du savon. On se procure ainsi environ un gramme d'ammoniac pur qui agit fortement sur la peau, en combinant quatre décagrammes de savon avec huit grammes d'emplâtre de litharge, et en ajoutant, lorsque ce composé est refroidi, quatre grammes d'hydrochlorate d'ammoniac réduit en poudre très-fine. (*Voy.* Thompson's, *Elem. of mat. med.*, p. 957, ed. 2.) Le mélange de parties égales d'hydrochlorate d'ammoniac et de nitrate de potasse dissous dans huit fois leur poids d'eau, peut être employé en lotions dans les hernies étranglées, avec autant d'avantage que l'eau froide.

**AMPUTATION.** On entend par ce mot l'opération qui consiste à enlever, au moyen d'un instrument tranchant, un membre ou toute autre partie du corps, tels que le sein, le pénis, etc. L'amputation est souvent indispensable, d'après ce principe, qu'il faut sacrifier la branche lorsqu'on peut espérer conserver le tronc. La nature elle-même semble nous indiquer ce moyen dans les cas de gangrène, où il ne reste aucun espoir de conserver les parties attaquées. En effet, par un procédé dont je parlerai à l'article GANGRÈNE, elle sépare les parties mortes de celles qui sont demeurées saines; la cicatrisation s'opère, et le malade guérit.

L'amputation a toujours été reconnue nécessaire, et elle le sera aussi longtemps que nous serons privés d'autres moyens pour remédier aux maladies des membres et aux accidents auxquels ils sont exposés. Graefe remarque que, il y a environ quarante ans, l'amputation était plus souvent pratiquée qu'elle ne l'est actuellement : ce qu'on doit moins attribuer au goût des chirurgiens qu'à l'imperfection des méthodes alors usitées pour le traitement des affections locales. A cette époque, en effet, on considérait comme incurables les anévrismes des membres, et quelques autres maladies, qu'on guérit maintenant sans le secours de l'opération. Boucher, Gervaise, Faure et Bilguer s'élèvent contre l'usage trop fréquent de l'amputation sur le champ de bataille; mais leurs raisons ne peuvent avoir aucune valeur, puisqu'ils n'indiquent pas comment cette opération pourrait être remplacée lorsqu'elle est nécessaire. Quand on aura rempli cette condition, et trouvé des moyens plus efficaces de traiter les maladies, en ménageant les parties, comme dans les cas de plaies d'armes à feu, spécifiés par Bilguer, alors l'amputation cessera d'être indispensable. ( *Normen für die ablosung grösserer gliedmassen*, p. 13, in-4°. Berlin, 1812.)

Ainsi que l'a fort bien dit l'auteur d'un ouvrage moderne, on doit admettre comme un principe fondé sur l'intérêt de l'humanité, et justifié par les résultats de la plus sage expérience, qu'*il est bien plus honorable pour le chirurgien de conserver un seul membre*, que d'avoir pratiqué, même avec succès, un très-grand nombre d'opérations; et il existe un proverbe qui, malgré sa trivialité, n'en est pas moins de la plus grande vérité : c'est qu'il vaut infiniment mieux vivre avec trois membres, que de mourir avec quatre. (Hennen, *on milit surge*, p. 251, 2ᵉ éd.)

On pourrait ajouter à l'appui de ce principe, qu'on a vu des malheureux, mus par le désir de vivre, subir l'amputation des deux bras et des deux jambes, et recouvrer ensuite la santé. A l'Hôtel-des-Invalides, à Paris, il a existé des soldats mutilés qui avaient perdu les cuisses et les bras : incapables d'exécuter le moindre mouvement, il fallait leur donner à manger comme à des nouveau-nés. (Morand, *Opus de chir.*, p. 183; et Graefe, ouv. cité, p. 23.)

Autrefois l'amputation des membres se pratiquait avec peu de succès. On n'avait pas encore découvert une manière sûre de faire les incisions; on ignorait aussi le moyen le plus propre à arrêter les hémorrhagies, ce qui occasionnait la mort de beaucoup de malades; on ne connaissait pas, ou l'on appréciait mal l'art de réunir les plaies par première intention; enfin les instruments étaient aussi imparfaits que les pansements irritants et mal dirigés.

Les praticiens de notre époque ont simplifié toutes les opérations de la chirurgie; pour arriver à ces résultats, ils ont pris l'anatomie pour base de leurs procédés; ils ont adopté les méthodes les plus simples et les moins douloureuses, rejeté un grand nombre d'instruments et perfectionné les autres; ils ont surtout abandonné une multitude de topiques le plus souvent nuisibles ou dangereux.

Ce n'était qu'avec un sentiment d'effroi que les praticiens grecs, arabes et romains entreprenaient l'amputation d'un membre; encore n'obtenaient-ils presque toujours que des résultats fâcheux. Les chirurgiens modernes, au contraire, procèdent à cette opération sans crainte, bien convaincus qu'elle est souvent couronnée de succès. Aussi Graefe observe-t-il avec raison que le salut du malade dépend en général de la méthode que l'on emploie. (Voy. *Norm. für die ablôs. grôs. gliedm.*, p. 61.) Une méthode comprend l'art de pratiquer l'opération, de panser la plaie, et tout le traitement consécutif.

Malgré l'habileté avec laquelle se pratique l'amputation, on ne peut néanmoins disconvenir qu'elle ne soit terrible à supporter, pénible à voir, et fatale dans ses résultats, puisque le malade, s'il ne périt pas, reste pour toujours estropié ou horriblement mutilé. Il ne faut donc jamais employer un moyen aussi dangereux, sans avoir l'intime conviction qu'il est nécessaire. L'amputation est généralement la dernière ressource à laquelle le chirurgien doit avoir recours; car, dit un auteur moderne, cette opération ne saurait être justifiée que par l'existence de la gangrène, d'une maladie ou d'un désordre, tels que des tentatives plus longtemps continuées pour conserver le membre compromettraient la vie du malade. (*Dict. des Scienc. méd.*, t. I, p. 472.)

S'il est vrai que certaines maladies locales sont au-dessus des ressources de notre art, l'amputation prouve aussi que la chirurgie peut sauver la vie dans des cas où, sans son secours, ces maladies auraient pour terme la mort. L'opération est considérée comme la voie la plus sûre : elle éloigne la cause pour prévenir les conséquences. (Graefe, *op. cit.*, p. 14.)

Rien n'est plus absurde que les raisons que l'on donne quelquefois pour s'opposer à la pratique de l'amputation, objectant les mutilations qui en résultent, etc. Bien que ces objections prouvent les limites et l'impuissance des connaissances humaines, il serait cependant injuste d'en accuser la chirurgie, ou le praticien qui, par ce moyen, sauve la vie du malade; car, s'il est inutile de dire qu'un chirurgien sensible et humain n'ampute jamais sans une nécessité absolue, ne peut-on pas demander si toutes ces maladies sont curables de leur nature? Le chirurgien ne traite-t-il pas sans mutilation celles qui sont susceptibles de guérison? N'arrive-t-il pas souvent qu'on réclame les secours de l'art pour une maladie facile à guérir dans le principe, et qu'une négligence coupable a rendue tout à fait incurable? N'est-il pas alors du devoir du praticien de recourir aux seuls moyens qui restent pour sauver le malade? La conservation d'une vie longue et exempte de maladie ne peut-elle donc pas être considérée comme une ample compensation à un tel sacrifice? Y aurait-il de la justice et de la raison à blâmer un architecte de ce que la foudre ou la chute d'une bombe aurait détruit son édifice? N'est-il pas, au contraire, glorieux pour la chirurgie de donner les moyens non-seulement de sauver la vie du malade, mais encore de lui rendre sa santé première, lorsque la mort avait déjà envahi une partie du corps, en menaçant toute l'économie d'une destruction inévitable? (*Brüninghausen erfahr. and bemerk. über die amputat.*, p. 11, in-12. Bamberg, 1818.)

Quoique l'amputation soit, à tous égards, mieux pratiquée aujourd'hui qu'elle ne l'était autrefois, et qu'elle soit d'une exécution facile, je ne veux pas néanmoins dire par là qu'elle est toujours faite *secundum artem*; car une longue série d'observations m'a prouvé le contraire.

Je me suis aussi convaincu que la mauvaise manière de se servir des instruments pour faire cette opération dépendait en général de la négligence ou d'un manque d'adresse naturelle. Il y a plusieurs méthodes défectueuses de pratiquer l'amputation, qui sont cependant employées par beaucoup de chirurgiens, même dans les hôpitaux de cette capitale; mais ces défauts, dont nous parlerons lorsque nous en ferons la critique, sont presque tous aisés à éviter pour quiconque n'est pas dépourvu des connaissances qu'il est indispensable de posséder. Il est bien plus difficile de déterminer les cas qui exigent l'opération, ceux dans lesquels on peut s'en abstenir, enfin l'époque précise où elle doit être pratiquée.

Ces considérations réclament une attention particulière et de grandes connaissances. L'opérateur le plus adroit (comme le fait observer O'Halloran) peut bien n'être pas toujours le meilleur chirurgien. Autant dans l'intérêt des malades que dans le nôtre, il est souvent préférable de s'abstenir des grandes opérations ; car, si l'on comptait les cas où l'amputation a été pratiquée sans nécessité, ou à des époques défavorables, on serait disposé à admettre que cette opération a été plutôt nuisible qu'utile. Il ne suffit donc pas au chirurgien de bien connaître la manière d'opérer, il doit encore savoir quand il faut le faire. (*Voy.* O'-Halloran, *on gangrene and sphacelus,* préface.)

Je passerai donc en revue les différentes circonstances qui, d'après le jugement des meilleurs chirurgiens, rendent l'amputation nécessaire. Dans chacun des articles relatifs à un désordre ou à une maladie qui exige l'opération, j'aurai soin d'ajouter toutes les observations que comportera le sujet. Plusieurs de ces maladies ou désordres intéressent les os ou les articulations, d'autres affectent plus spécialement les parties molles. On peut établir comme une règle générale qu'il faut amputer toutes les fois que les désordres ou les maladies sont portés au point de rendre impossible la conservation du membre, ou qu'elles présentent des symptômes indiquant un danger imminent pour la vie du malade. (*Voy.* Dupuytren, *Clin. chir.*, t. IV, p. 234.)

### I. Fractures compliquées.

Dans les fractures compliquées, la nécessité de l'amputation n'est pas toujours en raison de la gravité des accidents, mais elle dépend plus encore d'autres circonstances accessoires. Par exemple, sur le champ de bataille, ou à bord d'un bâtiment chargé d'un grand nombre de personnes, il n'est pas toujours au pouvoir du chirurgien de donner toute l'attention nécessaire dans ces cas, ni d'accorder au malade toute la tranquillité et les soins assidus que réclame son état. Sur le champ de bataille, on est souvent obligé de transporter les blessés d'un lieu à l'autre. C'est alors qu'il convient de recourir immédiatement à l'opération dans beaucoup de cas graves de fractures compliquées, dont quelques-unes n'auraient peut-être pas exigé l'opération si les malades avaient pu recevoir tous les secours nécessaires à leur position dans une maison tranquille et bien aérée, ou dans un hôpital pourvu de tout ce qui eût été convena-

ble. D'un autre côté, l'expérience prouve chaque jour qu'il existe beaucoup de cas où il y aurait de l'imprudence à pratiquer l'opération, malgré les circonstances défavorables qui viennent d'être indiquées. Ainsi, l'amputation serait inutile et inhumaine lorsque, dans une fracture compliquée, les parties molles ont peu souffert, et que les os ont été fracturés dans une direction qui permet de les replacer et de les maintenir en position. Mais l'amputation serait avantageuse si les lésions des parties molles étaient très-profondes, et si les fractures des os avaient été tellement graves, qu'il fallût, pour obtenir quelques chances de guérison, un repos complet et des soins assidus, que l'on ne pourrait accorder au malade.

Le mauvais air que l'on respire dans les grandes villes et dans les hôpitaux où les malades sont réunis en très-grand nombre, est une circonstance très-défavorable pour les plaies en général, et capable même de diminuer les chances de conserver un membre fracturé. Cette considération est de la plus haute importance, et ne doit pas être oubliée quand il s'agit de peser les raisons pour ou contre l'opération.

L'opinion de Graefe, sur ce sujet, me paraît digne d'attention : « Outre la nécessité absolue, » dit-il, de pratiquer l'amputation, il y en a une autre relative : celle-ci est plus affligeante et dépend de circonstances étrangères, qui, en raison de leurs funestes symptômes, forcent néanmoins à recourir à l'opération pour sauver la vie du malade. Pendant la guerre, chaque bataille fournit la preuve de cette assertion : le nombre des blessés est immense, celui des chirurgiens très-limité ; les secours les plus urgents sont à de grandes distances. Quoique, dans ces extrémités, la routine ou le génie du chirurgien puisse lui suggérer les moyens les plus expéditifs de suppléer à ce qui lui manque ; quoiqu'il puisse profiter quelquefois de tous les avantages fournis par les circonstances, il faut avouer que cela ne suffit pas toujours. Le reproche qu'on a fait à notre gouvernement, dit Graefe, de n'avoir pas pourvu à tous les moyens d'assister les défenseurs de la patrie, peut, sans doute, paraître fondé ; mais les administrateurs du service de santé dans l'armée prussienne n'ont pas toujours à leur disposition les moyens d'éviter tous les accidents. Le général ne peut pas prévoir le nombre ni la nature des blessures, et s'il chargeait les directeurs de prendre avec eux tous les appareils nécessaires, ils encombreraient l'armée de beaucoup d'objets qui seraient peut-être inutiles ; l'ennemi s'empare quelquefois des approvisionnements; un corps d'armée peut, par un mouvement rapide, être séparé du dépôt général; souvent des avant-postes poussent des reconnaissances fort loin; les hôpitaux sont quelquefois à plusieurs lieues derrière la ligne, et le transport des blessés, mal pansés, se fait jour et nuit; à peine ces malheureux sont-ils arrivés à l'hôpital le plus proche, dans un état de souffrance et d'inquiétude extrêmes, que l'ordre est donné de repartir de suite. Il faut alors transporter de nouveau ces malades jusqu'à ce qu'ils trouvent leur tombeau.

Toutes ces circonstances, dit Graefe, et beaucoup d'autres, qui privent les blessés des soins les plus urgents, du nombre de chirurgiens que le service réclame, et des provisions les plus nécessaires, doivent faire désirer de rendre le pansement des blessures le plus simple qu'il soit possible. Par ce moyen nous ne pouvons encourir le reproche de vouloir conserver un membre en laissant périr le malade. On ne saurait douter, ajoute Graefe, qu'un soldat atteint d'une plaie d'arme à feu, compliquée de fracture comminutive, n'eût pu guérir quelquefois sans la perte d'un membre, par l'emploi de toutes les ressources de la chirurgie; mais ces moyens manquent souvent en campagne, et les soins qu'exige le pansement d'un blessé occuperaient plusieurs heures par jour le chirurgien qui ne pourrait alors porter aucun secours aux autres blessés. Malgré les plus grandes précautions, le transport des malades d'un endroit à l'autre rend leurs blessures dangereuses, et nous perdons beaucoup d'hommes qui auraient pu supporter le voyage s'ils avaient subi l'amputation. » (Voy. *Norm. für die ablös. gröss. gliedm.*, p. 15, 16.)

D'après les fâcheux résultats que j'ai observés fréquemment chez les blessés atteints de fractures compliquées des membres inférieurs, et produites par des armes à feu, je suis convaincu qu'il vaut mieux, en général, pratiquer l'amputation; cependant, si l'on veut conserver le membre malade, il est plus humain, lorsque l'armée est en retraite, et si les ennemis ne sont pas des barbares, d'abandonner des blessés, que de les exposer à tous les inconvénients d'un transport pénible et exécuté dans des conditions aussi défavorables. Je vois avec plaisir que mon sentiment à cet égard est partagé par le docteur Hennen; ses connaissances et son expérience en chirurgie militaire donnent à ses opinions le plus grand poids. En parlant de ce qu'il faut faire pour les blessés, en cas de retraite, il dit : « Il est

alors du devoir d'un certain nombre d'employés des hôpitaux de se dévouer pour leurs blessés, et de se constituer prisonniers de guerre avec eux; il m'est agréable de faire observer, pour l'encouragement des personnes qui l'ignorent, que je n'ai jamais été témoin, ni même que je n'ai jamais entendu parler d'un seul acte inutile de sévérité exercé par les armées françaises et anglaises contre leurs prisonniers blessés. »

Les fractures compliquées de la cuisse, produites par une arme à feu, se terminent souvent d'une manière fâcheuse, surtout quand elles ont été causées par la mitraille, ou même par un coup de fusil tiré de très-près, et lorsqu'on est obligé de transporter le malade d'un lieu à un autre. Au printemps de l'année 1814 je fus chargé, dans l'hôpital militaire d'Oudenbosch, d'environ huit cas de fractures compliquées de la cuisse. Un seul malade se rétablit : il avait eu le fémur fracturé un peu au-dessus du genou. Un autre de ces huit blessés avait échappé par l'amputation aux dangers d'une fracture comminutive, accompagnée d'un déplacement de l'os, de la déchirure des muscles et de la formation d'abcès considérables; mais il succomba à une hémorrhagie consécutive. Non - seulement ces blessés avaient été frappés du canon chargé à mitraille et de balles tirées à peu de distance, mais ensuite ils furent transportés de Berg-op-Zoom, dans mon hôpital, cinq ou six jours après avoir reçu leurs blessures, justement à l'époque la plus défavorable, puisque c'est celle dans laquelle l'inflammation a le plus d'intensité. Les chirurgiens qui ont été témoins de résultats aussi fâcheux ont pu en conclure que dans toutes les fractures compliquées de la cuisse l'amputation doit être pratiquée aussitôt qu'il est possible d'y avoir recours. Je partage aussi cette opinion, soit que l'accident ait été causé d'une manière violente, comme nous l'avons indiqué plus haut, soit que les blessés aient une certaine distance à parcourir, transportés sur des chariots. Cependant, je dois dire que j'ai vu guérir des fractures compliquées de la cuisse quand elles ne provenaient pas d'un coup d'arme à feu. J'ai aussi appris la guérison d'une ou de deux fractures produites par une balle de pistolet. Mais ces résultats heureux ne peuvent être considérés que comme des exceptions qu'on ne saurait opposer à la règle générale; et l'on doit pratiquer l'opération toutes les fois que le fémur a été fracturé par un coup d'arme à feu.

Il est une circonstance, comme l'a très-bien observé Guthrie, qui augmente la gravité des fractures du fémur, produites par une arme à feu ; c'est que la division de l'os est souvent oblique, et que la fracture peut s'étendre au-dessus ou au-dessous du point immédiatement frappé par la balle. (*On gunshot wounds*, p. 189-190.) Cette tendance du fémur à éclater dans l'étendue de plusieurs pouces lorsqu'il a été frappé par une balle, et les dangers qui résultent de cette particularité, ont été aussi fort bien décrits par l'habile Schmucker, chirurgien en chef des armées de Frédéric le Grand. (*Voy.* son *Vermis chirur. schrif.*, b. I, p. 39 ; 8°. Berlin, 1785.) Dans plusieurs cas que nous avons eus à traiter en Hollande, le docteur Cole et moi, l'os offrait une fente longitudinale de sept ou huit pouces d'étendue.

Suivant Schmucker, toutes les fractures de la partie moyenne ou supérieure du fémur sont très-dangereuses ; mais celles de l'extrémité inférieure de cet os offrent beaucoup plus de chances de succès, à cause des muscles moins volumineux dans cette partie. Aussi, dans ce cas, ne devrait-on pratiquer l'amputation qu'après avoir essayé tous les autres moyens. J'ai souvent traité avec succès des fractures de cette espèce, quoiqu'il restât quelquefois dans le membre plus ou moins de rigidité. « Mais, continue Schmucker, si l'os est complétement fracturé ou brisé par une balle vers sa partie moyenne, ou au-dessus de ce point, je n'attends jamais le développement des symptômes fâcheux pour pratiquer l'amputation. Quand elle avait été faite assez tôt, la plupart de mes blessés guérissaient ; si, au contraire, j'avais attendu quelques jours, et si l'inflammation, le gonflement et la fièvre étaient survenus, je sauvais beaucoup moins de malades. Alors même cependant on ne doit pas négliger l'opération ; car, si par ce moyen on parvient à sauver un petit nombre de blessés, il ne faut pas hésiter à l'employer, puisque sans cette opération on laisse périr des malades auxquels on aurait pu conserver la vie. » (*Vermis. chir. schrif.*, t. I, p. 42.) Mes observations relatives aux fractures compliquées de la cuisse, après l'assaut de Berg-op-Zoom, coïncident avec les résultats fournis par la longue pratique de Schmucker ; car des deux seuls blessés qui survécurent aux symptômes fâcheux d'une fracture compliquée, l'un avait eu la cuisse cassée près du genou, et l'autre avait été amputé pour une fracture de la partie moyenne de l'os, aggravée par un abcès d'une étendue extraordinaire. Dans le dernier cas, cependant, l'amputation aurait dû être pratiquée plus tôt. Les observations suivantes me paraissent aussi exactes que judicieuses. « Le danger et la difficulté du traitement dans les fractures du fémur, par armes à feu, dépendent, en grande partie, de la portion de l'os qui a été fracturée. Il est donc important de diviser le fémur en cinq parties : la première comprend la tête et le col renfermés dans le ligament capsulaire ; le corps de l'os peut se diviser en trois parties : l'extrémité inférieure forme la cinquième division. Les fractures de la première partie finissent, je crois, par être toujours fatales, quoique la vie puisse se prolonger pendant quelque temps. Si les fractures du tiers supérieur du corps de l'os sont considérables, elles causent ordinairement la mort après six ou huit semaines de souffrances inouïes. J'ai vu peu de personnes échapper aux fractures compliquées de la portion moyenne de la cuisse ; quand, par hasard, on parvenait à sauver la vie, le membre restait toujours privé de ses mouvements. Les fractures de la partie inférieure de l'os sont les plus dangereuses après celles dont nous venons de parler, parce qu'elles affectent ordinairement l'articulation. Celles du tiers inférieur sont celles qui présentent le moins de gravité. Cependant, lorsque le fémur a été fortement endommagé, le danger est imminent ; de sorte que la fracture de cette partie, produite par le choc d'un projectile, est une des plus redoutables qu'on puisse rencontrer, quand même les parties molles n'auraient pas été très-gravement lésées. » (*Voy.* Guthrie, *on guns. wounds*, p. 190.)

Dans les fractures compliquées il y a, comme l'a fort judicieusement observé Pott, trois époques où il convient de faire l'amputation. Pendant la première, on doit pratiquer l'opération le plus tôt possible. La seconde période est indiquée quand les os sont restés longtemps sans se réunir, lorsque la suppuration a été longue et assez abondante pour affaiblir le malade, et quand enfin il survient des symptômes qui annoncent la mort. Dans la troisième période, la gangrène s'est emparée des parties molles de la portion inférieure du membre. Les deux premières périodes méritent d'être examinées avec la plus scrupuleuse attention : la troisième ne souffre aucune contestation.

Lorsqu'une fracture compliquée est produite par le passage d'un corps lourd sur le membre, comme une grosse roue de voiture pesamment chargée, par un boulet de canon, ou par toute autre cause assez forte pour briser l'os en plusieurs fragments, si les parties molles ont été contuses ou déchirées au point de rendre la circulation impossible au-delà du point fracturé, il faut alors examiner avec le plus grand soin si, comme le fait observer Pott, en voulant conserver un membre, on ne s'expose pas à faire périr le malade. Le chirurgien doit résoudre cette question immédiatement après l'accident, et avant le développement de l'inflammation. Lorsqu'il se manifeste dans le membre affecté de l'inflammation de la tension ou de la tendance à la gangrène, cette époque est très-défavorable pour l'opération : les chances de succès sont aussi bien moindres qu'avant l'apparition de ces symptômes; cependant, des expériences postérieures à celles dont Pott fait mention prouvent que, dans certains cas où la gangrène est produite par des causes externes, le chirurgien ne devrait pas hésiter à pratiquer l'amputation, lors même qu'il y aurait de grands désordres accompagnés de tuméfaction considérable et de tension dans presque toute l'étendue du membre. Au reste, ce sujet sera traité plus longuement dans un autre article ( *Voy.* Gangrène.) Ces considérations ne doivent pas faire supposer que nous cherchions à atténuer en rien la vérité du principe reconnu par les praticiens les plus habiles de tous les siècles, que, lorsqu'un membre est enflammé et tuméfié dans une étendue considérable, quand il est gangréné ou prêt à se sphacéler, cette époque est si contraire à l'opération, que peu de malades survivent à l'amputation. Notre intention n'est pas non plus d'insinuer que, dans les cas où l'on croit utile de déroger à la règle générale (cette règle ne veut pas qu'on ampute avant la cessation de la tendance à la gangrène), le malade n'aurait pas eu plus de chances de succès si l'opération avait été pratiquée avant tout signe de gangrène.

La nécessité d'une prompte décision, en pareil cas, est un des points les plus délicats de la pratique; car, quelque urgente que l'opération puisse paraître au chirurgien, le malade et les parents ne la jugeront pas aussi nécessaire; et cependant c'est l'opportunité du moment qui décide souvent du sort du malade.

Cette urgence d'une décision rapide est fondée sur la grande tendance à la gangrène, suite des accidents auxquels ont été soumis les membres, et qui détermine si souvent la mort du malade. Ceci, dit Pott, est loin d'être exagéré; l'expérience le démontre chaque jour à l'égard des personnes qui, avant l'accident, jouissaient d'une bonne constitution et d'une santé parfaite, et, à

plus forte raison, chez celles qui ont été excitées par des exercices violents, par des travaux, des boissons spiritueuses, ou qui ont vécu dans la débauche et l'intempérance; enfin, chez celles qui sont douées d'un tempérament irritable et disposé à l'inflammation. Cette nécessité de prendre immédiatement un parti se rencontre fréquemment dans les fractures de la partie moyenne de l'os, et plus souvent encore lorsque les grandes articulations sont intéressées. Dans beaucoup de ces cas, une détermination pour ou contre l'amputation est vraiment une décision de vie ou de mort pour le malade.

Il est, sans doute, des circonstances où l'on aurait pu conserver des membres qui ont été amputés; mais cet aveu ne saurait être considéré comme une accusation contre la pratique de cette opération. En effet, la majorité de ceux qui se trouvent dans ces circonstances dangereuses ne périssent-ils pas à la suite de leurs blessures, s'ils n'ont pas été opérés? et l'amputation ne conserve-t-elle pas la vie à un grand nombre de blessés qui, sans elle, auraient probablement succombé?

Quelque pressant que soit le cas de fracture compliquée, il sera toujours douteux, dans la première époque, s'il convient d'amputer le membre; mais, dans la seconde période, l'opération doit être pratiquée, sinon le malade périrait infailliblement.

Les signes les plus inquiétants au premier abord ne sont pas nécessairement suivis d'une terminaison fatale. Quelquefois, après les symptômes les plus alarmants, après un temps considérable, une suppuration abondante et une large exfoliation des os, on finit par obtenir une guérison parfaite, et le malade recouvre l'usage de son membre.

Dupuytren rapporte l'histoire de deux malades intéressants : l'un avait eu la main très-maltraitée par un coup de pied de cheval; l'autre eut le pied écrasé par une machine de fer. Chez le premier de ces malades, toutes les parties de la main qui n'avaient pas été broyées furent conservées, et la guérison s'opéra sans qu'il se fût manifesté aucun symptôme inquiétant. Chez le second, il y avait eu fracture du gros orteil et fracture comminutive du premier et du second os métatarsiens, blessure légère des deux autres orteils, enfin déchirure des téguments de la plante du pied. Malgré la gangrène qui s'était manifestée, le malade se rétablit et fut seulement privé du gros orteil. Dans ces deux cas, Dupuytren enleva tous les fragments des os qui avaient été détâchés. La jeunesse et la bonne constitution du dernier malade favorisèrent beaucoup la guérison. « Les choses, dit cet auteur, ne se passent pas toujours ainsi : une très-légère différence dans ces conditions favorables ou dans le degré des blessures aurait pu nous faire regretter de n'avoir pas pratiqué l'amputation. » (*Clin. chir.*, t. IV, p. 237.)

Mais, malgré le traitement le mieux dirigé dans toutes les périodes de la maladie, malgré les secours réunis du chirurgien et du médecin, la plaie, au lieu de prendre une marche favorable et de se rétrécir de jour en jour, reste quelquefois aussi large que dans le principe ; elle présente une surface spongieuse, blafarde, d'où s'écoule une grande quantité de matière ichoreuse, au lieu d'un pus louable ; les extrémités, loin de s'exfolier ou de se réunir, conservent le même degré de mobilité et de séparation qu'elles avaient au commencement ; le malade perd le sommeil, les forces et l'appétit ; la fièvre hectique se déclare ; le pouls devient vif, petit et dur ; des sueurs abondantes, accompagnées de diarrhées colliquatives, se manifestent, et le malade arrive au bord de la tombe malgré tous les secours qui lui sont administrés. Quel autre moyen que l'amputation, demande Pott, pourrait, dans ces circonstances, préserver le malade d'une mort inévitable ?

La troisième époque offre peu de difficultés. Trop souvent l'inflammation qui se manifeste après l'accident produit, au lieu d'abcès et de la suppuration, la gangrène et le sphacèle, dont les progrès sont si prompts que le malade meurt dans un espace de temps très-court. C'est un des cas dans lesquels l'opération doit être pratiquée immédiatement. On parvient quelquefois, il est vrai, à arrêter les progrès de cette maladie ; mais on ne doit jamais attendre ce résultat lorsqu'elle a détruit les muscles, les tendons et les membranes qui entourent l'os ; celui-ci reste alors entièrement à découvert après la chute des parties gangrénées, et la circulation se trouve ainsi tout à fait interrompue. Dans cette circonstance, le malade perd infailliblement son membre, soit que le chirurgien scie l'os vers le point dénudé, soit qu'il abandonne à la nature le soin d'opérer la séparation. (*Voy.* Pott, *Remar. on the necess., etc., of amput. in cert. cases, etc.; chir. works*, vol. III.) Pour toutes les autres questions relatives à l'amputation, dans les fractures compliquées, je renvoie à l'article PLAIES D'ARMES A FEU.

## II. PLAIES ÉTENDUES, AVEC CONTUSION ET LACÉRATION DES PARTIES.

Ces plaies forment la seconde classe des cas généraux qui exigent l'amputation. Les plaies sans fractures sont rarement assez graves pour exiger l'opération ; cependant, lorsque le membre est contus et lacéré dans une grande étendue, et que les principaux vaisseaux sanguins sont assez intéressés pour ôter toute espérance de voir la circulation se rétablir, on doit pratiquer immédiatement l'amputation, que l'os ait été atteint ou non. D'ailleurs, tous les efforts du chirurgien étant impuissants pour conserver le membre, et les plaies de cette nature ayant une plus grande tendance à la gangrène que les autres, l'opération aura d'autant plus de chances de succès qu'on aura moins attendu pour la pratiquer.

Quoique dans ce cas l'amputation ne soit pas toujours indispensable à la première époque, comme dans ceux de fracture compliquée, elle le devient souvent par la suite. Les remarques qui ont été faites précédemment sur la seconde époque des fractures compliquées s'appliquent également aux plaies contuses avec lacération, lorsqu'elles ne sont pas accompagnées de lésion des os. Quelquefois la gangrène survient rapidement, ou bien il s'établit une suppuration abondante à laquelle le malade ne peut résister longtemps. (*Encyc. mét.*, part. chir., t. I, p. 80.) Pour les détails relatifs à la période à laquelle il convient de pratiquer l'amputation dans les cas de gangrène traumatique, *voy.* GANGRÈNE, et ce qui en est dit dans l'article suivant.

## III. CAS DANS LESQUELS UNE PARTIE D'UN MEMBRE A ÉTÉ EMPORTÉE PAR UN BOULET.

Lorsqu'une partie du membre a été emportée par un boulet de canon, ou de toute autre manière, on doit conseiller l'opération, à cause de la formation d'un moignon qui peut être utile, de la facilité de soigner la plaie simple et régulière qui résulte de l'amputation, et enfin pour profiter de tous les avantages que donne une cure plus prompte et plus certaine.

Quelques anciens chirurgiens ont contesté la nécessité de l'opération dans les cas dont nous nous occupons : ils appuyaient leur opinion sur ce que, le membre étant déjà emporté, il était préférable de tenter la guérison le plus promptement possible, plutôt que de faire souffrir de nouveau le malade, et de s'exposer à rendre le danger imminent en le soumettant à l'amputation.

Cependant, l'on doit se rappeler que les os sont ordinairement brisés et divisés en nombreux fragments; que les muscles et les tendons sont inégalement partagés, et leurs extrémités déchirées et contuses. Or, aucun des chirurgiens anciens ne met en doute la nécessité d'extraire les esquilles d'os, et de retrancher les extrémités irrégulières des muscles et des tendons, opérations qui demanderaient plus de temps que l'amputation elle-même. On doit ensuite remarquer qu'en faisant l'incision au-dessus du point affecté, de manière à pouvoir recouvrir avec des muscles et des téguments sains, la plaie diminue tellement d'étendue que la cicatrisation peut s'opérer dans le tiers du temps qui aurait été nécessaire si l'on avait agi autrement : la cicatrisation est aussi plus solide. Ces réflexions doivent nous convaincre de l'utilité de l'amputation dans ce cas : elle ne peut augmenter le danger du malade, qui est amplement dédommagé par les avantages qui résultent de l'opération. (*Voy.* PLAIES D'ARMES A FEU.)

### IV. GANGRÈNE.

La gangrène, arrivée à un certain degré, rend l'amputation indispensable. Nous avons déjà fait observer que les fractures compliquées, ainsi que les plaies graves et de mauvaise nature, se terminaient souvent par la perte du membre affecté. Ceux d'entre les chirurgiens qui s'opposent toujours à l'amputation prétendent qu'elle est tout à fait inutile dans ce cas, et que la guérison est possible lorsqu'il n'existe encore qu'un faible degré de mortification; mais que si elle a fait des progrès considérables, le malade ne peut être sauvé, soit qu'on pratique l'opération, soit qu'on s'en abstienne. Ce raisonnement est si contraire à l'observation des faits et à l'expérience de tous les chirurgiens impartiaux, que je n'essaierai pas de le réfuter. Comme on admet, dans la saine pratique, qu'il y aurait faute à amputer toutes les fois qu'il y a apparence de gangrène, il est aussi reconnu que l'opération est généralement la voie la plus sûre et la plus avantageuse quand le membre est profondément altéré. Bien plus, il y a, comme nous le verrons bientôt, quelques formes de gangrène où l'amputation, pratiquée de bonne heure, est la seule chance qui reste pour sauver le malade.

Les praticiens ont émis des opinions très-différentes relativement à l'époque où il faut opérer dans les cas de gangrène. Les uns prétendent que, lorsqu'elle est produite par une violence extérieure, il faut pratiquer l'opération aussitôt qu'elle se manifeste et qu'elle paraît disposée à s'étendre; les autres, au contraire, pensent qu'il ne faut jamais entreprendre l'opération avant que les progrès de la gangrène soient arrêtés, ni même avant que les parties mortes aient commencé à se séparer des parties vivantes.

Les chirurgiens qui veulent que l'opération soit faite de bonne heure pensent qu'on peut arrêter les progrès ultérieurs de la gangrène et conserver la vie du malade en pratiquant l'amputation au-dessus du point affecté. Cependant, d'après l'opinion des praticiens les plus distingués, cette méthode est très-dangereuse et ne mérite aucune confiance. Quelque soin qu'on prenne pour ne diviser que les parties saines, il est impossible d'avoir de certitude à cet égard, et le chirurgien le plus expérimenté peut facilement se tromper. En effet, la peau paraît quelquefois saine et sans inflammation, tandis que les chairs qui entourent l'os sont tout à fait gangrénées. Mais quand bien même les parties molles qu'on incise ne présenteraient aucun signe d'altération, si l'opérateur n'attend pas que la gangrène ait cessé de faire de nouveaux progrès, on la verra très-souvent s'emparer du moignon. C'est pour cette raison que les chirurgiens qui ont eu l'occasion d'observer beaucoup de plaies disposées à la gangrène partagent cette dernière opinion de procéder à l'opération. Tel était aussi le sentiment de Pott, qui a vu souvent pratiquer l'amputation des membres affectés de gangrène. « Jamais, dit-il, cette opération n'a été suivie de succès, et toujours, au contraire, elle a hâté la mort du malade. »

L'amputation peut être différée trop longtemps; Sharp surtout indique un délai beaucoup trop considérable en conseillant de ne jamais la pratiquer avant que la séparation naturelle des parties gangrénées ne soit très-avancée. La longue expérience de cet auteur donne, sans doute, un grand poids à son autorité; mais ne s'oppose-t-il pas d'une manière trop absolue à une pratique dont la négligence expose aux dangers nombreux qu'il avait été à même d'observer très-souvent? Lorsque la gangrène a cessé de s'étendre, il n'y a plus de raisons pour différer davantage l'opération. C'est alors, en effet, le moment précis d'en obtenir le plus d'avantage, et de débarrasser le malade d'une masse de chairs putréfiées dont les exhalaisons vicient l'air qu'il respire, et qui sont très-nuisibles à sa santé. Quelques auteurs pensent même que, dans cette position, les malades peuvent périr par l'absorption du pus; mais ce danger n'est pas aussi grand que celui qui résulte d'une opération pratiquée de trop bonne heure, et il est préférable d'attendre un peu plus qu'il n'est nécessaire, plutôt que de s'exposer à la pratiquer avant d'avoir la certitude que les parties ont perdu toute tendance à la gangrène.

Nous avons signalé, à l'article GANGRÈNE, des exemples particuliers de cette maladie, dans lesquels, d'après l'expérience de M. Larrey, le chirurgien ne doit pas attendre, pour pratiquer l'amputation, que la ligne de séparation se soit opérée complétement. L'expérience de M. Lawrence, et plusieurs cas que j'ai eu l'occasion d'observer dans les hôpitaux militaires 'de la Grande-Bretagne pendant la dernière guerre, tendent aussi à prouver les avantages de cette pratique. (Voy. *Medico-chir. trans.*, v. VI , p. 156, etc.)

J'ai conseillé une fois de pratiquer l'amputation dans l'articulation de l'épaule, pour un malade chez lequel une grande partie du bras était, par suite de violences extérieures, profondément atteinte de la gangrène, qui faisait des progrès rapides. Ce fait est en faveur de la pratique; car, quoique le malade soit mort quinze jours après l'avoir subie, il est très-probable qu'il n'eût pas vécu vingt-quatre heures si elle n'eût pas été pratiquée. La gangrène, dans ce cas, ne s'empara pas du moignon; circonstance très-importante, puisque les adversaires de l'opération pensent qu'elle est inévitable quand le malade se trouve dans les conditions précédentes.

Sans un abcès considérable formé dans le dos, ainsi qu'on l'avait supposé, et dû probablement à une contusion éprouvée dans la chute qui avait produit la blessure primitive, on aurait pu espérer d'obtenir la guérison. Ce malade fut soigné par le docteur Blicke.

Guthrie indique une autre espèce de gangrène qui réclame l'amputation de très-bonne heure. « Un soldat, dit-il, reçoit, dans les parties molles, une balle qui traverse la cuisse vers sa partie moyenne, et qui ne paraît pas, au premier abord, avoir blessé l'artère principale; ou bien le projectile passe immédiatement derrière le fémur, là où l'artère se dirige vers la partie postérieure de l'os; ou bien enfin il traverse le milieu de l'os d'arrière en avant, entre les condyles du fémur, vers l'articulation du genou. Le blessé se transporte sans le secours de personne chez le chirurgien, qui le panse superficiellement, et regarde sa blessure comme légère et peu importante. Dans ce cas, comme dans beaucoup d'autres, l'artère fémorale et les veines principales se trouvent blessées, ou même entièrement coupées, et l'inflammation peut être si légère qu'on y fait à peine attention. Le troisième ou quatrième jour, le malade a les orteils pâles; il se plaint de douleur et de froid dans le membre au-dessous de la blessure, qui commence à agir sympathiquement sur toute l'économie. Le chirurgien regarde peut-être ce cas comme extraordinaire : peut-être commence-t-il à soupçonner la véritable nature de la blessure, et néanmoins il s'étonne que la lésion de l'artère fémorale ou poplitée, accompagnée de désordres si légers, puisse occasionner la gangrène, etc.; il hésite à prendre un parti, et, pendant ce temps, la gangrène se déclare. Il faut alors qu'il attende, suivant la règle générale, que la ligne de séparation se soit établie. La température de la jambe, un peu au-dessus de la partie affectée, est naturelle, peut-être plus élevée que dans l'état normal. Le chirurgien espère que la gangrène ne s'étendra pas plus loin. « Enfin, les parties primitivement affectées, c'est-à-dire les orteils, se sphacèlent : la gangrène s'étend rapidement de la jambe au point où l'artère a été blessée, et le malade meurt. »

Pour prévenir un aussi funeste résultat, lorsque l'artère, ou la veine et l'artère ont été coupées, Guthrie conseille de pratiquer l'amputation aussitôt que la gangrène s'est étendue au-delà des orteils et que l'enflure et l'inflammation légère qui l'accompagne ont dépassé les malléoles; cette inflammation se manifeste plutôt par la tuméfaction que par la rougeur de la partie. (*Voy.* Guthrie, *on gunshot wounds*, p. 60, 61.)

Le sphacèle qui attaque un membre à la suite de l'opération d'un anévrisme fait aussi exception à la règle générale, qui ne veut pas qu'on ampute avant que la gangrène soit arrêtée. L'on doit aussi pratiquer l'amputation sans aucun délai lorsque la gangrène provient d'un obstacle à la circulation dû à la rupture d'un sac anévrismatique dont le sang s'infiltre abondamment dans le tissu cellulaire du membre. J'ai déjà publié un cas de cette nature. (Voy. *Med. chir. trans.*, vol. XVI.)

## V. MALADIES DES ARTICULATIONS, TUMEURS BLANCHES.

Si l'on ne tient pas compte de la résection des os de quelques articulations que l'on a tentée dans plusieurs circonstances particulières, les affections scrofuleuses des articulations, avec carie des os et désorganisation des ligaments et des tendons, constitueront encore des cas où l'amputation peut devenir nécessaire. Il est, dit Pott, une circonstance souvent fort embarrassante et qui se rattache à cette maladie, c'est qu'elle affecte le plus ordinairement des enfants qui ne peuvent se résoudre à l'opération dont ils sont incapables d'apprécier l'importance : ce qui impose une tâche pénible à ceux qui les entourent. Tous les efforts du médecin et du chirurgien sont souvent impuissants, non-seulement pour guérir la maladie, mais encore pour en arrêter les progrès. Si, dans quelques cas, on obtient la guérison, il y en a un très-grand nombre d'autres qui résistent à tous les secours de l'art. La maladie commence souvent dans le tissu spongieux de la tête des os qui forment les grandes articulations, telles que celles de la hanche, du genou, du pied, du coude, etc. Ainsi que nous le dirons à l'article ARTICULATIONS, les os commencent à s'altérer, tantôt avec de violentes douleurs et une fièvre symptomatique, tantôt sans aucun de ces caractères particuliers, du moins à l'origine de la maladie. Les cartilages qui recouvrent l'extrémité de ces os, et qui sont destinés à maintenir les mouvements des articulations, sont entièrement détruits ; les épiphyses, chez les jeunes sujets, se trouvent séparés du corps de l'os, en totalité ou en partie seulement ; les ligaments articulaires s'épaississent et s'altèrent tellement qu'ils perdent leur forme naturelle et deviennent incapables de remplir leurs fonctions ; les membranes qui servent à la sécrétion de la synovie éprouvent des altérations semblables. Toutes ces parties fournissent en même temps une abondante quantité de matière sanieuse et et fétide qui s'échappe par de petits ulcères formés naturellement, ou par des ouvertures artificielles pratiquées à dessein. Ces ouvertures pénètrent ordinairement jusqu'aux os, qui sont profondément altérés. Quand la maladie est parvenue à ce degré, les douleurs continuelles, l'irritation et la suppuration occasionnent des symptômes de fièvre hectique du plus mauvais caractère ; le malade perd l'appétit, le repos et les forces ; il survient ensuite des sueurs nocturnes, des évacuations alvines abondantes qui résistent à tous les moyens thérapeutiques, et conduisent le malade au tombeau. (*Voy.* Pott, *on amputation.*)

Dans ces cas, l'amputation pratiquée à une époque avancée de la maladie offre plus de chances de succès que lorsqu'elle est faite de très-bonne heure et avant que le mal ait eu le temps de se développer. Cette circonstance présente de grands avantages, puisqu'elle donne le temps de recourir aux moyens les plus convenables pour arrêter les progrès de cette affection. (*Voy.* ARTICULATIONS.)

Toutes les fois que la scrofule paraît vouloir se terminer par ankylose, on ne doit pas songer à l'amputation, puisque la guérison aura lieu sans l'emploi de ce moyen. (*Voy.* ANKYLOSE.) Avant de se déterminer à l'opération, on doit examiner attentivement l'état de santé du malade, sa constitution, et les conditions dans lesquelles se présente l'articulation. Dupuytren rapporte l'histoire de deux maladies de l'articulation huméro-cubitale avec ulcération des cartilages et accompagnées d'abcès, de trajets fistuleux, etc. L'un des malades était un enfant évidemment scrofuleux : la fièvre hectique le tourmentait ; l'émaciation était extrême et les forces se perdaient rapidement : l'amputation seule put le sauver. Chez l'autre malade, la constitution étant moins altérée et les forces mieux conservées, Dupuytren parvint à le guérir en produisant une ankylose. (*Voy.* Dupuytren, *Clin. chir.* t. IV, p. 250.)

### VI. EXOSTOSES.

L'exostose peut rendre l'amputation nécessaire quand la tumeur est assez développée pour nuire à la santé, qu'elle devient insupportable à cause de son poids ou de toute autre circonstance, et lorsqu'elle ne peut être guérie par aucun des moyens indiqués à l'article EXOSTOSE.

### VII. NÉCROSE.

La nécrose ou la mort des os exige quelquefois l'amputation lorsqu'elle attaque une partie considérable ou la totalité des os des membres, et qu'elle est accompagnée d'abcès si vastes, de désordres des parties molles si étendus, d'un tel dérangement dans toute l'économie et d'une si grande prostration, qu'il n'est plus permis d'espérer la guérison au moyen des secours ordinaires. Nous ne parlons pas ici de la nécrose qui détruit la surface de l'os, mais de celle qui étend ses ravages d'une extrémité à l'autre, à toute la substance interne. Des portions d'os peuvent être nécrosées sous l'influence d'affections strumeuses, de la syphilis, d'abcès situés profondément, de la compression, etc. Dans cet état, les os, traités convenablement, s'exfolient souvent, et les parties mortes se détachent et tombent ; mais quand toute la substance de l'os est affectée d'un bout à l'autre, les secours sont presque toujours inutiles. Suivant Pott, le scalpel, la râpe, la rugine pour emporter la surface malade de l'os, le trépan pour pénétrer dans le tissu qui le forme, les topiques propres à déterminer l'exfoliation, si toutefois il existe des médicaments qui jouissent de cette propriété, sont inutiles dans beaucoup de circonstances, et le malade mourra si l'opération n'est pas pratiquée. Pott a victorieusement réfuté l'assertion de Bilguer, qui refuse, dans ces cas, d'admettre l'amputation. Cependant je ne voudrais pas affirmer, comme Pott, que toute nécrose étendue et affectant un os dans presque toute sa longueur rende l'amputation inévitable. On est étonné de voir avec quelle puissance la nature répare quelquefois les altérations des os. ( *Voy.* Nécrose.) Il peut s'écouler un temps extrêmement long entre l'époque de la blessure et celle de la formation de la nécrose. Schmucker cite l'exemple d'un capitaine qui reçut dans le bras gauche une balle qui le traversa, à quatre ou cinq pouces au-dessus du coude. L'os avait été frappé : cependant il ne se trouvait pas cassé ; il s'exfolia en grande partie, et après plus d'un an de traitement, le malade paraissait parfaitement rétabli. Cet officier continua à jouir d'une bonne santé pendant neuf ans ; mais après ce laps de temps et pendant un voyage, il ressentit des douleurs à la place même de son ancienne blessure ; bientôt il s'y manifesta de l'inflammation, et la fièvre se déclara. Le malade alla se confier aux soins de Theden et de Schmucker, qui trouvèrent un abcès vers la blessure ; ces chirurgiens, après avoir pratiqué une ouverture, sentirent l'os dénudé de son périoste. Enfin, une portion de l'os s'exfolia et devint mobile, précisément sous l'artère radiale, qui mettait obstacle à sa chute. Malgré la suppuration, l'articulation huméro-cubitale continuait à être tuméfiée : on observait des points rouges au-dessus de cette articulation et sur la tête du cubitus et du radius ; ce qui indiquait l'affection de ces os. Theden pratiqua l'opération, et le malade guérit parfaitement. En examinant l'humérus, on trouva une esquille longue de trois pouces sur un de largeur ; ses bords étaient minces et tranchants, tandis que le centre avait plus de trois lignes d'épaisseur. Tout le pourtour du point où l'os avait été frappé par la balle offrait l'apparence du cal, sans cavité médullaire : les parties de l'os situées au-dessus du coude étaient privées de périoste, et le cartilage paraissait vouloir se détacher ; le périoste s'était séparé du radius et du cubitus, atteints tous deux de

nécrose. ( *Voy.* Schmucker, *vermis. chir. schrif.* t. I, p. 23, ed. 2.)

L'amputation est encore indiquée lorsque, dans un cas de nécrose, le membre se fracture au milieu des parties qui en sont affectées, et que cet accident est accompagné d'une grande difformité, d'une suppuration abondante et d'une altération notable de toute l'économie. ( *Voy.* Dupuytren, *clin. chir.* t. IV, p. 260.)

VIII. Affections cancéreuses et autres maladies invétérées, tel que le fongus-hématodes.

Les affections cancéreuses, quelques maladies invétérées, des ulcères incurables et de mauvaise nature qui affectent les membres, rendent quelquefois l'amputation nécessaire. En traitant du cancer, nous ferons remarquer qu'on ne peut avoir beaucoup de confiance ni dans les remèdes administrés à l'intérieur, ni dans les topiques employés à l'extérieur pour combattre cette maladie, et que la séparation totale des parties affectées peut seule faire espérer la guérison. Le cancer attaque rarement les extrémités ; cependant il n'est pas de médecin un peu expérimenté qui n'ait eu l'occasion d'observer sur ces parties, sinon un *scirrhoma* (véritable cancer), comme l'appelle le docteur Carswell (Voy. ses *Illustr. of te element. forms of disea., fasc.* I et II), du moins des tumeurs ou d'autres affections incurables qui ne cédaient qu'à l'ablation des parties affectées ; cette opération peut être faite quelquefois sans sacrifier le membre tout entier. Mais lorsque la maladie a dépassé certaines limites, on ne peut fonder d'espérance que sur l'amputation pratiquée au-dessus du point affecté : il ne faut pas même la différer beaucoup, car alors elle pourrait être souvent infructueuse. La guérison a été produite par l'opération dans certains cas de fongus-hématodes ; elle a même eu lieu quelquefois lorsque la maladie avait reparu après avoir été guérie en apparence par l'excision des parties affectées. Mais, d'après mes propres observations sur le fongus-hématodes, j'ai des raisons de douter que les succès obtenus par l'amputation soient durables ; car, lorsque la maladie se manifeste à l'extérieur, les organes intérieurs en sont presque toujours atteints. ( *Voy.* Fongus-hématodes.)

Outre les ulcères cancéreux, il en est d'autres qui peuvent rendre l'amputation indispensable. Ainsi, quand un ulcère très-étendu, de quelque nature qu'il soit, altère sensiblement la santé ; quand, au lieu de céder aux moyens thérapeutiques, il s'aggrave de jour en jour ; quand, enfin, il met la vie en danger, il faut pratiquer l'amputation. L'opération serait préjudiciable, au contraire, dans les ulcères phagédéniques, syphilitiques ou autres, compliqués de pourriture d'hôpital. (*Voy.* POURRITURE D'HÔPITAL et SYPHILIS.)

### IX. TUMEURS DE DIFFÉRENTES NATURES.

Il n'est point d'observateur qui n'ait été à même de voir beaucoup de tumeurs : souvent elles détruisent l'organisation des membres en les rendant inutiles, et causent des douleurs horribles en jetant le malade dans une faiblesse extrême. Lorsqu'on ne peut obtenir la résolution de ces tumeurs, ni les exciser sans danger, l'amputation du membre est la dernière ressource à employer.

Pott a décrit avec exactitude une certaine tumeur de la jambe qui rend quelquefois l'amputation nécessaire : elle a son siége au milieu du mollet, un peu plus près de sa partie supérieure, sous les muscles gastrocnémiens et soléaire ; elle débute par une petite tuméfaction dure et située profondément, quelquefois accompagnée de douleurs vives, dans d'autres cas n'en occasionnant que de très-légères et gênant seulement l'exercice du membre. La peau conserve sa couleur naturelle, du moins jusqu'à ce que la tumeur ait acquis un volume considérable. Elle augmente progressivement, et ne se ramollit presque pas pendant une grande partie de son développement ; mais quand cette tumeur a pris une extension considérable, elle paraît contenir un liquide qu'on peut sentir vers le fond, en rapport avec la face postérieure des os. Si l'on pratique une ouverture pour donner issue au fluide, on est obligé de pénétrer très-profondément à travers une masse considérablement altérée. Dans ce cas, il n'y a qu'une petite quantité de liquide, qui consiste en une matière sanieuse mêlée de sang coagulé ; son écoulement ne diminue pas la tumeur d'une manière notable : bientôt on voit apparaître des symptômes violents d'irritation et d'inflammation qui marchent avec rapidité. Ils sont accompagnés de douleurs excessivement intenses, et le malade, épuisé par une fièvre continuelle ou par le sphacèle de toute la jambe, ne tarde pas à succomber. Si la mort arrive avant qu'on ait ouvert la tumeur et sans que l'amputation ait été pratiquée, on trouve, à l'ouverture de cette tumeur, les parties dans un état de gangrène et de putréfaction qui s'oppose à toute espèce d'examen nécroscopique ; mais si le membre a été amputé sans aucune opération préalable (ce que Pott considère comme le seul moyen de sauver la vie du malade), on voit que l'artère tibiale postérieure est augmentée de volume et percée en plusieurs endroits ; les muscles du mollet sont changés en une masse morbide d'une nature singulière, et la partie postérieure du tibia et du péroné se trouve plus ou moins cariée.

Abernethy rapporte l'histoire d'une tumeur dont l'existence nécessite encore l'amputation. Une femme, admise dans l'hôpital Saint-Barthélemy, avait au jarret une tumeur rénitente de quatre pouces environ de long sur trois de largeur : elle en portait une autre moins dure et moins volumineuse sur la face antérieure de la cuisse, un peu au-dessus de la rotule. La tumeur du jarret exerçait sur les nerfs et les vaisseaux sanguins une pression qui diminuait beaucoup la sensibilité et entravait la circulation du sang dans la jambe : cet obstacle à la circulation produisait un œdème considérable du membre. Comme il paraissait impossible d'extirper cette tumeur, dont on ne connaissait ni l'origine ni les rapports avec les parties voisines, on pratiqua l'amputation. En faisant la dissection du membre amputé, on trouva que la tumeur offrait une telle résistance qu'on fut obligé d'avoir recours à la scie. Ce moyen permit de détacher plusieurs couches qui parurent composées d'une matière vasculaire coagulable, et qui renfermaient dans leurs interstices une grande quantité de matière osseuse : une portion de cette tumeur, ayant été soumise à la macération et à la dessiccation, semblait formée d'un dépôt de phosphate de chaux. La tumeur de la cuisse offrait les mêmes caractères, mais elle renfermait si peu de substance calcaire qu'on pouvait aisément la couper avec le couteau. Le fémur ne présentait aucune trace d'altération : circonstance bien remarquable, puisque les dépôts de matière osseuse dans un membre proviennent ordinairement de quelque maladie de l'os. (*Surg. observ.*, 1804.)

Avant les connaissances récemment acquises et les améliorations apportées dans le traitement des anévrismes, cette maladie était communément mise au nombre de celles qui exigent l'amputation, lorsqu'elle affectait les extrémités. Pott et J.-L. Petit ont même préconisé cette pratique ; mais leurs observations à cet égard sont du petit nombre de celles que les progrès de la science n'ont pas confirmées. C'est à Gue-nault que revient l'honneur d'avoir, le pre-mier, rectifié ces doctrines erronées, en réfutant les raisons sur lesquelles Petit avait appuyé son opinion. (*Voy.* Haller, *Disp. chir.*, vol. V, p. 155.)

Je terminerai ces observations sur les cas dans lesquels l'amputation est nécessaire, en conseillant aux chirurgiens de ne jamais l'entreprendre sans avoir pris l'avis de quel-ques-uns de leurs confrères. Les opérateurs les plus habiles se trompent souvent lors-qu'il s'agit de ne pas confondre les cas qui réclament impérieusement l'amputation avec ceux dans lesquels on peut la différer tout en conservant le membre.

Les chirurgiens doivent généralement s'opposer à l'amputation lorsque le mem-bre est affecté de contracture ou de diffor-mité. L'opération appelée, dans ces cas, par les Français, *opération de complaisance*, est beaucoup plus funeste dans ses consé-quences que celle qui est pratiquée dans des circonstances plus urgentes. (*Voy.* Du-puytren, *Clin. chir.*, t. IV, p. 271.)

### HISTOIRE DE L'AMPUTATION.

L'histoire de l'amputation démontre la lenteur des progrès de la chirurgie; elle prouve en même temps que si l'on s'est écarté quelquefois de la véritable route, on est constamment resté d'accord sur tous les points essentiels de la science. La nature a souvent servi de guide au chirurgien, dont le principal mérite était alors de suivre ses indications. Il n'est pas douteux que l'ob-servation des faits suivants n'ait indiqué pour la première fois la pratique hardie de l'amputation

A la suite de maladies ou d'accidents gra-ves, on a vu quelquefois les membres atta-qués de sphacèle. Dans la plupart de ces cas, la gangrène faisait périr les malades en produisant des dérangements dans l'écono-mie tout entière; dans d'autres circonstan-ces, au contraire, elle se bornait à un point; la suppuration s'établissait entre les parties saines et les parties malades; tout ce qui était frappé de mort se détachait; les sur-faces où la suppuration avait eu lieu se cica-trisaient, et le malade recouvrait ainsi la santé par les seuls efforts de la nature. Ces remarques furent bien suffisantes pour prouver que la perte d'un membre n'est pas un obstacle à la guérison. Le chirurgien, ainsi que le fait observer Brünninghausen, vit avec surprise cette marche de la na-ture; il put à peine l'aider, tant les moyens employés alors étaient faibles. Mais, comme les parties gangrénées exhalaient, avant leur chute, une odeur fétide et désagréa-ble, il tenta d'en débarrasser le malade, sans oser toutefois toucher aux parties sai-nes, dans la crainte d'une hémorrhagie, pour la suspension de laquelle on ne con-naissait aucun moyen. Telle fut la seule pratique mise en usage depuis Hippocrate jusqu'à Celse. (*Erfahr.*, etc. *über die amput.*, p. 14.)

A. C. Celse, qui vivait sous le règne de Tibère, et dont le livre, *De re medica*, de-vrait être lu par tous les chirurgiens, nous a laissé une courte description sur la ma-nière d'amputer les membres affectés de gangrène. (Lib. VII, cap. XXXIII.) Cet au-teur n'indique aucun moyen pour arrêter l'écoulement du sang après la division des vaisseaux; mais ce qui est fort remarqua-ble, c'est que, dans son chapitre sur les plaies, il conseille d'arrêter l'hémorrhagie en plaçant deux ligatures sur le vaisseau, et en pratiquant ensuite la section entre ces ligatures. Si ce moyen ne peut être em-ployé, il engage à cautériser avec le fer rougi. Les ouvrages de Celse renferment plusieurs passages qui permettent de con-clure que, de son temps, la ligature était déjà en usage. Un fragment d'Archigènes, conservé par Cocchius, sur ce sujet, paraît devoir confirmer cette supposition : Archi-gènes parle de ligature, de suture des vais-seaux sanguins. Mais, comme nous ne pos-sédons pas les écrits de tous les auteurs qui ont précédé Galien, nous devons rester dans le doute à cet égard. (*Rees's Ency-clop.*, art. *Amputation.*)

Un écrivain anonyme remarque, avec quelque apparence de raison, que les in-succès de l'opération du temps de Celse, « *sæpe in ipso opere.* » suivant son expres-sion, tenaient à l'absence de moyens effi-caces pour comprimer les vaisseaux san-guins pendant l'amputation. Mais, en ad-mettant que les anciens connussent l'art de lier les artères, ils n'ont pas dû souvent le mettre en pratique; car s'ils eussent ap-précié tout l'avantage de cette méthode, ils n'auraient pas donné la préférence à la cautérisation, à l'huile bouillante et aux applications astringentes ; ils n'auraient jamais eu recours non plus à l'usage bar-bare de couper les chairs avec un couteau rougi au feu, dans l'intention d'arrêter l'hé-morrhagie en convertissant toute la surface du moignon en une escharre. Quelque dou-loureuse que fût cette opération, quelque effrayantes que fussent ses conséquences, elle empêchait rarement et d'une manière durable l'hémorrhagie, qui recommençait aussitôt que les escharres étaient tombées. Mes opinions à cet égard s'accordent entièrement avec celles d'un chirurgien étranger d'un grand mérite. Il dit que, si les documents parvenus jusqu'à nous prouvent que les anciens connaissaient la ligature, qu'ils la mettaient en usage dans les cas d'anévrismes et de lésion des vaisseaux sanguins, et qu'ils s'en servaient pour comprimer les artères par des nœuds et des ligatures, il est néanmoins probable qu'ils n'employaient pas souvent ce moyen dans l'amputation. En effet, avec leur coutume de ne faire d'incision que dans les parties molles, il était rare que l'occasion se présentât de faire usage de la ligature. (Brünninghausen, *Erfahr, über die amput.*, p. 29.)

Les différentes parties de l'opération qui méritent une attention particulière sont : le choix du point du membre où l'incision doit commencer; les moyens pour arrêter l'hémorrhagie; la section des téguments, des muscles et des os, laquelle doit se faire de manière à ce que la peau puisse recouvrir ensuite toute la surface du moignon; la ligature des artères, dans laquelle on ne doit comprendre ni les nerfs ni aucune autre partie adjacente; la disposition convenable des téguments après l'opération; enfin, le traitement subséquent de la plaie.

Les anciens, au moment de pratiquer l'incision, se contentaient de faire tirer la peau en haut par un aide; ils divisaient d'un seul trait de couteau les téguments et les chairs jusqu'à l'os, et sciaient ensuite ce dernier au niveau des parties molles qu'on tenait aussi relevées. Celse pensait qu'il valait mieux que l'incision fût faite un peu aux dépens des parties saines que de laisser quelques portions affectées : « *Et potiùs ex sanâ parte aliquid excidatur, quàm ex ægrâ relinquatur.* » (*De re medic.*, lib. VII, cap. XXXIII.)

Les connaissances de Celse s'étendaient donc bien au-delà de celles de la plupart de ses contemporains, et même de ceux qui l'ont suivi jusqu'aux temps modernes. Après avoir coupé les chairs jusqu'à l'os, il dit que *les parties molles doivent être relevées et détachées avec le scalpel pour dénuder la portion d'os qu'on doit scier le plus près possible des chairs saines qui restent adhérentes.* Lorsqu'on emploie ce moyen, il ajoute que *la peau environnant la plaie doit être coupée de manière à pouvoir recouvrir l'extrémité de l'os.* Il est déplorable que ce conseil donné par Celse n'ait pas été compris, et qu'un précepte d'une aussi haute importance soit demeuré si longtemps dans l'oubli : il a fallu, pour ainsi dire, en faire de nouveau la découverte, tant il avait été négligé. Il est néanmoins bien évident que, dans ces temps reculés, l'hémorrhagie rendait l'amputation très-dangereuse, et les chirurgiens la pratiquaient si rarement, qu'Albucasis refusa positivement d'amputer une main dans la crainte qu'il ne survînt une hémorrhagie mortelle. Cet auteur nous apprend en même temps que le malade obtint une guérison parfaite après s'être lui-même coupé la main affectée. Lorsque la peau laisse à découvert une partie du moignon, Celse conseille d'avoir recours aux compresses, et d'appliquer sur ce point une éponge imbibée de vinaigre. (*De re medic.*, lib. VII, cap. XXXIII.)

Archigènes, natif d'Apamia, en Syrie, avait été disciple d'Agathinus et médecin de Philippe, roi de cette contrée : il se rendit à Rome, où il exerça la médecine et la chirurgie sous le règne de l'empereur Trajan, environ 108 ans après la naissance de Jésus-Christ. (Portal, *hist. de l'anat. et de la chir.*, t. I, p. 61.) Le nom d'Archigènes est célèbre dans l'histoire de l'amputation. On suppose, en effet, qu'il fut le premier à établir une ligature autour du membre, qu'il arrosait aussi d'eau froide pour s'opposer à l'écoulement du sang. Il y en a qui lui prêtent l'idée d'avoir fait la ligature des vaisseaux; mais Dupuytren fait observer que cette opinion ne saurait être fondée, puisque les connaissances anatomiques de la circulation étaient extrêmement bornées à l'époque où vivait cet auteur. Archigènes pratiquait les incisions dans les parties saines, à la manière de Celse. (Nicet, *coll. chir.* p. 155; Sprengel, *Geschichte der chir.*, t. 1, p. 404. Halle, 1805.) Telle fut aussi la pratique d'Héliodore, qui blâmait déjà la méthode de faire l'amputation d'un seul coup, méthode qui a été proposée dans des temps très-rapprochés de nous. Le même auteur parle aussi de l'amputation dans les articulations; mais il la désapprouve complétement. (Nicet, *coll. chir.*, p. 155.) Cependant Galien avait une opinion plus favorable de cette méthode. (*Com.* 4, *in* lib. *de art.*, p. 650.) Les préceptes de cet auteur sur l'amputation ont, en général, beaucoup de rapport avec ceux d'Hippocrate; en effet, Galien conseille de couper seulement les parties mortes et de pratiquer ensuite la cautérisation. (*De arte curativâ ad Glauconem*, lib. II.) Tous les anciens écrivains ont borné l'amputation aux seuls cas de sphacèle : ils craignaient d'aller trop loin; et l'on peut dire que ce précepte et toutes les doctrines de Galien servirent de guide pendant quatorze siècles à tous ceux qui pratiquèrent la chirurgie.

Les Arabes, timides et inexpérimentés, n'étaient pas partisans de l'amputation, même dans les cas de sphacèle ; ils lui préféraient une foule de topiques inutiles, tels que le bol d'Arménie, etc. Paul d'Ægine s'éloigna, comme Galien, des sages préceptes de Celse, qui recommande d'inciser dans les parties saines ; il n'adopta que les incisions pratiquées près d'elles. (Lib. IV, cap. xix, p. 140.) Avicenne suivit les règles données par les écrivains grecs (*Can.*, lib. IV, *Fen.* iii, tr. 1, p. 454) ; tandis qu'Albucasis recommandait de se servir, pour opérer, d'un couteau rougi au feu. (*Chir.*, lib. I, sect. iii, p. 99.) Dans le moyen-âge, l'amputation fit peu de progrès. Au quatorzième siècle, la poudre à canon fut inventée, et bientôt on en fit usage dans les guerres ; de là une foule de cas dans lesquels le chirurgien intelligent aurait eu la sagesse du précepte qui prescrit de ne pas attendre le développement de la gangrène pour pratiquer l'amputation. On aurait pu croire aussi qu'on essaierait des incisions dans les parties saines ; mais par malheur l'invention de la poudre et ses conséquences immédiates pour la chirurgie arrivèrent dans un temps où l'état de la science ne permettait pas aux chirurgiens de profiter des nouvelles leçons que leur offrait l'expérience. Les ouvrages qu'ils possédaient ne renfermaient aucune règle qui pût leur servir de guide : trop effrayés eux-mêmes des accidents pour lesquels on réclamait leur secours, ils ne pouvaient se former une idée exacte ni des causes, ni des effets de ces maladies. Leur première pensée fut que les symptômes effrayants dont ils étaient les témoins provenaient d'une combustion permanente des parties blessées ; ils furent ensuite portés à croire que les plaies d'armes à feu pouvaient être empoisonnées. De ces idées fausses et bizarres résulta donc une méthode de traitement absurde ; et la nature humaine, dit Brünninghausen, gémit de ce nouveau mal contre lequel il n'existait encore aucun moyen de soulagement. (*Erfahr.* etc., *über die amp.*, c. 19.) Cet état déplorable était le résultat naturel de la marche rétrograde des sciences en général et de l'art de guérir en particulier. A cette époque que l'on appelle le moyen-âge, tous les peuples étaient plongés dans la plus profonde ignorance : le sacerdoce conservait seul quelques notions des arts et des langues. Les médecins, au lieu d'étudier la nature, perdaient leur temps à de vaines disputes sur les doctrines de Galien. La chirurgie tomba aussi dans la plus honteuse dégradation : ce qui sera facilement compris si on lit le décret donné par le pape Boniface VIII, par lequel il était défendu aux clercs de faire couler le sang. La chirurgie opératoire fut donc livrée à une classe d'hommes ignorants et mal élevés, et bien inférieurs aux maréchaux-ferrants de campagne de notre époque. Mais les moines, tout en montrant une si grande aversion pour le sang qu'ils n'osaient assister aux opérations de leurs semblables, n'hésitaient pas néanmoins à s'attribuer les principaux bénéfices et les honneurs de la profession, et abandonnaient les malheureux malades à des hommes plus capables d'ajouter à leurs souffrances que de leur procurer quelque soulagement. Ce qui passe toute croyance, c'est que ces mêmes défenseurs du christianisme, qui reculaient à la seule idée de verser à propos une goutte de sang, ne craignaient pas, comme le remarque Haller, de prendre une part active à toutes les guerres. Dans ces temps de deuil pour la chirurgie, le conseil de Celse fut renouvelé par Théodoricus, qui avait l'habitude d'administrer l'opium et la ciguë avant l'opération, pour rendre le malade moins sensible à la douleur ; il lui faisait prendre ensuite du fenouil et du vinaigre afin de dissiper les effets narcotiques des premiers médicaments. (*Chir.*, lib. III, c. x.)

C'est à Guy de Chauliac qu'on doit la méthode de retrancher les membres sans effusion de sang. Il vaut mieux, dit-il, favoriser la séparation du membre que de l'amputer. Il conseillait de recouvrir tout le membre d'un emplâtre de résine, et d'établir sur l'articulation une ligature qui opérât une constriction assez forte pour occasionner la chute des parties situées au-dessous de la ligature. (*Chir.*, tr. VI. *Doctr.* 1, cap. viii.) La méthode de Celse fut encore renouvelée par Gersdorf, qui ne se bornait pas à ramener la peau pour en recouvrir le moignon, mais qui appliquait encore sur celui-ci une vessie de veau ou de cochon, afin d'éviter de le coudre ou de le brûler. (*Feldbuch der wund.*, fol. 63.) Barthélemi Maggi essayait aussi de conserver une portion considérable des téguments pour recouvrir le moignon. (*De vulner. bombard. et sclopet.* ; 4°; Bonon., 1553. Voy. Sprengel's *Geschichte der chirurg.*, p. 404-406; 8°. Halle, 1805.)

Enfin, dans le quinzième siècle, l'Italie prit l'initiative, et vit fleurir dans son sein les sciences et les arts ; les médecins commencèrent à penser par eux-mêmes, et abandonnèrent les compilations et les vaines disputes des écoles. L'anatomie, cultivée avec ardeur, fit de grands progrès sous les hommes de génie qui brillèrent à cette époque : de la Torre, Berengarius, Vésale, Bérenger de Carpi, Fallope, Eustache et plusieurs autres furent des chirurgiens du premier ordre. « *In Italiâ scientiarum matre medici se nunquam chirurgiâ abdicarunt. Seculo XV et XVI, professores medici academiæ Bononiensis, Patavinæ, et aliarum in Italiâ illustrium scolarum et manu curaverunt et consilio, et inter istos viros summi chirurgi extiterunt.* » (Haller, *Bibl. chir.* b., p. 161.) Les chirurgiens tentèrent alors l'amputation des membres dans les parties saines pour des maladies incurables autres que la gangrène ; mais l'art d'arrêter l'hémorrhagie après l'opération était encore très-imparfait. On connaissait pourtant les moyens de lier les artères dans les cas d'anévrismes ou de plaies des artères ; mais, par des raisons difficiles à saisir, il ne vint jamais à l'idée de les appliquer aux cas d'amputation. Fallope lui-même ne savait arrêter l'hémorrhagie qu'en employant la cautérisation. (*De tum. præter.*, p. 665.) En un mot, les progrès de cette partie de l'art ne furent pas en rapport avec ceux de la science en général. On appliquait bien, sans doute, autour du membre, des bandes, des compresses, des liens ; mais, comme on ne connaissait pas encore exactement la circulation, on ne les plaçait pas d'une manière convenable ; on serrait trop fortement la plaie, ou bien on les appliquait sans ordre autour du membre. Une constriction aussi forte et aussi durable devait nécessairement finir par déterminer la gangrène ; de là l'emploi si fréquent de notre cautère actuel. Les autres manières d'arrêter l'hémorrhagie méritent à peine d'être mentionnées. Effrayés des conséquences fâcheuses de moyens aussi incertains, J. de Vigo (*Practica in chir. copiosa*, 491 ; Romæ, 1514) et Fabrice d'Aquapendente (*Oper. chir.* ; Venet., 1619) blâmèrent la pratique d'amputer dans les parties saines, et revinrent aux préceptes des anciens, qui conseillaient de faire la section dans les parties mortes. D'autres essayèrent de diminuer le danger de l'hémorrhagie en pratiquant promptement l'opération et en appliquant immédiatement le cautère. C'était pour obtenir ce résultat que L. Botalli avait inventé une espèce de guillotine avec laquelle on pouvait, en un instant, séparer le membre du corps. (*De curandis vulneribus sclopetorum.* ; Lugd., 1560.) D'autres plaçaient sur le membre une hache bien affilée sur laquelle ils frappaient un grand coup de maillet de bois. Fabrice de Hilden, appelé par

ses compatriotes le patriarche de la chirurgie allemande, suivit pendant quelque temps cette pratique barbare. Avant que cet homme de génie eût connu la ligature, il avait l'habitude d'amputer avec un couteau rougi au feu ; on trouve dans ses ouvrages la description de cette méthode. (*De gangrenæ et sphacelo* op.) En avançant, Hilden se perfectionna dans la chirurgie, et contribua aux progrès de l'amputation en la pratiquant dans les parties saines et en adoptant, pour lier les artères, la méthode nouvellement proposée par Paré ; il préféra toujours néanmoins le cautère actuel à la ligature chez les individus faibles et délicats. (Op., p. 814.) Il avait encore imaginé un sac ou bonnet de toile pour recouvrir le moignon, et une espèce d'instrument pour refouler les muscles ; mais beaucoup de chirurgiens persistèrent dans l'usage barbare du cautère, considérant la ligature des artères comme trop difficile. Tels furent surtout Pigrari (*Epit. des Précept. de méd. et de chir.*, 8°; Rouen, 1642), F. Plazzoni (*De vuln. sclop.*, 4°; Venet., 1618), et P.-M. Rossi (*Consult. et observ.*, 8°; Francof., 1616). Il était si difficile de détruire la préférence aveugle pour les anciens procédés, que T. Baronius, professeur à Crémone, déclara publiquement, en 1609, qu'il aimerait mieux se tromper avec Galien plutôt que de suivre les conseils d'aucun de ses contemporains. Van Hoorne paraît même avoir approuvé la machine détestable de Botalli. (Μικροτεχνη, p. 75.)

Ambroise Paré, dont j'ai déjà parlé, florissait au seizième siècle (*Opera*, Parisiis, 1582) ; il fit quelques innovations utiles relativement à l'amputation. C'est à son génie et à ses vastes connaissances que nous sommes redevables de l'abolition des instruments cautérisants et de l'emploi de l'aiguille et de la ligature pour arrêter les hémorrhagies. (Lib. VI, cap. xxviii. p. 224.)

Un écrivain anonyme porte le jugement suivant sur la pratique et les opinions de cet illustre auteur : « Paré recommandait d'enlever toute la partie gangrénée d'un membre frappé de mort, mais en coupant le moins possible dans les parties saines. Il a en même temps établi pour règle de ne jamais laisser un long moignon lorsqu'on pratique l'amputation d'une jambe, parce qu'une jambe de bois est plus commode lorsque le moignon n'a que quatre ou cinq doigts de longueur au-dessous du genou, que quand il en a davantage. Mais lorsqu'il s'agissait du bras, il se bornait à retrancher la partie malade, en laissant au membre le plus de longueur possible.

« Avant de pratiquer l'amputation, il refoulait en haut la peau et les muscles, et les serrait fortement avec une large bande appliquée un peu au-dessus de l'endroit où la section devait être faite. Par ce moyen, il se proposait de remplir trois conditions : 1° de ménager une assez grande quantité de parties molles pour recouvrir l'os et faciliter la guérison; 2° de comprimer l'extrémité des vaisseaux divisés; 3° d'émousser la sensibilité en exerçant une compression sur les nerfs sous-jacents. Après avoir bien établi cette ligature, Paré incisait jusqu'à l'os avec un scalpel ordinaire, ou avec un couteau à lame recourbée; il coupait ensuite, avec un couteau plus petit, le reste des muscles et des ligaments interosseux de l'avant-bras ou de la jambe; après quoi il faisait la section de l'os le plus haut possible, et enlevait enfin les aspérités produites par la scie.

« Lorsque l'amputation était terminée, il saisissait avec une pince courbe l'extrémité des artères, soit séparément, soit en y joignant une petite partie des tissus voisins pour les lier solidement avec un fil double. Il enlevait alors le bandage et rapprochait les bords de la plaie en les maintenant aussi serrés que possible, au moyen de quelques points de suture. Si de grosses artères viennent à se délier, il veut qu'on applique de nouveau la ligature ou le bandage autour du membre; ou bien, ce qui est préférable, il ordonnait à un aide de saisir fortement le membre entre les deux mains, et de comprimer le vaisseau avec les doigts pour arrêter l'hémorrhagie, jusqu'à ce que le chirurgien, armé d'une aiguille longue d'environ quatre pouces, à bords tranchants, et portant un fil doublé en quatre, eût pu lier de nouveau l'artère. Pour y parvenir, il enfonçait l'aiguille dans les parties molles, à la distance d'un demi-travers de doigt du vaisseau qui fournissait du sang, et la faisait ressortir à une distance égale de son orifice; il passait ensuite la ligature autour du vaisseau, en ramenant les extrémités à un travers de doigt environ du lieu où elle était entrée, et terminait par un nœud solide établi sur un morceau de linge plié en plusieurs doubles, afin d'éviter que les chairs ne fussent coupées. Par ce moyen, dit Paré, l'orifice de l'artère adhère si fortement aux tissus voisins, qu'il ne laisse plus échapper une goutte de sang; mais lorsque l'hémorrhagie était peu abondante, il se contentait d'appliquer des poudres astringentes, etc.

« En joignant ainsi l'exemple aux préceptes, ce célèbre chirurgien contribua à faire abandonner l'usage barbare du fer rougi

dans la pratique des opérations. Je n'ai rencontré, dit-il, aucune trace de la méthode que j'emploie chez les anciens, excepté dans Galien, qui recommande de lier les vaisseaux près de leur origine dans les cas de plaies accidentelles. Paré partit de ce principe, et crut pouvoir appliquer ces moyens aux amputations. Mais, dans un passage qui se trouve à la fin de son livre, cet illustre chirurgien cite, en faveur de sa méthode, une douzaine d'auteurs qui, avant lui, avaient employé ou recommandé la ligature.

« Ce que nous venons de dire montre dans quelle erreur sont tombés les meilleurs écrivains de presque tous les pays, en attribuant à Paré l'invention de la ligature des artères. Il mérite néanmoins les plus grands éloges pour avoir propagé et même fait revivre cette excellente méthode. *Toutefois, on ignore si jamais quelqu'un avant lui a employé la ligature dans les mêmes circonstances, c'est-à-dire après l'amputation;* mais combien l'assertion de John Bell sur ce sujet ne doit-elle pas paraître erronée à tous ceux qui peuvent se faire une idée exacte des faits! car non-seulement la ligature et les nœuds étaient en usage chez les anciens, mais ils connaissaient aussi le tenaculum ou crochet destiné à saisir les vaisseaux quand leur orifice se contractait et se cachait dans les muscles. Nous renvoyons nos lecteurs à Avicenne, Ætius, Albucasis, Brunus, Théodoric, Guy de Chauliac, J. de Vigo, L. Bertapaglia, Tagault, Pierre d'Argilie, André de la Croix, etc. » (Rees, *Cyclop.*, art. *Amputation.*)

Je ne m'appesantirai point ici sur les attaques insensées dirigées contre Paré par le vil et ignorant Gourmelin, ni sur la lenteur avec laquelle la plus grande partie des chirurgiens abandonnèrent le cautère pour la ligature : on le comprendra facilement d'après tout ce que nous avons dit. Cent ans après la mort de Paré, on employait encore, à l'Hôtel-Dieu de Paris, un morceau de vitriol (sulfate de cuivre), pour arrêter l'hémorrhagie. Dionis est le premier chirurgien français qui ait enseigné et recommandé la méthode de Paré; cependant il vécut vers la fin du dix-septième siècle, tandis que Paré mourut à la fin du seizième. (Dionis, *Cours d'opérat.* Paris, 1707.)

Paré, comme tous les anciens chirurgiens, avait l'habitude d'inciser d'un seul coup jusqu'à l'os; aussi le moignon était-il ordinairement mal couvert par les chairs, et supportait-il difficilement la pression. Cependant, tout ce que j'ai lu sur l'amputation m'a convaincu que la saillie de l'extrémité de l'os, son exfoliation fréquente, la forme conique du moignon, et la difficulté d'en obtenir la guérison, dépendaient autant du mal causé par la cautérisation, de la manière grossière de panser le moignon, et de l'ignorance dans laquelle on était sur l'art de réunir les plaies par première intention, que de la méthode opératoire elle-même, ou de toute autre circonstance accessoire.

Pourquoi, demande Brünninghausen, est-on resté si longtemps sans adopter la ligature des artères, que les chirurgiens de toutes les nations civilisées regardent aujourd'hui comme le moyen le plus sûr et le plus facile d'arrêter les hémorrhagies après l'amputation? On peut en attribuer la cause non-seulement à ce préjugé favorable aux opinions des anciens, dont nous avons déjà parlé, mais encore à la connaissance imparfaite de la circulation du sang, qu'au dix-septième siècle Harvey a le premier décrite. (*Exercitatio anat. de motu cordis et sanguinis in animalibus.* Francof., 1628.)

Pendant quelque temps, cette grande découverte fut en butte aux plus vives contradictions; mais lorsqu'elle eut été admise comme une vérité fondamentale, Morell en fit une application heureuse à la chirurgie. En 1674, lors du siége de Besançon, cet auteur imagina un tourniquet au moyen duquel on pouvait comprimer le tronc de l'artère avec beaucoup plus de sûreté. Cette invention simple, mais entièrement fondée sur la connaissance de la circulation, permettait alors au chirurgien de laisser jaillir le sang ou de l'arrêter à volonté; de maîtriser l'hémorrhagie, soit pendant, soit après l'opération, et de prendre avec calme et réflexion toutes les mesures nécessaires; tandis que les bandages et les compressions qu'on employait auparavant arrêtaient la circulation dans tout le membre, ou ne produisaient pas assez vite l'effet désiré. (Brünninghausen, *Erfahr.* etc., *über die amp.*, p. 36.) Le tourniquet de Morell était néanmoins très-imparfait, et ce ne fut qu'en 1718 que J.-L. Petit, dont le nom brille avec tant d'éclat dans l'histoire de la chirurgie, inventa celui dont on se sert encore aujourd'hui.

Richard Wiseman, regardé à juste titre comme le père de la chirurgie anglaise, démontra la nécessité de faire la section sur les parties saines. Il adopta cette opinion parce que la gangrène ne s'étend pas uniformément sur les différents côtés du membre. Cet auteur rejetait le cautère actuel à cause de la longue suppuration des escharres. Il plaçait une ligature autour du membre, à deux pouces environ au-dessus des limites de la gangrène, et, après avoir refoulé les muscles en arrière, il pratiquait l'incision avec un couteau à lame large et courbe; le dos du couteau lui servait à racler le périoste. Wiseman regarda encore comme inutile le sac ou l'espèce de rétracteur de Fab. de Hilden, parce que les muscles se retirent d'eux-mêmes après qu'ils ont été divisés. Il faisait la ligature des vaisseaux suivant la méthode de Paré, et rejetait toute espèce de cautérisation. Lorsque l'opération était terminée, il recouvrait l'os avec les lambeaux, et les maintenait dans cette position au moyen de quelques points de suture ou d'un bandage approprié; mais il donnait ordinairement la préférence au premier moyen, comme étant plus sûr pour empêcher l'extrémité de l'os de faire saillie. Après avoir appliqué sur le bout du moignon un plumasseau enduit de cérat, puis un large emplâtre de bol d'arménie ou de tout autre styptique, il recouvrait le tout avec une vessie de bœuf et une bande roulée depuis le haut du moignon jusqu'à son extrémité. Le troisième jour il enlevait l'appareil et pansait avec l'onguent digestif. (*Chir. treat.*, vol. II, p. 220; in-8°. Lond., 1690.)

Le perfectionnement apporté à cette époque dans les procédés employés pour l'amputation a rendu depuis ce moment les résultats plus sûrs qu'ils ne l'avaient été jusque-là. Car, comme nous l'avons observé, la ligature des artères fut en même temps mise en usage et préconisée en Allemagne par Fab. de Hilden, en Angleterre par Wiseman, en France par Dionis. Cependant il restait encore beaucoup à faire: les plaies étaient étendues, et restaient longtemps en suppuration; la cicatrisation s'opérait lentement; les extrémités des os se nécrosaient et dépassaient de beaucoup les parties molles; ce qui retardait la guérison au point que le malade finissait souvent par s'épuiser complétement. Les chirurgiens commencèrent donc à réfléchir sérieusement sur les moyens de diminuer l'étendue de la plaie et de recouvrir plus exactement les os avec les lambeaux du moignon.

Sprengel pense que la plupart des anciens chirurgiens faisaient des incisions à lambeaux; il ne regarde donc pas notre compatriote Lowdham comme l'inventeur de cette méthode, quoiqu'il soit bien évident que le procédé de ce dernier auteur est nouveau sous le rapport de la formation du lambeau, qu'on obtient en faisant de bas en haut une incision oblique sur les téguments. (*Voy.* J. Yonge, *Currus triumph.*

*è terebintho*, in-8⁰ ; Lond., 1679 ; et Sprengel's *Geschichte der chirurgie*, t. I, p. 408.) Si Sprengel admet ici que les anciens cherchaient à conserver un lambeau pour couvrir l'os, il a parfaitement raison ; car nous voyons qu'ils refoulaient en arrière les parties molles avant la section. Celse et plusieurs autres sont même allés plus loin, puisqu'après avoir incisé jusqu'à l'os ils en détachaient les chairs avant de le scier. Si au contraire Sprengel prétend qu'avant Lowdham on a pratiqué l'opération d'après le procédé connu en Angleterre sous le nom d'amputation à lambeau, c'est-à-dire en laissant sur un ou sur les deux côtés une portion de chair de forme semi-lunaire pour couvrir l'os, je ne puis, en aucune manière, partager son opinion. M. Carwardine m'a communiqué des réflexions fort justes sur le mérite des travaux de Lowdham, et sur les principes et la pratique de J. Yonge ; je les insère ici avec d'autant plus d'empressement que, d'après les précédentes éditions de cet ouvrage, il a peut-être pensé que je n'avais pas rendu justice à la mémoire de ce dernier écrivain.

« A l'époque où Yonge écrivait (1679), dit M. Carwardine, on pensait qu'il était impossible d'obtenir la guérison du moignon avant l'exfoliation de l'os ; aucun chirurgien n'aurait donc osé rapprocher les surfaces pour les réunir par première intention. Et pourtant ce résultat était le *but principal* que se proposait Yonge en pratiquant l'amputation à lambeaux. Aussi est-ce à lui, et non à Alanson, qui écrivit cent ans après, qu'il faut rapporter tout l'honneur de cette invention. Yonge en parle à son ami Th. Hobs, dans une lettre datée de Plymouth, 3 août 1678, et publiée en 1679 à la fin de son *Currus triumphalis è terebintho*. » Cette lettre commence ainsi : « Monsieur, je vois par votre lettre que vous êtes surpris de l'opinion que j'ai émise sur un moyen d'amputer les membres de manière à obtenir la guérison *per symphisin* en *trois semaines*, sans suppuration ni exfoliation. C'est un paradoxe que je vous donne comme une vérité, après vous avoir exprimé mes idées sur l'impossibilité d'obtenir, suivant vous, une guérison solide sans laisser s'exfolier l'extrémité de l'os qui fait saillie après l'amputation par la méthode ordinaire ; et vous dites cependant n'avoir jamais obtenu ce résultat qu'après la tuméfaction du moignon et la carie de l'os. »

Yonge reconnaît que c'est à un ingénieux confrère, M. C. Lowdham, qu'il doit la première idée de ce procédé. Il décrit en-suite l'opération, la manière de fixer les lambeaux sur la surface du moignon, et celle de les maintenir au moyen de quatre ou cinq points de suture. Il énumère, enfin, les avantages qui rendent cette méthode supérieure à toutes celles jusqu'alors en usage. « Elle est, dit-il, plus *expéditive* ; le traitement n'exige pas le *quart du temps ordinaire* ; elle n'est suivie *ni d'exfoliation ni de suppuration* : le danger d'une hémorrhagie est presque nul ; la plaie, moins exposée aux injures extérieures, supporte mieux la pression qu'exerce la jambe de bois, etc. »

« L'extrait qu'on vient de lire, dit M. Carwardine, montre jusqu'à quel point la méthode de M. O'Halloran, qui panse le lambeau et le moignon séparément, peut être regardée comme une imitation de l'opération de Lowdham ; il faut voir également si elle a été surpassée ou améliorée par les inventions *mécaniques* des chirurgiens français et hollandais. Les appareils de Verduin et de La Faye pour arrêter l'hémorrhagie paraissent n'avoir été que des instruments grossiers. Garengeot voulut aussi se dispenser de la ligature ; mais après douze ans il fut obligé d'abandonner sa méthode et de lier les vaisseaux avant de recouvrir la plaie avec le lambeau. Comment donc des faits tirés de la pratique de ces chirurgiens ont-ils pu être opposés à l'opération à lambeau, qui paraît néanmoins perdre tous les jours dans l'estime des plus grands praticiens modernes ? Peut-être n'a-t-elle aucun avantage matériel sur la manière ordinaire d'amputer aujourd'hui les extrémités inférieures ; mais il peut se présenter des cas où il soit avantageux d'y recourir. Appelé en consultation à Dunmow avec un ami, il y a plusieurs années, pour un malade affecté de carie du tibia, nous jugeâmes l'amputation de la jambe nécessaire. L'ulcération était si large et s'étendait si haut qu'il devenait impossible de conserver assez de téguments pour recouvrir le moignon, et qu'on aurait été obligé d'amputer au-dessus du genou si je n'eusse eu dans la pensée de faire un lambeau aux dépens du mollet. On scia le tibia le plus haut possible, et on conserva un lambeau assez grand pour recouvrir l'os ; par ce moyen, on obtint la conservation de l'articulation si importante du genou, qui supporte facilement la pression d'une jambe de bois. Dans l'amputation du bras près de l'articulation scapulo-humérale, il est très-avantageux de faire un lambeau aux dépens du deltoïde, etc. ; mais je pense que les chirurgiens anglais admettront difficilement que le mode de pansement employé par

M. Larrey (le chirurgien le plus distingué peut-être qui se soit formé dans les camps de Napoléon, et dont nous exposerons plus tard la manière d'opérer) soit préférable à la méthode de Yonge ou de Lowdham, qui ont écrit cent quarante ans avant lui. Larrey introduit de la charpie sous le lambeau pour *empêcher* la réunion par première intention. Le but de Lowdham était simplement de couvrir la plaie avec le lambeau afin de prévenir l'exfoliation de l'os et de cicatriser la surface « en trois semaines, *per symphisin.*» Après avoir reçu de M. Carwardine ces détails importants, j'en ai trouvé la confirmation dans l'exemplaire du *Currus triumphalis è terebintho*, conservé dans la bibliothèque de la Société de médecine et de chirurgie. Cependant je crois que la méthode indiquée par Alanson, relativement à la manière de panser le moignou pour obtenir la prompte réunion de la plaie, mérite aussi d'être mise en usage ; l'opinion de cet auteur est si bien fondée qu'elle a opéré une révolution dans la pratique, tandis que les méthodes de Lowdham et de Yonge, ainsi que celle de Celse, concernant la double incision, sont oubliées ou connues seulement de quelques admirateurs de l'ancienne chirurgie.

Mauquest de la Motte fut un des premiers à employer dans les amputations le tourniquet et la pince au moyen de laquelle on saisit les vaisseaux pour les lier. *Trait. comp. de chir.*, vol. III, p. 171.) Nous avons déjà parlé du procédé inventé par Lowdham relativement à l'amputation à lambeau. Environ dix-huit ans après la publication de Yonge, P. Verduin, célèbre chirurgien d'Amsterdam, fit connaître une nouvelle méthode pour ce genre d'opération (Voy. *Disc. epistolica de novâ artuum decurtandorum ratione*; 8°. Amsterd. 1696.) Deux compresses étaient appliquées, l'une dans le pli du jarret, l'autre sur le trajet des gros vaisseaux : on enveloppait la cuisse avec un linge fin soutenu par quelques tours de bande ; cet appareil était recouvert d'une pièce de cuir large de six pouces, et garnie de trois courroies et d'autant de boucles pour la fixer autour de la cuisse. Le tourniquet s'appliquait suivant la méthode ordinaire ; l'on plaçait encore une courroie au-dessus du point où devait se faire l'amputation. Les choses étant ainsi disposées, on traversait la partie postérieure de la jambe avec la pointe d'un couteau à lame courbe, de manière à raser l'os le plus près possible. On dirigeait ensuite le couteau de bas en haut en formant un lambeau aux dépens de presque toute l'é-

tendue du mollet, puis on terminait l'opération comme à l'ordinaire. On lavait ensuite la plaie avec une éponge, afin d'enlever les sciures d'os qui pouvaient être restées ; et après avoir ôté la courroie qui avait servi à retenir les chairs, on recouvrait la plaie avec le lambeau. On pansait avec du lycopode (lycoperdon), de la charpie et des étoupes, et par-dessus lesquels on appliquait une vessie assujettie au moyen de bandelettes agglutinatives : sur cette vessie était placé un instrument appelé *retinaculum*, composé d'une compresse, d'une plaque concave destinée à comprimer le moignon par le moyen de deux courroies se croisant et se fixant à la large pièce de cuir qui embrassait la cuisse.

J.-L. Petit nous a transmis d'excellents préceptes sur l'amputation ; il perfectionna le tourniquet, et, au lieu du large couteau à lame courbe employé autrefois, il introduisit l'usage des couteaux droits, étroits et à double tranchant, tels qu'on les voit aujourd'hui entre les mains des meilleurs chirurgiens ; ces couteaux sont beaucoup plus commodes que ceux à lame courbe pour diviser les parties molles par un mouvement de scie, le seul convenable, quelle que soit la partie du corps qu'il s'agisse d'inciser. Il fit remarquer que l'amputation pratiquée dans les parties gangrénées était fréquemment suivie d'hémorrhagie, et que le meilleur moyen d'arrêter l'écoulement du sang consistait à provoquer la formation du coagulum. (*Mém. de l'Acad. des scienc.*, an 1732, p. 285. Voy. HÉMORRHAGIE.) Il se servait, pour faire cesser l'hémorrhagie, d'un instrument semblable au retinaculum de Verduin ; il en recouvrait le moignon et graduait la pression au moyen d'une vis. La seule objection qu'il élevât contre la méthode de Verduin, c'était que l'étendue de la gangrène empêchait souvent de faire un grand lambeau. J.-L. Petit avait aussi l'excellente habitude de retrancher autant d'os et aussi peu de parties molles qu'il était possible : à cet effet, il inventa la double incision, qui consiste à faire la section dans les parties molles et en deux temps. Après avoir pratiqué une première incision circulaire jusqu'aux muscles, environ un pouce plus bas que le point où il voulait faire la section de l'os, il refoulait les téguments en haut, de manière à mettre à découvert les parties molles dans l'étendue d'un pouce ; les muscles étaient ensuite divisés à la hauteur de la peau incisée, les parties molles repoussées avec le rétracteur, et l'os scié assez haut pour être entièrement recouvert par les muscles et les téguments. Le plus grand reproche que l'on puisse faire à Petit, relativement à sa doctrine sur l'amputation, c'est d'avoir préféré la pression à la ligature. (*Trait. de méd. ch.*, vol. III, p. 126.) Je parlerai plus tard de l'amputation dans l'articulation scapulo-humérale pratiquée d'abord par Ledran, et modifiée successivement par Garengeot, de La Faye, Desault, Larrey, etc.

Verduin ne faisait qu'un seul lambeau; Ravaton et Vermale pensèrent ensuite qu'il serait préférable d'en faire un sur chaque côté du membre. Tous deux étaient aussi partisans de la ligature; ils rapprochaient les lambeaux afin d'obtenir une prompte réunion, et pour empêcher l'exfoliation et une suppuration trop abondante. Après avoir appliqué le tourniquet, Vermale entourait le membre de deux fils rouges séparés par quatre travers de doigt; l'un était placé sur le point où l'os devait être scié, et l'autre à l'endroit où devait aboutir l'incision des lambeaux. Il plongeait alors un long bistouri dans les chairs, à la partie antérieure du membre qu'il traversait de part en part, en rasant l'os. Prolongeant ensuite l'incision jusqu'au fil inférieur, il obtenait un lambeau de forme conique : l'autre lambeau était formé de la même manière sur le côté interne de l'os. Cette méthode est absolument la même que celle que l'on pratique encore aujourd'hui. (*Traité des plaies d'arm. à feu*, par Ravaton; in-8°; Paris, 1750; de La Faye, *Mém. de l'Acad. de chir.*, t. V, éd. in-12; Vermale, *Observ. de chir.*; in-8°. Manheim, 1767.)

Les nombreuses machines décrites par Verduin, La Faye, etc., ne servaient qu'à maintenir le lambeau appliqué contre les orifices des vaisseaux, afin de les comprimer et d'en déterminer, par conséquent, l'oblitération. Garengeot trouva préférable d'employer la ligature, à cause de la difficulté d'obtenir une compression uniforme sur les vaisseaux considérables situés entre les deux os, et qui se retirent après la section. La première amputation qu'il pratiqua fut une amputation du bras, à deux lambeaux. Il lia l'artère brachiale, et le malade guérit sans exfoliation de l'os. Garengeot opéra aussi un soldat dangereusement blessé par l'éclat d'une bombe, qui avait fracturé les deux os de la jambe et plusieurs os du pied droit. Le malade fut entièrement rétabli en vingt-sept jours. Dans cette opération, on ne fit qu'un seul lambeau. Garengeot employait avec raison le bandage et le pansement plutôt que les machines à compression inventées par Verduin et La Faye. On doit aussi louer cet auteur d'avoir préféré le couteau droit au couteau courbe. Les faits que nous venons de rapporter démontrent une vérité qui durera autant que la chirurgie elle-même : *Il est avantageux d'appliquer les ligatures de manière à ce qu'elles n'embrassent que le vaisseau, afin qu'elles puissent tomber plus tôt et que les parties se réunissent plus promptement.* (Garengeot, *Mém. de l'Acad. de chir.*, t. V, in-12.) Un reproche fait souvent aux méthodes précédentes, c'est que l'application immédiate des lambeaux nouvellement formés favorise le développement de l'inflammation et des abcès. Ce fut pour obvier à cet inconvénient que O'Halloran attendit huit ou dix jours après l'opération pour appliquer le lambeau sur la plaie, persuadé qu'après cet intervalle on ne doit plus avoir à craindre l'inflammation ni les abcès. Les faits avancés par cet auteur prouvent les opinions contenues dans son ouvrage. Nous y voyons l'abandon subit du point important sur lequel insistait notre compatriote J. Yonge : les avantages d'une réunion immédiate de la plaie en appliquant de suite les lambeaux sur le moignon; et comme la plaie ne pouvait pas toujours se cicatriser sans suppuration, on en concluait que jamais elle ne guérissait sans suppurer. A. Monro, qui désapprouvait l'usage du tourniquet, arrêtait l'hémorrhagie au moyen des aiguilles et de la ligature : on lui doit aussi l'invention d'un bandage généralement approuvé, et connu sous le nom de bandage de Monro. (*Méd. essays of Edinb.*, vol. IV, p. 257.)

Bromfield, à l'imitation de Ledran, restreignait l'amputation à un très-petit nombre de cas, et ne la jugeait pas nécessaire pour toutes les espèces de caries, de gangrènes ou de tumeurs blanches. D'après un passage que j'ai rapporté, et qui a été inséré dans l'Encyclopédie par le docteur Rees, il paraît que les anciens connaissaient le tenaculum; cependant Bromfield est regardé comme le premier chirurgien qui ait employé cet instrument si utile. (*Chir. cases and obs.*, v. I, p. 41; in-8°. Lond., 1773.)

Vers l'année 1742, l'amputation de la cuisse sans effusion de sang devint le sujet de grandes discussions qui s'élevèrent au sujet d'un cas rapporté par Schaarschmid : la cuisse était affectée de gangrène, et l'amputation eut lieu sans hémorrhagie. Les artères se trouvèrent entièrement oblitérées, et les parties avaient perdu leur sensibilité. (Haller, *Dis. chir.*, vol. V, p. 155.) Acrel rapporte un fait semblable. (*Chir.*, Handels, p. 557.) Persuadé que les caillots de sang suffisaient pour arrêter l'hémorrhagie, Lalouette conseillait en conséquence de laisser se détacher les parties molles, et d'en déterminer la séparation sans effusion de sang. ( Haller, *Dis. chir.*, vol. V, p. 273.)

Lorsque l'os faisait saillie, et qu'il était affecté de nécrose, Bagnieu pratiquait deux fois l'amputation, et donnait de nombreuses raisons en faveur de cette méthode. ( *Mém. de l'Acad. de chir.*, t. II, p. 274.) Néanmoins il s'accordait avec Ledran et Bromfield sur la nécessité de borner l'amputation à un petit nombre de cas. Il citait plusieurs exemples de membres qui avaient été conservés, et qui auraient été amputés si l'on eût suivi la marche généralement adoptée à cette époque. (*Deux lettres d'un chir. de l'armée*, in-12. Paris, 1750.)

Louis, chirurgien français d'un grand mérite, introduisit la méthode d'après laquelle on coupe d'abord les muscles des premières couches, puis ensuite ceux qui adhèrent fortement à l'os. Il s'aperçut qu'après la section totale les muscles se rétractaient inégalement, et observa que les muscles superficiels, situés plus ou moins obliquement sans être attachés à l'os, se contractaient plus fortement que ceux qui sont placés profondément, et, pour ainsi dire, parallèles à l'axe du fémur, auquel ils adhèrent dans toute leur étendue. La rétraction se manifeste aussitôt après la section : elle est complète après un laps de temps très-court, avant même qu'on ait scié complétement l'os. Louis voulait qu'on laissât les muscles se rétracter aussi haut que possible dans l'amputation de la cuisse, et c'est pour cette raison qu'il rejeta d'abord l'usage du tourniquet, dont la pression circulaire empêchait cet effet de se produire; il préférait faire comprimer l'artère par un aide ; mais, dans la suite, il approuva le tourniquet proposé par Pipelet pour la compression de l'artère fémorale. (*Mém. de l'Acad. de chir.*, vol. IV, p. 60, in-4°.)

D'après ces principes, Louis pratiquait une espèce de double incision, qui différait de celle de Cheselden et de Petit, ainsi que de la méthode d'Alanson, dont il sera fait mention plus loin. D'un premier coup de couteau il divisait les téguments et les muscles superficiels; par une seconde incision il coupait les muscles situés profondément et ceux qui adhéraient immédiatement à l'os. La première incision circulaire et profonde étant terminée, Louis enlevait la bande qui avait servi à lier le membre au-dessus de l'endroit où devait être faite la section, afin que les muscles pussent se rétracter sans obstacle. Il coupait ensuite les muscles adhé-

rents à l'os au niveau de ceux qui avaient été divisés d'abord, et qui étaient arrivés à leur dernier degré de rétraction. De cette manière il pouvait scier l'os très-haut, et éviter la section toujours douloureuse de la peau. Ce chirurgien était convaincu qu'il est plus avantageux de conserver les muscles que la peau, et il avait observé qu'en faisant l'incision jusqu'à l'os les muscles se rétractaient au point que la peau les dépassait de beaucoup. C'est pour cette raison qu'il rejeta, comme inutile, l'usage de conserver une portion de peau en la séparant des muscles par la dissection et en la renversant en haut. L'os devant être scié au-dessus de la section des parties molles, Louis, J.-L. Petit et plusieurs autres chirurgiens d'un grand mérite approuvaient l'emploi du rétracteur. Louis donna aussi d'excellents moyens pour empêcher la saillie de l'os après l'opération. (Voy. *Mém. de l'Acad. de chir.*, t. II, p. 268-410, etc.; in-4°.) Celui qui voudra se donner la peine de lire les observations sur l'amputation publiées par Louis, le plus grand chirurgien français du dernier siècle, excepté peut-être J.-L. Petit et Desault, restera convaincu de la sagacité et de la profondeur avec lesquelles il traite cette matière, et de l'excellence de ses principes. Dupuytren mettait souvent en pratique la méthode qui consiste à diviser en même temps la peau et les muscles superficiels.

En Angleterre, c'est à Cheselden, et non à J.-L. Petit, qu'on attribue l'honneur d'avoir remis en vigueur la *double incision* inventée par Celse ; cette méthode consiste à couper d'abord la peau et le tissu cellulaire, puis les muscles jusqu'à l'os, au niveau des bords de la peau, de manière à pouvoir scier ce dernier assez haut pour que son extrémité soit recouverte. Je ne déciderai pas si la priorité appartient à Cheselden ou non ; mais cet auteur a fait mention de cette méthode dans la traduction du traité de Ledran sur les opérations, par Gataker, en 1740, par conséquent longtemps avant la publication des œuvres posthumes de J.-L. Petit. Cheselden nous apprend que, étant élève de Fern, il avait communiqué à celui-ci ses idées sur la double incision.

Pour empêcher que le moignon ne prît une forme pyramidale ou conique, ce qui arrivait quelquefois malgré toutes les améliorations que nous avons indiquées, on appliquait sur le membre quelques tours de bande pour soutenir la peau et les muscles et s'opposer à leur rétraction. Lorsque ce bandage était bien appliqué depuis la partie supérieure jusqu'au bas du membre, il remplissait le but qu'on s'était proposé, quoiqu'il arrivât assez fréquemment des accidents fâcheux. Ce fut pour obvier à ces inconvénients que Sharp essaya de remettre en vigueur la méthode ancienne. Elle consistait à réunir les bords de la peau au moyen de quelques points de suture ; mais la douleur et les autres accidents qui en résultent empêchèrent qu'elle ne fût généralement admise : Sharp lui-même finit par l'abandonner. On se sert encore maintenant du bandage croisé dont cet auteur avait l'habitude d'envelopper le moignon. (*Treat. on the op.*, p. 216; *Critical inquiry*, p. 268.) On doit regretter que Hey, chirurgien moderne très-distingué, ait autant vanté l'usage des sutures pour maintenir en contact les bords de la plaie après l'amputation. (*Pract. obs. in surg.*, p. 534, ed. 2.) Valentin regardant la méthode de Louis comme insuffisante pour empêcher l'os de faire saillie, pensa que la division des parties molles dans leur état de tension produirait un résultat plus satisfaisant. A cet effet, il conseille de changer la position du membre, suivant les parties qui doivent être coupées. (*Rech. crit. sur la chir. mod.*; in-8°, Amst., 1772.) Il ne paraît pas que l'idée de Valentin ait jamais excité beaucoup l'attention des praticiens ; est-ce à cause de l'inefficacité de cette méthode, ou des inconvénients qui y sont attachés? Au reste, il est certain que dans un très-grand nombre de cas la position du membre ne saurait être changée pendant l'opération, soit à cause de la nature du mal, soit par l'impossibilité d'opérer des changements sans occasionner des douleurs intolérables.

Vers le milieu du dix-huitième siècle, il s'éleva une vive polémique sur les avantages de l'amputation en général. Plusieurs chirurgiens commencèrent alors à croire, avec Ledran et Bagieu, que cette opération était souvent pratiquée pour des causes trop légères ; ils se convainquirent surtout de la possibilité d'une guérison sans amputation dans beaucoup de fractures compliquées. Telle était l'opinion de Boucher (*Mém. de l'Acad. de chir.*, t. II, p. 304), Gervaise (*Anfang. der wund.*, in-8°), et Faure (*Mém. qui ont concouru pour le prix de l'Acad. de chir.*, t. I, p. 100). Le dernier de ces auteurs fait particulièrement remarquer combien il est prudent de différer, particulièrement lorsqu'il s'agit de plaies d'armes à feu et de fractures comminutives des os. Mais les écrits dont on parla le plus furent ceux de Bilguer, qui condamnait généralement l'amputation. (*Diss. de memb. amput.*; in-8°.

Hall., 1761.) Ses opinions ont été victorieusement réfutées par Pott (*Chir. works*, vol. II), Morand (*Opus. de chir.*, t. I, p. 232), et de La Martinière (*Mém. de l'Acad. de chir.*, t. IV, p. 1), ainsi que par d'autres auteurs plus récents, dont il sera fait mention en parlant des *plaies d'armes à feu*. Bilguer fut forcé lui-même d'admettre l'amputation pour les cas de gangrène. (*Anweis für die feldwundarzle*, p. 170.)

Le célèbre Schmucker, collègue de Bilguer, professait aussi les mêmes doctrines ; il a cité plusieurs exemples de membres qui avaient été non-seulement broyés, mais encore emportés par des boulets, et dont on obtint la guérison sans amputation. Schmucker pensait qu'il valait mieux que le membre fût emporté par un boulet que par le couteau du chirurgien ; il ajoutait que le boulet agissait sur un individu sain, tandis que le couteau opérait sur une personne affaiblie par le séjour à l'hôpital. (*Chir. Wahrn.*, th. II, s. 493.) Dans un ouvrage plus récent, cet auteur restreint l'amputation aux membres blessés ou atteints de gangrène. Il suivait la méthode de Louis, et approuvait l'amputation dans l'articulation coxo-fémorale et scapulo-humérale ; mais il blâmait celles du genou et du coude, comme n'étant jamais avantageuses. (*Vermis. schrift.*, th. I, s. 3.) Peu après le milieu du dernier siècle, l'amputation dans les articles fixa plus vivement l'attention ; mais, comme je reviendrai bientôt sur ce sujet, il devient inutile de m'y arrêter en ce moment. On doit consulter particulièrement à cet égard les ouvrages de Puthod, Wohler, Bräsdor, Barbet, Sabatier, Park, Moreau et Vermandais.

Alanson, dont le nom figure aussi honorablement dans l'histoire de l'amputation que celui de tous les chirurgiens cités jusqu'ici, eut pour but principal de s'opposer à la saillie de l'os et d'obtenir la réunion par première intention. Il rejeta la bande dont on entourait le membre pour diriger le couteau, la trouvant nuisible et la regardant même comme un obstacle à la prompte section circulaire de la peau. Lorsque le tourniquet était appliqué, un aide saisissait les téguments avec les deux mains et les refoulait fortement en haut ainsi que les muscles. Cet habile opérateur fixait alors les yeux sur le point où l'incision devait commencer, et la pratiquait avec une dextérité et une promptitude extrêmes ; la tension des téguments favorisait leur section. Après l'incision de la peau, l'aide continuait à refouler les parties sans les changer de direction, tandis qu'Alanson disséquait, avec la pointe

de son couteau, une portion de peau suffisante pour couvrir toute la surface de la
plaie ; les muscles étaient ensuite coupés
de la manière ci-après indiquée : il n'appliquait point le couteau au niveau des téguments pour diviser les muscles circulairement et perpendiculairement. Pour amputer la cuisse, il se plaçait au côté externe
du membre, et posait le tranchant du couteau sur le bord des téguments relevés de
bas en haut, et sur le bord interne du muscle vaste interne, qui se trouvait coupé
obliquement, de bas en haut et de dehors
en dedans, ainsi que les muscles adjacents ; il le dirigeait ensuite vers l'os, de
manière à le laisser à nu trois ou quatre
travers de doigt plus haut qu'on ne le fait
communément dans l'incision circulaire. Il
retirait alors le couteau vers lui, en maintenant la pointe sur l'os, le tranchant toujours
tourné obliquement, comme pour la première section ; il divisait le reste des muscles en faisant une incision circulaire dans
le même sens ; le couteau ayant toujours sa
pointe appliquée sur l'os, cet opérateur le
faisait tourner circulairement jusqu'à la
section complète des parties molles.

Alanson pense que l'exécution de cette opération sera plus prompte si, pendant qu'un
aide soutient convenablement la jambe,
un autre veille en même temps à ce que le
couteau n'intéresse pas la peau en traversant
les muscles vers la partie inférieure du
membre. Il blâme la méthode ancienne,
qui consiste à dénuder l'os de son périoste
dans une trop grande étendue, au-dessus et
au-dessous du point où l'os doit être scié ;
car, non-seulement cette dénudation prolonge inutilement l'opération, mais elle
peut encore causer l'exfoliation de la portion d'os située au-dessus de l'endroit où il
a été scié, en enlevant le périoste qui sert
à recevoir les vaisseaux de l'intérieur de
cet os. Au lieu d'agir ainsi, Alanson employait d'abord le rétracteur à la manière
de Gooch et de Bromfield ; il dénudait l'os
seulement à la place où la scie devait passer, et plus haut qu'on ne le faisait ordinairement, précaution essentielle pour prévenir la saillie et pour obtenir une cicatrice peu étendue.

Si dans l'amputation de la cuisse pratiquée suivant la méthode précédente on ramène doucement en avant les parties molles
du moignon, la plaie ressemble, jusqu'à un
certain point, à une cavité conique dont le
sommet répondrait à l'os. Alanson pensait
ce mode d'incision très-efficace pour empêcher le moignon de prendre la forme d'un
pain de sucre.

L'os doit être mis à nu à deux, trois ou
quatre travers de doigt au-dessus des téguments relevés, ou, en d'autres termes, la
quantité de substance musculaire qu'il faut
retrancher en pratiquant la double incision
doit être en rapport avec la longueur du
membre et la quantité de peau que l'on a
conservée en disséquant les attaches mem-
braneuses. Il faut enfin que la peau et les
chairs soient ménagées dans une proportion telle que toute la surface de la plaie
puisse en être aisément recouverte, et que
le membre ne soit pas raccourci au-delà de
ce qui est nécessaire.

Après avoir amputé le membre, Alanson
saisissait adroitement, avec le tenaculum,
les artères, qu'il liait au moyen d'un fil ordinaire, en les isolant le plus possible des
parties qui les entourent. La ligature des
principaux vaisseaux étant achevée, on lâ-
chait le tourniquet et l'on nettoyait la plaie,
afin de s'assurer si l'orifice de quelque artère n'avait pas été bouché par le sang coagulé. Avant le pansement, Alanson exa-
minait avec la plus grande attention toute
la surface de la plaie ; par ce moyen il découvrait souvent une pulsation où aucune
hémorrhagie ne s'était d'abord manifestée,
et c'est ainsi qu'il a vu quelquefois des petits caillots de sang sortir de l'orifice d'une
artère volumineuse. Cet auteur recommande
surtout de veiller à ce qu'il ne s'ouvre pas
de vaisseaux lors du développement de la
fièvre symptomatique ; car, outre la fatigue
et la douleur que cet accident occasionne au
malade, il est fréquemment un obstacle à la
guérison. Enfin il avait l'habitude d'abster-
ger la surface de la plaie avec une éponge
imbibée d'eau chaude, pensant avec raison
que le sang coagulé s'opposait fortement à
la prompte réunion des parties.

Après avoir abaissé la peau et les muscles, Alanson passait autour du corps une
bande de flanelle, qu'il ramenait sur la partie supérieure de la cuisse, où il faisait deux
ou trois circulaires modérément serrés, à
l'endroit où il voulait former ce qu'il appelait un point d'appui pour soutenir les chairs
du moignon. On continuait alors de faire des
circulaires de bandes jusqu'à l'extrémité du
moignon, en ne serrant pas de manière à
pincer ou à froisser les parties, mais assez
néanmoins pour leur donner un soutien
convenable. La peau et les muscles étaient
ensuite disposés sur l'os de telle manière
que la plaie ressemblait à une ligne traversant la surface du moignon, et formant de
chaque côté un angle dans lequel on plaçait les ligatures. On maintenait facilement
la peau dans cette position au moyen de piè-

ces de toile longues et étroites, ou de charpie enduite de cérat, ou d'un onguent lénitif. Lorsque les lèvres de la plaie ne se rapprochaient pas, on avait recours aux bandelettes agglutinatives, qu'on appliquait de bas en haut, de manière à croiser la surface du moignon; on plaçait par-dessus ces bandelettes des plumasseaux mollets et des compresses; le tout était retenu par un bandage à plusieurs chefs, dont deux placés perpendiculairement assujettissaient l'appareil sur le moignon.

Alanson ne voulait pas qu'on soulevât le moignon au moyen de coussins, cet usage, selon lui, produisant la rétraction des muscles de la partie postérieure du membre; il trouvait que deux ou trois pouces d'élévation au-dessus du niveau du lit suffisaient pour mettre les muscles dans un état de relâchement et de repos convenable. Il préférait le bandage à bandelettes séparées au bonnet de laine employé autrefois pour maintenir l'appareil, et il fait observer que, quoique ce dernier paraisse d'abord remplir ces indications, il peut néanmoins, s'il n'est pas appliqué avec le plus grand soin, tirailler la peau et l'entraîner en arrière, en laissant à nu la surface du moignon, qu'il faut d'ailleurs soulever tout entier à chaque pansement. (*Voy.* Alanson's *Pract. obser. on amput.*; 8°. Lond., 1779.)

La section oblique des muscles, qui est le point principal de la méthode d'Alanson, n'a pas obtenu une sanction générale; on a rejeté la dissection très-étendue de la peau comme extrêmement douloureuse. Plusieurs chirurgiens trouvent la formation de la plaie conique impraticable. (*Voy.* Marten, *Paradoxien*, t. I, s. 88; Loeffer, *Beytrage* 1, n° 7; Wandenburg, *Briefe eines Arztes*, t. II, p. 20; Ruther, *Anfang.*, vol. VII; Graefe, *Normen*, etc., page 8; Hey, *Pract.*, obs.) Je pense, avec ces auteurs et quelques autres écrivains, qu'il est impossible de faire une plaie conique régulière suivant la méthode d'Alanson; car, si l'on passe le couteau autour du membre, le tranchant, tourné obliquement en haut vers l'os, décrira une spirale, et l'incision se trouvera beaucoup plus haute à la fin qu'au commencement. Mais, quoique Alanson n'ait peut-être jamais exécuté lui-même exactement ce qu'il prescrit, j'ai la conviction que le conseil qu'il donne d'inciser obliquement les muscles a contribué aux progrès de l'amputation en général. Les chirurgiens modernes ne pratiquent pas l'incision d'un seul coup, comme le faisait Alanson, mais ils arrivent au même but en appliquant à plusieurs reprises le tran-

chant du couteau, qu'ils dirigent obliquement vers l'os.

Mynors, comme plusieurs autres praticiens, blâmait les règles établies par Alanson; il pensait qu'on atteindrait plus sûrement le résultat désiré en conservant une assez grande quantité de peau et en coupant ensuite franchement les muscles. Il dirigeait donc la première incision obliquement en haut, en ne divisant que les téguments relevés par un aide, puis il coupait dans le même sens jusqu'à l'os le reste des parties molles. (*Pract. thoughts on amput.*; in-8°. Birming., 1783.)

Le retranchement des membres sans effusion de sang, proposé par Guy de Chaulieu, au quatorzième siècle, a trouvé des défenseurs dans Wrabetz et Plouguet. Le premier appliquait autour du bras, un peu au-dessus du coude, une ligature qu'il serrait chaque jour davantage; il saupoudrait la fissure avec une poudre astringente, et le quatrième jour le membre se trouvait divisé jusqu'à l'os que l'on sciait ensuite. ( *Geschichte eines ohne messer abgesetzen oberarms*; in-8°. Freyb., 1782.) Plouquet ne jugeait cette méthode convenable que pour les sujets maigres et timides; il pensait aussi qu'elle ne pouvait être appliquée ni à la jambe ni à l'avant-bras. (*Von der unblütigen abnehmung der glieder*, in-8°. Tub. 1786.)

Ce n'est que dans le sphacèle ou la séparation des parties molles jusqu'à l'os, que l'amputation peut quelquefois avoir lieu sans effusion de sang; cette séparation est toujours opérée par la nature, et le chirurgien la termine en sciant l'os dénudé. Une femme, très-avancée en âge, fut admise dans l'hôpital du Nord à Londres, pour une gangrène sénile d'un bras : M. Liston en fit l'amputation de la manière indiquée précédemment, et la malade se rétablit parfaitement.

L'amputation à lambeaux peut encore être pratiquée de plusieurs autres manières; nous en parlerons en décrivant, pour chaque espèce d'amputation en particulier, les règles et les améliorations établies par Hey, Chopart, Dupuytren, Larrey, Lisfranc, Liston, et quelques autres chirurgiens modernes. Je terminerai cet article en indiquant les moyens qu'on a proposés, à diverses époques, pour rendre le malade moins sensible aux douleurs de l'opération. Théodoric administrait l'opium et la ciguë : employés par la plupart des anciens opérateurs, ces médicaments sont généralement abandonnés de nos jours. On a aussi essayé le magnétisme et l'inhalation de gaz stupéfiants.

M. J. Cloquet a fait l'ablation du sein chez une femme qui ne s'est pas aperçue de l'opération; en rapportant ce fait, M. Velpeau n'indique pas les procédés qui servirent à développer un état aussi extraordinaire. (*Voy.* Velpeau, *Nouv. Elem. de Méd. opér.*, t. I, p. 297.) Guy de Chauliac essaya d'engourdir le membre au moyen d'une ligature fortement serrée ; mais la machine inventée en Angleterre, il y a quelques années, paraît offrir moins de dangers que tous les autres procédés mis en usage jusqu'alors. (*Voy.* J. Moores, *meth. of prevent. or diminish. pain in several operat. of surgery;* in-8°. Lond., 1784.) Le principal motif qui a fait rejeter ce dernier moyen , c'est que les malades se plaignent plus de la douleur causée par le procédé qu'on emploie pour engourdir la sensibilité des nerfs, que de celle causée par l'opération elle-même. Cependant l'expérience prouve chaque jour que la pression exercée sur le nerf sciatique, dans certaine position du bassin, engourdit si fortement le pied et la jambe, que le membre paraît *endormi* au moment où l'on veut marcher.

DE L'AMPUTATION DE LA CUISSE.

On doit toujours amputer la cuisse aussi bas que le permet la maladie, afin de retrancher la plus petite partie possible du membre; plus la longueur du moignon est considérable, plus il conserve de forces, et plus il rend facile l'application de l'appareil qui doit servir à marcher. Il faut éviter de faire souffrir inutilement le malade, et de donner à la plaie plus d'étendue que ne le comporte l'opération. (Sabatier, *méd. op.*, p. 350, t. III, 2ᵉ éd.) Le malade est placé sur une table solide, le dos supporté par des coussins; des aides lui tiennent les mains, et l'empêchent de trop s'agiter pendant l'opération. On passe autour de la malléole du membre sain une bande pour le fixer au pied de la table le plus rapproché. Par une imprudente sollicitude à remplir toutes les conditions prescrites, il ne faut pas néanmoins que le chirurgien oublie ce grand précepte de médecine opératoire , qu'il faut enlever toutes les parties malades; qu'il soit bien pénétré de la maxime de Graefe, qu'on est plus excusable d'enlever trop de parties que de n'en pas couper assez. (*Normen für die ablösung grösserer gliedm.*, p. 60.) Je ne partage pas néanmoins l'opinion de quelques écrivains modernes qui trouvent convenable d'amputer toujours au-delà des abcès et des sinus, car ils peuvent s'étendre fort loin au-dessus des

fractures et des articulations affectées. J'ai souvent observé qu'un assez grand nombre de ces suppurations ne font que simuler les abcès , et qu'elles guérissent très-bien après l'éloignement du désordre principal ou de la maladie. Si l'on admettait comme règle générale d'amputer au-dessus de toutes les collections purulentes, on sacrifierait quelquefois quatre ou cinq pouces de plus qu'il ne le faut nécessairement, et l'on s'exposerait aux dangers d'une opération pratiquée plus près du tronc. Cependant, toutes les fois qu'on a lieu de supposer l'os malade, ou les muscles atteints de quelque altération morbide, par exemple, surtout du fongus-hématodes, ou de toute autre maladie incurable, on doit faire l'amputation assez haut pour que toutes les parties affectées soient enlevées. Dans les amputations secondaires, où la suppuration est très-abondante et où les sinus s'étendent vers les parties supérieures de la cuisse, Guthrie dit que si ce sinus n'a qu'un court trajet à travers les muscles, on peut se borner à disséquer les membranes qui le tapissent; mais lorsque la matière purulente est en contact avec l'os, il considère celui-ci comme malade, et conseille de pratiquer l'amputation au-dessus du point affecté. (*On gunshot, wounds*, p. 87.) Un grand nombre d'auteurs blâment l'amputation pratiquée trop près du genou. (Graefe, op. cit., p. 60.) Langenbeck signale l'objection suivante , qui n'a été faite par aucun autre écrivain : si l'opération est pratiquée à une distance moindre de six pouces ou six pouces et demi au-dessus du genou, l'artère fémorale se retire dans la gaîne aponévrotique que lui fournissent les muscles vaste-interne et triceps, ce qui empêche qu'on ne puisse la saisir avec la pince pour la lier séparément sans fendre l'aponévrose; cet auteur recommande, en conséquence , de faire la section des muscles à la distance précédemment indiquée. (*Bib. für die chir.*, t. I. p. 571; 12. Gott., 1606.) Mais quand je réfléchis à la grande portion du membre qu'il faudrait toujours sacrifier pour éviter un si faible inconvénient, je ne puis partager l'avis de Langenbeck, car le remède serait pire que le mal. D'ailleurs, en général, la maladie oblige le chirurgien à commencer l'incision deux ou trois pouces au-dessus de la rotule ; et le précepte de Langenbeck devient donc tout à fait superflu. (Velpeau, *Elém. de Méd. opér.*, t. I, p. 504.)

Le malade étant couché et fixé sur la table comme il a été dit précédemment, le premier soin consiste à appliquer le tourniquet. (*Voyez ce mot.*) Il doit être placé exactement le plus haut possible sur l'artère fémorale ; quand on ampute la cuisse vers sa partie supérieure, il est préférable de faire comprimer l'artère au pli de l'aine par un aide, soit avec le pouce, soit avec un instrument dont l'extrémité arrondie soit disposée de manière que la pression se fasse directement sur le vaisseau sans blesser les téguments. Quelques praticiens donnent la préférence à ce moyen, quel que soit l'endroit où l'on pratique l'amputation. (Paroisse, *opuscul. de chirur.*, p. 188 ; Brünninghausen, *Erfahr. über die amput.*, p. 273 ; Langenbeck, *Bib. chir.*, p. 564 ; Liston, *obs. in ed. med. and surg. journ.*, vol. XX., p. 43 ; et *Elem., part.* III, p. 362.) Mais comme il peut arriver que le malade soit si affaibli qu'il ne puisse supporter sans danger la moindre perte de sang, et qu'il peut s'en écouler beaucoup par les nombreuses anastomoses de l'iliaque interne, je conseillerai d'employer le tourniquet toutes les fois qu'il est possible de le faire. La grande objection qu'on oppose à l'usage de cet instrument dans les amputations de la cuisse, c'est qu'il nuit à la rétraction libre et immédiate des muscles superficiels après qu'ils ont été divisés, ce qui empêche le chirurgien de couper les muscles situés profondément et adhérant à l'os, aussi haut qu'il l'aurait pu suivant leur méthode ; et, comme ce dernier résultat est de la plus haute importance, afin d'avoir assez de parties molles pour recouvrir la plaie et pour que le moignon ne prenne pas la forme d'un pain de sucre, peut-être serait-il avantageux, en général, d'abandonner l'usage du tourniquet toutes les fois qu'on pratique l'amputation à la partie moyenne de la cuisse ; mais on devrait employer cet instrument dans le cas où les forces du malade ne permettent pas la moindre perte de sang, et lorsqu'on n'a pas à sa disposition un aide intelligent auquel on puisse confier la compression de l'artère dans l'aine.

En Angleterre, l'opérateur se place ordinairement à la droite du malade, quelle que soit la cuisse qu'il ait à amputer. En France, il se tient au côté externe du membre, ce qui l'oblige à confier à un aide le soin de relever la peau et les muscles. (Velpeau, *Nouv. élém.*, 8°, t. I, p. 507.) La première de ces deux méthodes me paraît avoir le grand avantage de permettre à l'opérateur de se servir plus facilement de sa main gauche que s'il se plaçait toujours du côté du membre qu'il veut amputer. Cette raison est la seule qu'on puisse donner ; car, s'il

faut opérer sur la cuisse gauche, l'opérateur est certainement embarrassé par la cuisse droite placée entre lui et celle qui doit être amputée. Mais cet inconvénient a paru moindre que celui de n'avoir pas la main gauche près de la plaie.

Guthrie conseille l'emploi du tourniquet quand on ampute vers les deux tiers inférieurs de la cuisse ; mais si l'opération est pratiquée sur un autre point, il recommande alors, avec tous les praticiens, la compression de l'artère inguinale contre le pubis. (*On gunshot wounds*, p. 202.) Je ne puis cependant pas approuver le conseil que donne cet habile chirurgien de lâcher le tourniquet aussitôt que les principaux vaisseaux sont liés, parce que, la courroie de l'instrument s'opposant à la rétraction des muscles, il devient difficile de scier l'os quand on fait l'opération vers le haut de la cuisse. Cette méthode ne me paraît pas fondée ; car, *dans la pratique ordinaire, on ne lie jamais aucun vaisseau avant d'avoir scié l'os.* D'ailleurs, on peut encore objecter qu'en lâchant entièrement le tourniquet quand il reste quelques branches artérielles à lier, la perte de sang serait désavantageuse pour le malade. Comme dans l'amputation à lambeaux opérée vers la partie supérieure de la cuisse on lie quelquefois les artères avant de faire la section de l'os, l'emploi du tourniquet devient alors tout à fait inutile.

On sait que J. Bell pensait que la pression était insuffisante pour arrêter complétement l'écoulement du sang par une grosse artère : Hey partagea cette opinion lorsqu'il eut été témoin d'un cas dans lequel l'application successive de deux tourniquets sur la cuisse ne put faire cesser une hémorrhagie provenant d'un fongus-hématodes situé sur ce membre. Il dit que la compression opérée par le tourniquet n'arrête pas entièrement le passage du sang dans les artères, mais que seulement elle diminue assez la force de la circulation pour que les vaisseaux dans l'*état sain* puissent se contracter au point de prévenir l'hémorrhagie. (*Voy.* Hey's *Pract. obs.*, p. 257-258, ed. 2.) L'inexactitude de cette doctrine devient manifeste si l'on considère que l'hémorrhagie cesse, à la surface du moignon, immédiatement après l'application du tourniquet ou lorsqu'une forte compression est exercée sur l'artère fémorale, et que l'on voit jaillir le sang aussitôt que la compression cesse. J'ai la profonde conviction que jamais aucun opérateur n'adoptera l'opinion de J. Bell et de Hey, s'il a fait quelquefois l'amputation du bras vers l'épaule et s'il a vu avec quelle facilité on empêche le sang de couler par l'artère axillaire. Aussi puis-je affirmer sans crainte que ces chirurgiens se sont trompés, parce que j'ai pratiqué et vu pratiquer un grand nombre de fois l'amputation dans l'articulation scapulo-humérale. Si l'on désirait un autre témoignage, je pourrais citer celui de Hennen, qui, entre autres faits, rapporte l'histoire d'une amputation pratiquée par Dease dans l'articulation scapulo-humérale ; la quantité de sang écoulé par l'artère principale n'excéda pas celle contenue entre les points d'incision et de compression. (*Princ. of mil. surg.*, p. 257, ed. 2.) J'ai été témoin d'un exemple semblable en assistant Blicke pour un cas de sa pratique particulière.

Liston confirme les préceptes précédents, et fait observer qu'au moyen des doitgs on peut exercer une pression suffisante, nonseulement pour suspendre les pulsations dans l'artère principale, mais encore pour arrêter complétement l'écoulement du sang ; et afin de bien établir toute l'exactitude de cette remarque, il lui est arrivé souvent, lorsqu'il manquait d'aide intelligent, de comprimer lui-même l'artère fémorale ou l'artère axillaire avec les doigts d'une main, tandis que de l'autre il enlevait le membre du malade. Il ajoute qu'en opérant de cette manière la perte de sang était moindre que dans l'amputation pratiquée suivant la méthode ordinaire. Ce chirurgien confie ordinairement la compression à un aide, et il assure, quelque part dans son ouvrage, qu'il aimerait mieux se servir d'un aide peu intelligent que d'employer le tourniquet. La facilité avec laquelle on se rend maître, au moyen de la compression, de l'écoulement sanguin des gros troncs artériels est encore attestée par Dupuytren, qui n'employait le compresseur que dans certains cas particuliers. (Voy. *Leçons or.*, etc., t. IV, p. 377 ; *Elém. path.*, part. III, p. 361 ; et *Ed. med. and surg. jour.*, vol. XX, p. 44.) Le passage suivant renferme les principes de Liston sur ce sujet : « Dans toutes les circonstances, l'hémorrhagie sera arrêtée si, tout en incisant les parties et en essayant de fermer l'orifice des vaisseaux qui ont été coupés, on exerce une légère, mais très-exacte pression sur l'artère principale. (*Voy. aussi* Dupuytren, *Leç. or. de clin. chir.*, t. IV, p. 382.) Il faut faire cette pression au-dessus et le plus près possible du point où l'incision sera faite, et immédiatement au-dessus de l'origine des branches qui doivent être coupées. Pour éviter la congestion veineuse dans le membre, il ne faut

jamais exercer aucune pression avant de commencer l'amputation ; tout le sang contenu dans le membre au-dessous de la section est nécessairement perdu. Les veines sont plus faciles à comprimer que les artères ; la pression peut bien arrêter le retour du sang vers le cœur, mais elle n'empêche pas toujours son cours dans les artères : de là l'engorgement de la partie inférieure du membre et l'augmentation du sang qui doit être perdu. Par la même raison, une pression assez forte pour arrêter l'hémorrhagie doit être continuée jusqu'à ce qu'on ait lié les principales branches artérielles ; mais il faut cesser immédiatement après la ligature de ces artères : car, exercée même légèrement, elle augmente à la surface de la plaie l'écoulement du sang qui y arrive à flots, et qui, gêné dans son retour à travers les veines, s'écoule abondamment par les extrémités ouvertes de ces mêmes vaisseaux. Si l'on se sert, pour opérer cette compression, d'une bande circulaire ou du tourniquet à vis, on doit pratiquer l'incision immédiatement après les avoir appliqués.

Nous parlerons des doctrines et de la pratique de Dupuytren à l'article HÉMORRHAGIE. Cet habile chirurgien n'employait ni le tourniquet ordinaire, ni le coussinet surmonté d'un manche. (Voy. *Leç. or. de clin. chir.*, t. IV, p. 298.) Il s'est servi quelquefois d'un instrument qu'il appelait compresseur, et qui était destiné à exercer une compression sur deux points opposés du membre. (Voy. *Leç. or.*, etc., t. IV, p. 386.)

S'il est facile d'arrêter l'écoulement du sang artériel, comment donc expliquer la persévérance de l'hémorrhagie dans certains cas, malgré l'emploi d'un ou même de deux tourniquets ? Ce phénomène dépend, sans doute, de ce que les pelottes du tourniquet, lorsqu'elles ont été mal appliquées, empêchent le bandage d'opérer une pression uniforme sur tous les vaisseaux ; quelquefois, peut-être, comme dans le cas rapporté par Hey, il résulte d'une tumeur telle que le fongus-hématodes, contenant une grande quantité de sang qui continue de couler abondamment longtemps après qu'on en a intercepté le cours dans les vaisseaux d'où il provient. On observe la même chose dans les anévrismes par anastomose, ainsi que j'ai eu moi-même l'occasion de le voir plusieurs fois, et particulièrement dans un cas très-remarquable : Hodgson avait lié les artères radiale et cubitale ; quelque temps après, quoique Lawrence eût divisé toutes les parties du doigt, à l'exception de l'os et des tendons, cependant il existait toujours un écoulement sanguin considérable qui provenait du point le plus éloigné de la plaie. (Voy. *Med. chir. trans.*, vol. IX, p. 216.)

On confie trop généralement à des aides l'application du tourniquet ; car, à mon avis, l'opérateur n'est jamais excusable de commencer l'incision avant de s'être assuré par lui-même si cet instrument est bien appliqué. Guthrie avoue avec franchise qu'un officier qu'il avait opéré mourut à la suite d'une hémorrhagie survenue pendant l'opération, quoique le tourniquet eût été confié à un habile chirurgien ; et le conseil dont il fait suivre cet aveu est de la plus haute importance : «Dans un cas semblable, dit-il, lorsque le tourniquet est insuffisant pour arrêter l'hémorrhagie, l'opérateur ne doit pas continuer de tourner la vis de pression, si l'hémorrhagie ne cesse pas ; mais il doit l'abandonner et comprimer l'artère contre le pubis. » Cette maxime est excellente et ne saurait jamais être trop recommandée.

La forme et le volume des pelottes sont d'une très-grande importance. Lorsque je fréquentais l'hôpital de Saint-Barthélemy, on y faisait usage de coussinets solides, et composés de bois ou de liége garni de cuir ; ils ont environ un pouce d'épaisseur et à peu près un pouce et demi de largeur ; la face supérieure est plate, et la partie inférieure qui doit presser contre la cuisse est convexe. J'ai vu plus de cent fois, dans cet hôpital, l'application de ces coussinets, et je puis assurer qu'ils produisent parfaitement l'effet auquel ils sont destinés. Dans les commencements, on avait la mauvaise habitude d'employer des coussinets trop larges et de formes vicieuses. Hutchison observe avec raison que les coussinets trop larges ont le grave inconvénient de trop élever les courroies, et de laisser de chaque côté un espace assez grand dans lequel le membre n'éprouve aucune compression, quelque serrée que puisse être la vis de l'instrument. Le défaut de pression des vaisseaux situés dans cette partie peut donner lieu à l'hémorrhagie. Hutchison fait usage d'un coussinet de l'épaisseur d'un doigt ; il le place obliquement sur l'artère pour éviter qu'il ne se dérange. (*Pract. observ. on surg.*, p. 21-23.) Guthrie observe « que le coussinet doit être résistant, étroit et maintenu directement sur l'artère, et qu'il faut attacher autour de la cuisse les extrémités de la bande qui l'assujettissent. On passe alors la courroie du tourniquet autour du membre, l'instrument étant directement appliqué sur le coussinet et la vis parfaitement libre ; on serre fortement la courroie qui est nouée sur le côté externe du membre, de manière à ce qu'elle ne se dérange pas et qu'elle n'empêche pas de faire tourner la vis jusqu'à ce que la pression soit suffisante pour arrêter la circulation du sang. Lorsque, pour obtenir cet effet, il faut faire descendre la vis plus de la moitié de sa longueur, on a la preuve que la courroie n'est pas assez serrée ou que le coussinet est mal appliqué ; ou doit alors les placer autrement. » (*On gunshot wounds*, p. 204.) A l'hôpital Saint-Barthélemy, j'ai vu deux fois pendant l'amputation le tourniquet se casser après la division des parties molles. Dans l'un de ces cas, l'hémorrhagie fut considérable, parce qu'il n'y avait pas d'autre tourniquet dans la salle, et qu'on ne fit pas immédiatement la compression de l'artère contre l'os pubis : aussi je partage l'opinion des opérateurs qui conseillent d'avoir toujours deux tourniquets à sa disposition. Graefe va même jusqu'à recommander leur application autour du membre avant de pratiquer l'amputation. (*Norm. für die ablösung grösserer gliedmass.*, p. 48) ; mais la rupture du tourniquet n'est pas assez commune pour exiger une telle précaution ; d'ailleurs, il y aurait une objection sérieuse à faire contre l'application de ce procédé aux amputations de la cuisse : c'est qu'il est très-avantageux d'avoir un certain espace entre l'incision et le point du membre qui doit être comprimé.

Un aide saisissant fortement la cuisse avec les deux mains refoule en haut la peau et les muscles ; le chirurgien fait alors, en commençant avec le talon du couteau, une incision circulaire le plus rapidement possible jusqu'au fascia, ou même en y comprenant cette aponévrose, ainsi que le conseillent Guthrie et Hennen. Le premier de ces auteurs pense que la peau ne saurait se retirer suffisamment si l'on n'incise pas le fascia ; il recommande de le refouler avec les téguments, plutôt que de le disséquer. (*On gunshot wounds*, p. 205 ; et Hennen, *Military surg.*, p. 263.) Par ce moyen on évite toute dissection douloureuse de la peau et de l'aponévrose. Cependant Guthrie conseille, dans les amputations secondaires, de disséquer les téguments lorsqu'ils sont lésés et qu'ils ne peuvent être refoulés en arrière. Langenbeck, au contraire, avertit de prendre garde d'inciser l'aponévrose du premier coup de couteau, parce que, suivant lui, les muscles étant mieux réunis en faisceau, il est plus aisé de faire une incision régulière en coupant l'aponévrose en même temps. (*Bib. für die chir.*, t. I, p. 564.) M. Roux ne comprend pas non plus le fascia dans là première incision. (*Mém. sur la réunion imméd. de la plaie après l'amput. circulaire*, p. 9 ; in-8°. Paris, 1814.) A Saint-Barthélemy, on ne coupe peut-être jamais le fascia en même temps que les téguments, mais on incise exactement jusqu'à cette aponévrose. On peut pratiquer hardiment l'incision sans craindre de lui faire dépasser ces limites ; car, ainsi que le remarque Graefe, on cause moins de douleur en coupant légèrement les muscles, qu'en disséquant ensuite à plusieurs reprises les portions de peau et de tissu cellulaire qui n'auraient pas été comprises dans la première section. Graefe ne partage pas non plus l'opinion de Mynors et de quelques autres praticiens qui préfèrent couper obliquement la peau plutôt que de l'inciser perpendiculairement, parce qu'ils pensent que les bords amincis des téguments, séparés ainsi du tissu cellulaire sous-jacent, ont une grande tendance à se putréfier. (*Normen für die abl. gröss. glied.*, p. 102.)

M. Velpeau n'attache aucune importance à la division du fascia ni à celle des fibres musculaires situées au-dessous de cette aponévrose ; l'essentiel, pour lui, c'est la section complète de la peau. (Voy. *Nouv. élém. de méd. op.*, t. I, p. 508.) Sur une cuisse de moyenne grosseur, la première incision doit se faire quatre pouces au-dessous du point où l'on veut scier l'os. Si la cuisse est très-volumineuse, il faut se servir de préférence d'un grand couteau à amputation. Avant de commencer la première incision on porte la main sous le membre, jusqu'à ce que le couteau soit parvenu au côté où l'opérateur se trouve placé ; on pénètre d'un seul coup jusqu'à l'aponévrose. Après avoir incisé la peau circulairement, on revient au point d'où l'on est parti. De cette manière, l'incision se trouve beaucoup plus régulière que lorsqu'elle est faite en deux temps ; on épargne aussi de la douleur au malade. Cependant Blicke, et quelques autres chirurgiens que j'ai vus opérer, pratiquaient l'incision circulaire en deux temps ; mais ils la faisaient avec tant d'adresse et de rapidité, qu'on pourrait excuser leur prédilection pour cette méthode.

Le point le plus important est de conserver une assez grande quantité de peau, et de couper obliquement les muscles, pour recouvrir avec facilité l'extrémité du moignon. Il est difficile de donner d'autres principes pour éclairer les chirurgiens sur les moyens de conserver les téguments. Je suis disposé à admettre avec plusieurs écrivains célèbres, que la dissection de la peau pour la séparer des muscles a été recom-

mandée sans une utilité bien réelle, puisque, sans avoir recours à ce moyen, la division des muscles peut avoir lieu de la manière la plus avantageuse. Graefe, l'un des chirurgiens les plus distingués de Berlin, ne dissèque jamais la peau des muscles dans l'amputation de la cuisse. Après l'avoir divisée, il se contente, avant de commencer la section oblique des muscles, de la faire relever fortement en haut, ainsi que les parties molles sous-jacentes ; ce qu'il faut exécuter également autour du membre d'une manière uniforme et régulière. afin qu'en divisant obliquement les muscles il ne se présente aucune partie saillante qui puisse mettre obstacle aux libres mouvements du couteau. (*Normen für die abl. grös. glied.*, p. 103.) Au lieu de disséquer la peau, Dupuytren divisait en même temps toutes les parties molles jusqu'à l'os, qu'il sciait ensuite après avoir fait relever les muscles. (*Leç. or.*, etc., t. IV, p. 297.) Cependant Langenbeck, l'un des plus habiles opérateurs de l'Europe, préfère disséquer les téguments dans l'étendue d'environ deux pouces. (*Bib. für die chir.*, t. I, p. 567.) Cette pratique est aussi la plus généralement suivie dans les hôpitaux de Londres. Syme et quelques autres écrivains modernes préfèrent se servir des muscles pour recouvrir l'extrémité de l'os ; ces auteurs paraissent oublier que la masse musculaire, d'abord très-considérable, se réduit bientôt à un très-petit volume. Cette diminution est une loi générale de l'économie, et se manifeste toutes les fois que l'action des muscles est, ou anéantie, ou entravée. Sir Astley Cooper conseille de recouvrir l'extrémité du moignon toujours avec les téguments et jamais avec les muscles : car, si des fibres musculaires ont été conservées avec les chairs, elles se contractent et occasionnent ainsi la rétraction de la peau qui enveloppe le moignon. (Lancet, vol. I, p. 148.) Brünninghausen pense aussi qu'il vaut mieux employer, pour recouvrir l'os, la peau que les muscles, qui se réduisent à rien après un certain temps. Il mesure donc en conséquence l'étendue de peau qu'il doit conserver sur le diamètre et la circonférence du membre. Si cette circonférence est de neuf pouces, le diamètre est de trois. Dans ce cas, on doit conserver un pouce et demi de chaque côté. (*Erfahr.*, etc., *über die amp.*, p. 75.) Mais, coupant les muscles perpendiculairement jusqu'à l'os, cet opérateur est forcé de conserver plus de peau que s'il incisait les muscles obliquement de bas en haut. La méthode de Iley, dont je parlerai plus bas, paraît plus rationnelle ; il s'exprime ainsi sur ce sujet :

« On doit commencer la division des muscles postérieurs à un demi-pouce, et celle des antérieurs à trois quarts de pouce au-dessus du point où les téguments ont été divisés. » (*Pract. obs. in surg.*, p. 528, ed. 2.)

Hennen, en incisant toujours obliquement les muscles, évitait la dissection de la peau; souvent, lorsque le membre était peu volumineux, il a fait l'incision en un seul temps, avec un couteau à lame circulaire, et en coupant obliquement de bas en haut, et de dehors en dedans jusqu'à l'os. (*Princ. of mil. surg.*, p. 265, ed. 2.) Cet auteur conseille, avec Guthrie, de comprendre le fascia dans la première incision circulaire; Hutchison partage la même opinion, et ne parle pas de la dissection de la peau; il se borne à dire « qu'après avoir incisé circulairement les téguments et le fascia, et les avoir suffisamment refoulés en haut, il faut diviser la première couche des muscles superficiels, etc. » (*Pract. obs. in surg.*, p. 23; in-8º. Lond., 1816.) Il pense donc, comme Graefe et quelques autres auteurs, qu'il est nécessaire de disséquer la peau et le fascia. Mes propres observations me permettent de considérer comme tout à fait inutile de détacher les téguments des parties sous-jacentes; d'ailleurs, comme ce procédé est extrêmement douloureux et propre à former des cavités dans lesquelles le pus s'accumule, il doit être abandonné par tous les chirurgiens qui scient l'os beaucoup au-dessus de la première incision des muscles superficiels. Hey et Desault (*OEuvres chir.*, t. XXI, p. 545) conseillent de faire une triple incision, afin de conserver une portion de muscles et de téguments proportionnée au diamètre du membre. Par *triple* incision, ils entendent d'abord une section qui n'intéresse que les téguments; puis une seconde faite un peu plus haut que la première, et comprenant les muscles; enfin une troisième par laquelle on coupe le reste des chairs adhérentes à l'os, dans l'endroit où l'on doit appliquer la scie. La distance qui doit exister entre ces diverses incisions, dit-il, est déterminée par l'épaisseur du membre à amputer, en ayant soin de tenir compte de la rétraction des téguments et des muscles qui n'adhèrent pas à l'os. Supposons qu'à l'endroit où l'amputation doit être faite la circonférence de la cuisse soit de douze pouces et le diamètre de quatre pouces : si les parties molles ne devaient éprouver aucune rétraction, on pratiquerait la première incision deux pouces au-dessous du point où l'os sera scié, c'est-à-dire à la distance d'un demi-diamètre de chaque côté. Mais, comme les téguments sains se

retirent après avoir été divisés, il faut tenir compte de cette rétraction, et pratiquer la première incision deux pouces et demi ou trois pouces au-dessous du point où l'os doit être scié. Les muscles de la partie postérieure de la cuisse se rétractant beaucoup pendant le temps de la cicatrisation, Hey conseille de les diviser à un demi-pouce, et ceux de la face antérieure à trois quarts de pouce au-dessus de la première incision. Les téguments, dit-il, se retireront un peu au-dessous et au-dessus du point où ils auront été coupés; mais la marque laissée sur les muscles par la division des téguments servira pour mesurer facilement cette distance. Ainsi, pour une cuisse de moyenne grosseur, Hey trouve suffisant de disséquer la peau dans l'étendue d'un pouce en arrière, et de trois quarts de pouce en avant. Cette méthode diffère donc beaucoup de l'ancienne, qui consistait à former avec les téguments une espèce de sac qu'on renversait en arrière, à peu près comme on relève la manche d'un habit. M. Roux s'élève fortement contre l'usage de détacher la peau des muscles; il regarde ce procédé comme défavorable à la réunion par première intention. Cet opérateur se borne à inciser légèrement le tissu cellulaire entre la peau et le fascia; il a quelquefois aussi, à l'imitation de Louis, compris la peau et la première couche des muscles dans la même incision. (*Mém. sur la réun. de la plaie après l'amp.*, etc., p. 9.)

Je suis persuadé que la plupart des bons chirurgiens de notre époque sont convaincus du vice de la méthode d'Alanson, qui consiste à faire d'un seul coup une section circulaire en tenant le tranchant du couteau tourné vers le point où la scie doit être appliquée. J'ai déjà parlé de ce procédé dans les pages précédentes. Langenbeck regarde comme impossible de former une plaie conique d'un seul coup avec un large couteau; il partage aussi l'opinion de Hey relativement à la triple incision. (*Bib. für die chir.*, t. I, p. 564.) Les objections élevées par Wardenburgh contre la méthode d'Alanson nous paraissent d'une exactitude mathématique. En effet, le résultat d'une incision circulaire pratiquée d'un seul coup en tenant le tranchant du couteau dirigé obliquement en haut, la ligne tracée par le couteau doit être nécessairement une spirale et se terminer beaucoup plus haut qu'elle n'avait commencé; aussi a-t-on renoncé à l'idée bizarre et impraticable d'obtenir un cercle régulier en faisant marcher le couteau de cette manière. Cependant, à l'exception de Desault, qui s'en tint à la triple incision faite suivant les principes de Louis (*OEuvres chir.*, t. II, p. 547), il est peu de chirurgiens expérimentés qui ne reconnaissent les avantages immenses de l'incision oblique des muscles : c'est à Alanson que revient l'honneur d'avoir introduit cette méthode dans la pratique, quoiqu'il se soit trompé en recommandant de faire l'incision en un seul temps. Dans l'amputation de la partie supérieure de la cuisse, M. Velpeau trouve qu'il est avantageux de pratiquer l'incision oblique des muscles en tenant le tranchant du couteau tourné en haut ; car sans cette précaution, et si l'on n'a pas soin de ménager une assez grande étendue de peau, il ne sera pas possible de réunir les bords de la plaie. (*Nouv. élém. de méd. op.*, t. I, p. 508.) Il y a peu de chirurgiens qui puissent aujourd'hui mettre en doute l'excellence des préceptes de Louis, et méconnaître les avantages que l'on trouve à inciser d'abord les muscles superficiels, ensuite ceux qui sont situés plus profondément, enfin les chairs adhérentes à l'os. En effet, la combinaison de l'incision oblique des muscles et de la division en trois temps constitue la méthode la plus généralement employée de nos jours ; cette méthode, comme nous l'avons dit, est quelquefois désignée sous le nom de triple incision. Ainsi, après avoir divisé la peau et l'avoir retirée autant qu'il est nécessaire, l'opérateur coupe les muscles superficiels au niveau de la peau rétractée, en dirigeant d'abord le couteau sur la face antérieure du membre, ensuite sur sa face postérieure. Il incise ensuite en deux ou plusieurs temps, suivant qu'il le juge nécessaire, le couteau obliquement tourné vers l'endroit où l'os doit être scié. Au moyen de la division oblique des muscles, non-seulement on peut scier plus haut et laisser, par conséquent, plus de muscles pour couvrir l'os ; mais on évite encore la dissection de la peau qui constitue la meilleure enveloppe du moignon. On ne doit pas inférer de là que je partage entièrement l'opinion de Brünninghausen, qui n'emploie que de la peau pour recouvrir le moignon ; cet auteur la détache des muscles dans une étendue assez grande, et coupe ensuite directement jusqu'à l'os. Lorsque les couches musculaires superficielles sont divisées, elles se rétractent beaucoup et laissent à découvert les couches plus profondes qui peuvent alors être coupées plus haut que les précédentes, en tenant toujours le couteau tourné obliquement de bas en haut. Quelques opérateurs vont encore plus loin : après avoir coupé les muscles jusqu'à l'os, ils détachent, suivant la méthode de Celse, dans l'étendue d'un pouce environ, les chairs qui lui sont adhérentes, afin de pouvoir le scier plus haut : « *Inter sanam vitiatamque partem incidenda scalpello caro usque ad os, reducenda ab eo sana caro, et circa os subsecanda est, ut eâ quoque parte aliquid ossis nudetur.* » Cette manière d'opérer me paraît digne de la plus grande attention ; car elle contribue à empêcher l'os de faire saillie : inconvénient qu'on ne peut prévenir même au moyen des procédés décrits précédemment et du pansement le plus méthodique. Je n'oublierai jamais l'exemple d'un malheureux soldat amputé de la cuisse à Berg-op-Zoom, et qui fut envoyé, dix jours après l'opération, à l'hôpital d'Oudenbosch, alors sous ma direction. Les bords de la plaie n'avaient encore éprouvé aucun commencement de réunion ; il s'était formé des abcès sous le fascia, autour du moignon ; la peau, molle et pendante, offrait une ressemblance exacte avec un sac rempli de matières purulentes ; les muscles se trouvaient réduits à rien et rétractés bien au-delà de l'extrémité de l'os qui faisait une saillie d'au moins trois pouces. Aussitôt après l'amputation, il se manifesta un tétanos qui, joint à la tendance continuelle des muscles à se rétracter avec force, causa probablement le mauvais état du moignon. Ce malade languit encore pendant quinze jours avant de mourir. Pendant ce temps, il se développa un vaste abcès qui communiquait avec le creux du moignon et qui s'étendait sur la plus grande partie du bassin. Le résultat funeste de cette opération, qui, selon toutes les apparences, avait été bien faite, prouve que la méthode précédente ne s'oppose pas toujours à la saillie de l'os, celle-ci pouvant être produite par des accidents tout à fait indépendants du mode d'amputer.

J'ai vu mettre en pratique, à l'hôpital de Saint-Barthélemy, la méthode de Celse employée par Louis, et dont j'ai moi-même fait usage plusieurs fois : elle a toujours procuré l'avantage de pouvoir scier plus haut qu'on ne peut le faire au moyen des autres procédés. Guthrie conseille aussi, après les premières incisions, de détacher les muscles de l'os « dans une étendue de deux ou trois pouces, selon le volume du membre ou les circonstances particulières ; » mais je ne voudrais pas suivre de point en point un tel conseil, quoique je regarde la méthode en elle-même comme très-avantageuse, pourvu toutefois qu'on ne pousse pas trop loin la dissection. Si l'on admet qu'il y ait trois pouces entre la première incision circulaire de la peau et le point où le couteau arrive sur l'os, et qu'on emporte alors deux ou trois autres pouces du fémur, il est évident que, dans beaucoup de circonstances, on arrivera à une hauteur trop considérable : à moins qu'on ne puisse scier l'os au point, déjà élevé, où se termine la division oblique des muscles. Si, néanmoins, cette méthode est vraiment avantageuse (question que je laisse à résoudre), elle se trouve entièrement d'accord avec l'excellente maxime que donne J.-L. Petit, d'enlever, dans les amputations, le plus d'os et le moins de chairs possible. (Voy. *Traité des mal. chir.*, t. III, p. 150.) Lorsqu'on détache les muscles de l'os, il faut toujours, ainsi que le fait observer M. Roux, couper la forte aponévrose qui unit le triceps à la ligne âpre du fémur. (*Mém. sur la réunion de la plaie après l'amp.*, p. 10.)

Desault trouvait inutile d'inciser obliquement en haut; il préférait, d'après sa méthode dont on a déjà parlé, couper les muscles couche par couche, en ayant soin de faire rétracter la première avant d'inciser la seconde; il divisait celle-ci au niveau du bord de la précédente lorsqu'elle s'était rétractée, et continuait ainsi jusqu'à l'os. « Telle est, dit cet auteur, la vraie manière de former un cône creux résultant de la rétraction successive des couches musculaires; les téguments constituent la base, tandis que le sommet est formé par l'os lui-même. » (*OEuvr. chir. de Desault*, par Bichat, t. II, p. 547.)

Dupuytren s'est fortement élevé contre cette méthode comme étant longue et douloureuse, et surtout parce qu'elle nécessite plusieurs divisions des mêmes parties. Il préférait, en conséquence, séparer d'un seul coup la peau et les muscles jusqu'à l'os, tantôt perpendiculairement, tantôt obliquement. La plaie acquérait une forme conique saillante immédiatement.

La rétraction des muscles, favorisée par l'aide qui embrassait le membre au-dessus de l'incision, donnait immédiatement au moignon une forme conique saillante; on appliquait de nouveau l'instrument à la base de ce cône, près des bords tranchants des téguments et des muscles rétractés, et on relevait les chairs aussitôt qu'elles avaient été divisées. En coupant successivement, à mesure qu'elles se présentaient, les couches musculaires au-dessous de celles qui avaient été divisées et rétractées, Dupuytren pouvait faire la section de l'os six pouces au-dessus du point de la première incision. De cette manière, l'opération est terminée en peu de temps, et l'on épargne au malade les douleurs qui résultent de la séparation de la peau et des muscles. (Voy. *Leç. oral. de clin. chir.*, t. IV, p. 297.) Cependant, s'il est vrai que cet opérateur faisait, ainsi qu'on le rapporte, pénétrer d'un seul coup le couteau jusqu'à l'os, les muscles profonds adhérant au fémur ont dû être souvent coupés en travers. Cette méthode n'offrait pas seulement pour avantages d'éviter une douloureuse dissection de la peau, d'épargner au malade de longues souffrances et d'abréger l'opération; Dupuytren en trouvait un bien plus grand encore, celui de conserver les sources de nutrition de la peau en ne détruisant pas ses adhérences naturelles avec les parties sous-jacentes. Ce sont ces considérations qui l'engageaient à suivre ce procédé dans toutes les amputations circulaires des membres où il n'y avait qu'un os. (*Op. cit.*, t. IV, p. 351.)

Après avoir divisé les muscles de tous les côtés jusqu'à l'os, on prend une pièce de toile un peu plus grande que la plaie, et fendue à sa partie moyenne dans l'étendue d'environ huit ou dix pouces. On fait passer le point dénudé de l'os dans la fente de ce bandage appelé rétracteur, dont on porte les deux bouts sur chaque côté du moignon : de cette manière, toute la surface de la plaie se trouve à l'abri de la scie. Graefe pense que, s'il n'y a qu'un os dans le membre à amputer, on doit toujours appliquer la partie non fendue du rétracteur sur les chairs situées à la face antérieure, afin que, relevées uniformément, elles ne fassent aucune saillie qui puisse entraver le jeu de la scie. (*Norm. für. die ablösung grös. glied.*, p. 105.) Le célèbre J.-L. Petit recommande fortement l'usage du rétracteur, et veut qu'on en tire les extrémités sur les muscles antérieurs. Il dit avoir employé ce moyen comme le plus simple et le plus naturel, quoique pourtant il ne soit pas mis en usage par tous les chirurgiens, surtout par ceux qui font consister tout le mérite de l'opération dans la promptitude avec laquelle elle est pratiquée, ou qui croient suffisant de répondre que ce n'est pas leur méthode. (*Trait. des mal. chir.*, t. III, p. 152.) J'ai vu la scie occasionner de si grandes douleurs lorsque le chirurgien avait négligé d'employer le rétracteur, que je crois devoir blâmer hautement ceux qui refusent de garantir les parties molles par l'usage d'un moyen aussi simple. Quelques chirurgiens ne veulent pas employer le rétracteur, parce qu'il s'engage quelquefois sous les dents de la scie et en gêne les mouvements; mais rien n'est plus en faveur de ce procédé que les raisons données pour n'en point faire usage;

car il est probable que la surface et principalement les bords de la plaie auraient entravé les mouvements de la scie, si l’emploi du rétracteur n’avait pas permis de scier l’os le plus près possible des parties molles. Je suis persuadé qu’on ne peut opposer que des objections frivoles contre l’emploi du rétracteur ; et je suis convaincu que tous les chirurgiens qui, comme moi, auront été témoins des déchirures que fait souvent la scie, ne négligeront jamais l’emploi de ce bandage. J’ai vu bien des fois pratiquer la section des parties molles avec beaucoup d’habileté ; mais j’ai vu aussi une opération très-bien commencée se terminer d’une manière fâcheuse, parce que l’opérateur avait scié une partie des muscles. Aussi des malades qui avaient eu le courage de ne proférer aucune plainte, jetaient-ils des cris involontaires arrachés par cette torture que rien ne saurait excuser. Non-seulement le rétracteur préserve les parties molles du moignon des dents de la scie, mais il permet encore à l’opérateur de pratiquer la section de l’os plus haut qu’il ne pourrait le faire sans cette précaution.

Liston rejette, comme entièrement inutile, l’usage de toute espèce de rétracteur ; mais on doit se rappeler que ce chirurgien donne une préférence exclusive à la méthode à lambeaux, qui peut dispenser de l’emploi du rétracteur. En effet, si, pendant la section de l’os, un aide relève un lambeau ou les deux à la fois, il les préserve entièrement du contact de la scie. ( Voy. *Edinb. med. and. surg. jour.*, v. XX, p. 43-45.) On doit faire attention que je ne parle ici que de la méthode à incision circulaire, dans laquelle le rétracteur est trop nécessaire pour être négligé. Si l’on désirait l’autorité de quelque grand praticien, je pourrais m’appuyer de celle de Dupuytren (voy. *Leç. or. de clin. chir.*, t. IV, p. 298), qui conseille de s’en servir de la manière suivante : s’il n’y a qu’un os, il doit être placé dans l’angle de réunion des deux chefs du rétracteur, qui sont ramenés sur la face antérieure du membre, où ils se croisent de manière à former une espèce de sac qui recouvre la plaie, et au centre duquel passe l’os dont la partie dénudée offre d’autant plus de longueur que le rétracteur est plus fortement tiré vers le tronc.

Il est un autre procédé qui ne paraît pas admissible, et contre lequel Alanson s’est fortement élevé : c’est de racler le périoste avec le couteau dans une étendue aussi grande que les muscles le permettent. Rien n’est plus propre à favoriser l’exfoliation qui survient quelquefois à la suite de l’amputation. Au reste, ce moyen est tout à fait superflu et doit être rejeté de la pratique, puisqu’en n’employant qu’une scie bien aiguisée, comme il faut toujours le faire, elle ne saurait jamais être entravée dans ses mouvements par une membrane aussi mince que le périoste. Tout ce que doit faire l’opérateur. c’est de dénuder exactement l’os sur tous les points de sa circonférence. A cet effet, il fera une incision circulaire sur le périoste et appliquera la scie sur cette ligne. Telle est la méthode approuvée par J.-L. Petit. (*Trait. des mal. chir.*, t. III, p. 159.) C’est aussi le procédé que j’emploie et que je recommande aux praticiens ; mais je ne dois pas oublier de dire que les chirurgiens ont des opinions différentes relativement à la nécessité et à la manière de diviser le périoste. Graefe et plusieurs autres opérateurs redoutent beaucoup les suites des déchirures occasionnées quelquefois par la scie sur le périoste : l’exfoliation de l’os, des abcès qui s’étendent jusqu’à l’articulation, sont souvent le résultat de la séparation brusque et de l’inflammation de cette membrane. C’est pour cette raison que Graefe conseille de faire une incision circulaire vers le point où la scie doit être appliquée, et de ratisser ensuite de haut en bas au-dessous de ce point. (*Norm. für die abl. gröss. glied.*, p. 165 et 105.) Ce procédé, généralement suivi, ne présente peut-être pas de grandes difficultés ; cependant je ne suis pas bien convaincu de son utilité réelle ; d’ailleurs il est difficile, au milieu des chairs et du sang, d’appliquer la scie exactement sur la ligne où se termine le périoste intact. Pour confirmer l’excellence de la pratique de J.-L. Petit, nous pouvons l’appuyer de l’expérience de Guthrie, qui s’exprime ainsi : « J’ai souvent scié l’os sans avoir touché au périoste, et la guérison a été aussi prompte et accompagnée d’aussi peu d’inconvénients qu’avec toute autre manière d’opérer. (*On gunsh. wound.*, p. 88.) Un auteur moderne, mu, comme beaucoup d’autres, par la crainte que la scie ne froisse le périoste, conseille de le gratter, mais de bas en haut, afin qu’il en reste au moins un demi-pouce et une quantité proportionnée de fibres musculaires adhérentes, pour couvrir l’extrémité de l’os : avantage regardé par cet auteur comme étant d’une grande importance, principalement lorsque les bords restent saillants. Suivant lui, cette méthode est extrêmement utile si l’amputation est pratiquée au-dessous du genou : la crête du tibia peut alors être recouverte non-seulement par la peau, mais encore par le périoste et le tissu cellulaire auquel il adhère. Ce chirurgien nous assure que depuis qu'il a adopté ce procédé, il n'a jamais vu l'exfoliation du tibia, ni l'os faire saillie au-delà du moignon. (Brünninghausen, *erfahr.*, etc., *über die amp.*, p. 65-66.) Dupuytren incisait circulairement le périoste au niveau des parties molles rétractées, et le détachait en haut et en bas avec le talon de l'instrument. (*Leç. or. de clin. chir.*, t. IV, p. 299.) C'est dans la section de l'os que les chirurgiens montrent, en général, le plus de maladresse; il est vrai qu'en ne dirigeant pas les dents de la scie contre les chairs, les fautes de ce genre ont des suites moins graves que celles dont nous avons parlé jusqu'ici. La manière dont l'aide soutient le membre a beaucoup d'influence dans la section de l'os: s'il élève trop l'extrémité inférieure, la scie se trouve tellement serrée qu'elle ne peut plus agir; si, au contraire, il abaisse trop le membre, l'os de la cuisse se rompt avant d'avoir été scié complétement, et son extrémité reste hérissée d'esquilles. Ceux qui ont l'habitude de voir pratiquer les amputations remarquent que cette partie de l'opération, dont un simple charpentier s'acquitterait parfaitement, embarrasse en général les chirurgiens les plus habiles, parce qu'il en est peu qui sachent manier la scie. Plusieurs d'entre eux l'inclinent dans un sens inverse de la direction de ses dents; d'autres essaient d'abréger cette partie de l'opération en imprimant à l'instrument des mouvements brusques, rapides et presque convulsifs: la plupart ont le défaut de s'appuyer trop sur la scie. Pour opérer parfaitement, on donne le premier trait de scie en appliquant le talon de l'instrument sur l'os, et en l'attirant ensuite directement à soi, de manière à former une légère rainure, qui sert à diriger la lame de l'instrument: on scie à traits longs et réguliers, lentement, avec légèreté et sans appuyer. Dupuytren recommande d'appliquer la scie perpendiculairement, et de la faire agir d'abord lentement, puis d'en rendre les mouvements plus rapides à mesure que la rainure devient plus profonde, et qu'on est moins exposé à la voir sortir de cette rainure. Lorsque l'os est bientôt scié, il faut ralentir les mouvements; les aides chargés de la direction du membre doivent alors redoubler d'attention pour le maintenir dans sa position naturelle. (Voy. *Leç. or. de clin. chir.*, t. IV, p. 300.) Liston se place de manière à pouvoir embrasser la partie qu'il doit enlever, sans changer de position; il fait les incisions avec la main droite, et, aussitôt qu'elle est munie de la scie, il saisit fortement le membre avec la main gauche, au-dessus de l'endroit où l'incision doit être faite; il ne veut pas que le membre soit confié à un aide pendant que le chirurgien opère la section de l'os; il établit en règle qu'il faut toujours abandonner la direction de la partie inférieure du membre à celui qui fait agir la scie: celle-ci peut être mue, dit-il, soit horizontalement, soit verticalement; cette dernière direction lui paraît préférable; car lorsque la section est presque terminée, la partie d'os qui reste à couper, se trouvant située profondément, est alors moins sujette à éclater par l'action du poids du membre, qui s'exerce de haut en bas, ou par une trop forte pression. (*Voy.* Liston's *Elem.*, part. III, p. 364.) Souvent la faute ne dépend nullement du chirurgien, mais bien de la mauvaise construction de la scie, comme il arrive, par exemple, lorsque le tranchant n'est pas un peu plus large que le reste de la lame. Quand la scie est bien faite, les dents doivent toujours tracer une route assez large pour que les mouvements du reste de l'instrument puissent se faire librement. Guthrie conseille l'usage d'une scie armée de deux rangées de dents, l'une dirigée en avant, l'autre en arrière; cette scie a l'avantage de hâter l'opération, et (ce qui est plus important encore) d'empêcher qu'on ne laisse des esquilles au moment où l'on finit de scier l'os. On peut, en effet, terminer sa section avec cette espèce de scie, en la tirant à soi par un mouvement plus léger que celui qu'on imprime en avant. (*On guns. wound.*, p. 89.) M. Velpeau nous apprend que ce procédé n'a pas été adopté en France. (*Nouv. élém. de méd. opér.*, t. I, p. 299.)

Lorsque l'os se rompt avant que la scie l'ait complétement divisé, il faut enlever les aspérités qui résultent de cette rupture avec des espèces de ciseaux forts et tranchants, appelés *pinces incisives*. La section perpendiculaire de l'os laisse après elle un bord saillant à son extrémité. Quoiqu'on ne soit pas dans l'usage de détruire ces bords tranchants, Graefe conseille néanmoins de les limer (*Op. cit.*, p. 66), et Hutchison établit comme règle invariable, soit qu'on se serve ou non des pinces incisives, « d'emporter les aspérités, d'émousser, ou même d'essayer d'arrondir les bords de l'os avec un scalpel à lame convexe, afin que les chairs ne soient pas blessées lorsqu'on les abaisse pour établir le moignon. » (*Pract. obs. in surg.*, p. 34.) Bien que je n'aie jamais employé ce moyen, et qu'il ne soit pas mis en usage à Londres dans l'amputation de la cuisse, je ne vois aucune objection à faire à l'emploi de ce procédé, sinon qu'il est inutile et qu'il prolonge l'opération. Quant aux pointes osseuses qui font saillie, on a l'habitude de les retrancher.

Après avoir terminé l'amputation, on saisira immédiatement l'artère fémorale avec une pince ou l'érigne double d'Assalini, et on en fera la ligature avec un lien fort, rond et peu volumineux. (*Voy.* Ligature.) On doit avoir soin de ne pas attacher avec l'artère les branches du nerf tibio-cutané, qui, quelquefois, n'est pas aperçu immédiatement à cause de son petit volume; mais, comme il est toujours situé dans l'intérieur de la gaîne, et à la partie antérieure et externe de l'artère dans le tiers moyen de la cuisse, on pourra le trouver facilement. (Velpeau, *op. cit.*, t. I. p. 506.) On ne doit pas non plus comprendre dans la ligature les chairs qui entourent l'artère : celle-ci doit être liée le plus près possible de ses parois. Hey avait l'habitude de placer sur l'artère deux ligatures entre lesquelles il laissait peu d'espace. On trouvera, à l'article Hémorrhagie, de fortes objections contre ce procédé. Pour lier les vaisseaux artériels on se sert du tenaculum. Cet instrument ne convient pas pour les grosses artères, dont il déchire facilement les tuniques; mais il est très-commode pour les artères peu volumineuses, qu'il attire avec une grande facilité. Avec cet instrument, on a aussi l'avantage de ne pas laisser échapper le vaisseau, comme il arrive assez souvent avec la pince ordinaire. Enfin, la manière de s'en servir présente si peu de difficultés, qu'on peut le confier à la personne la plus inexpérimentée : considération bien importante lorsqu'on ne peut être secondé par un aide intelligent. (Dupuytren, *Leç. or. de clin. chir.*, t. IV, p. 396.) Après avoir lié tous les vaisseaux, on coupe, près du nœud de la surface du moignon, l'un des brins de fil de chaque ligature; un seul est suffisant pour faire tomber la ligature lorsqu'il en est temps; l'autre serait un corps étranger qui ne ferait qu'augmenter l'irritation et la suppuration. Ce précepte est fondé sur l'avantage que l'on trouve à laisser dans la plaie le moins possible de matière étrangère : et comme un seul fil suffit pour faire tomber la ligature lorsqu'elle s'est relâchée, je n'adopterai jamais la méthode qui prescrit de tordre les deux bouts de fil, afin qu'au moment convenable on puisse, en les tordant davantage, les faire tomber plus tôt. Hennen attribue l'idée de retrancher un des fils de la ligature à Veitch, qui publia, en 1806, quelques observations importantes sur la ligature des artères. (*Voy. Edinb. med. and surg. jour.*, vol. II, p. 176.) Mais quoique j'approuve le contenu de cet ouvrage anonyme, je ne puis néanmoins regarder Veitch comme ayant le premier indiqué ce moyen : car, lorsque je fréquentais l'hôpital de Saint-Barthélemy, en 1797, on n'y suivait pas d'autre méthode, et cette pratique était si loin d'être nouvelle que les plus anciens élèves m'ont assuré qu'elle était employée depuis la fondation de cet établissement. Lorsque j'étais élève à cet hôpital, on avait déjà complétement abandonné l'usage des ligatures trop grosses et celui de comprendre dans le nœud une grande quantité de chairs. Cependant Veitch paraît être le premier qui ait employé un *simple fil de soie pour la ligature des grosses et des petites artères en les isolant parfaitement des chairs.* Il avait le plus grand soin de couper ensuite l'une des extrémités le plus près possible du nœud, « de manière que les corps étrangers qui restaient dans la plaie étaient peu de chose en comparaison de ce qu'on y laissait auparavant. » (*Edinb. med. and surg. jour.*, vol. II, p. 178.) C'est donc à Veitch que l'on doit l'usage du fil de soie. Alanson place l'extrémité des fils dans chacun des angles de la plaie lorsque la ligature en est rapprochée; mais quand elle est située au milieu de la plaie, il conseille de faire sortir les fils entre les bandelettes agglutinatives, le plus près possible de l'endroit où ils sont attachés : car, en traversant une grande étendue de la surface du moignon, ils produisent inutilement de l'irritation et une suppuration abondante. Veitch a très-bien démontré les avantages de cette manière de placer les ligatures; mais, ainsi que je l'ai déjà fait observer, sa méthode et la section d'un fil de chaque ligature étaient généralement employés dans les hôpitaux de Londres, et particulièrement dans celui de Saint-Barthélemy, plusieurs années avant que cet auteur publiât ses observations. Je puis assurer avoir vu ces moyens adoptés dans ces établissements depuis 1797; ils avaient même été employés avant cette époque, au rapport de plusieurs chirurgiens vivants qui m'ont précédé dans ces hôpitaux. Ces remarques ne doivent jeter aucune défaveur sur l'ouvrage dont je viens de parler, lequel est d'ailleurs rempli de conseils sages et précieux ; elles ne doivent point non plus faire supposer que je veuille attribuer à d'autres auteurs ce qui peut être dû à Veitch, puisqu'il est impossible de fixer l'époque où l'on a commencé à suivre cette méthode. Dupuytren et M. Roux préfèrent réunir toutes les ligatures dans l'angle inférieur de la plaie; ils pensent rendre l'écoulement du pus plus facile en les rassemblant dans un seul endroit qu'en les plaçant sur différents points, tout près de leurs attaches. (*Mém. sur la réunion de la plaie après l'amput.*, p. 12.) Dupuytren approuvait la réunion par première intention, lorsque l'amputation avait été pratiquée chez une personne saine immédiatement après une plaie d'arme à feu ou tout autre accident grave; mais il avait l'habitude de laisser toujours la plaie ouverte à sa partie la plus déclive, où il plaçait les ligatures réunies en un seul faisceau, et d'où s'écoulait la matière purulente. Pour donner une issue facile au pus, dans le cas où les fils réunis n'auraient pas suffi, il introduisait quelquefois dans l'angle postérieur de la plaie un petit cylindre de charpie. Comme, dans les amputations de la cuisse, il réunissait les bords de la plaie d'un côté à l'autre (voy. *Leç. oral.*, etc., p. 416), de manière à lui donner une direction transversale, je crois bien qu'il choisissait l'angle postérieur pour y placer les ligatures.

Hennen remarque très-judicieusement que la diminution du volume des ligatures, la séparation des fils dont elles sont composées, leur disposition sur différents points convenables de la surface de la plaie, enfin la section, sont autant de progrès faits graduellement dans la pratique; « Mais, dit cet auteur, quoique les artères soient parfaitement liées et que la réunion de la plaie ne laisse rien à désirer, il est une autre amélioration qui me paraît de la plus haute importance, et qui cependant n'est adoptée qu'avec lenteur : je veux parler de la méthode qui consiste à couper tous les fils des ligatures, et à favoriser ainsi le plus possible la réunion immédiate d'une plaie très-étendue. » Les recherches de Hennen font remonter l'emploi de ce moyen à Haire, qui le consigna dans une lettre datée de Southminster, nov. 1786. Les ligatures, dit-il, troublaient et retardaient quelquefois la guérison. Un habile chirurgien, de mes amis, proposa de couper tous les fils près du nœud et de laisser le tout dans cet état. *En suivant cette méthode, nous avons vu des moignons guérir dans l'espace de dix jours. Les nœuds qui restaient dans la plaie se frayaient un passage en peu de temps et sortaient par une petite ouverture, sans difficulté et sans douleur.* (Voy. *Lond. med. jour.*, vol. VII.) Si l'on fait attention à l'épaisseur des ligatures employées à cette époque, on reconnaîtra tout l'avantage de ce procédé. (Hennen, *Princ. of mil. surg.*,

p. 181, ed. 2.) Dans une lettre du 3 juin 1809, M. Dunn s'exprime ainsi : « M. Wilson, mon prédécesseur, amputa un membre en 1792 ou 93, et coupa toutes les ligatures près des artères sans qu'il en résultât le moindre accident. Il agit ainsi d'après le conseil du docteur Balcombe, qui l'avait vu pratiquer sur le continent. » Hennen adopta cette méthode en Espagne, où il était au service de l'armée en 1813; il était convaincu qu'elle devait être utile non-seulement pour accélérer la réunion immédiate, mais encore parce que les ligatures se trouvaient ainsi à l'abri de toute violence extérieure et des manœuvres intempestives faites pour hâter leur chute. Du mois de septembre au mois de janvier suivant, trente malades furent traités par ce moyen sans que les petites parties des fils laissés au fond de la plaie produisissent la moindre apparence d'irritation. Hennen montra à M. Grigor plusieurs nœuds de soie, dont quelques-uns étaient tombés avec l'appareil, et d'autres se présentaient à l'ouverture de petites pustules développées à la surface du moignon, dans les points correspondant aux ligatures des artères. Quelques-uns des fils ne se retrouvèrent pas, et cependant le malade n'en éprouva jamais aucune espèce d'incommodité. Bien convaincu des avantages de cette méthode, Hennen publia, peu de temps après, un mémoire sur ce sujet. (Voy. *Lond. med. repos.*, vol. III, p. 177, et vol. V, p. 221.) Ce chirurgien reconnut dans la suite que Maxwell avait adopté le même procédé. Ferguson, qui était à Stockholm pendant la paix d'Amiens, rapporte aussi qu'on y employait ce moyen sans qu'il occasionnât aucun accident. (Hennen's *mil. surg.*, p. 175-178, ed. 2.) En juillet 1814, M. Lawrence communiqua à la Société de médecine et de chirurgie de Londres plusieurs observations en faveur de cette pratique. Il insiste particulièrement pour qu'on emploie, dans ces cas, des ligatures faites avec des fils connus sous le nom de soie de dentiste. M. Sweeney, dans un des volumes du *Journal médico-chirurgical* d'Édimbourg, avait déjà recommandé cette substance. (Voy. *Med. chir. trans.*, v. VI, p. 156.) Dans un mémoire publié ultérieurement, M. Lawrence dit qu'une expérience plus étendue lui avait confirmé l'utilité de cette méthode, et qu'il est persuadé « qu'en simplifiant le traitement et en diminuant l'irritation et l'inflammation, on contribue puissamment à tranquilliser le malade tout en épargnant de l'embarras au chirurgien.» Il faut ajouter que ce procédé n'a jamais produit d'accident lorsqu'il a été employé par cet auteur. Suivant M. Lawrence, les ligatures tombent ordinairement de bonne heure, et sont entraînées avec la suppuration ; mais si la plaie a été réunie par première intention, elles sont plus longtemps à tomber, à cause du peu d'abondance de la suppuration : quelquefois même elles y restent sans reparaître. (*Op. cit.*, in-8°; v. VIII, p. 490.) Lorsqu'on fait usage de ce procédé on ne doit se servir que de fils de soie simples, mais résistants, ou plutôt d'une espèce de ligature qui sera décrite ailleurs. (*Voy.* LIGATURE.) Autrement les nœuds seraient trop gros et pourraient occasionner la suppuration ou déterminer quelque autre accident. Delpech a mis aussi cette méthode en pratique à Montpellier ; mais il ne dit pas s'il a employé les fils simples et s'il en est résulté des accidents. (Voy. *Relat. d'un voyage fait à Londres en* 1814, ou *Parallèle de la chir. anglaise avec la chir. française*, par P.-J. Roux; in-8°, 1815.) Cependant je dois dire que l'usage n'en est pas généralement adopté, et un auteur distingué rapporte même plusieurs observations (voy. HÉMORRHAGIE) qui ne sont pas favorables à ce procédé. (Crosse, *in Lond. med. repos.*, vol. VII, p. 355.) Sir Astley Cooper a abandonné cette méthode à cause de la suppuration trop abondante qu'elle occasionne. (*Lancet*, vol. I, p. 149.) Guthrie a vu aussi plusieurs fois des abcès de mauvaise nature dus à la présence des nœuds des ligatures ; cependant il approuvait cette méthode lorsque la réunion par première intention ne devait pas avoir lieu : ce qui est très-difficile à connaître d'avance. (*On gunshot wounds*, p. 941.) Lorsqu'on pratique l'amputation dans des hôpitaux où règne la pourriture d'hôpital, Delpech conseille d'avoir recours à ce moyen, qui permet au chirurgien de rapprocher très-exactement les bords de la plaie ; l'expérience, dit-il, a démontré que cette réunion diminuait beaucoup les chances d'infection. (*Chir. clin.*, t. I, p. 83.) Les nœuds des ligatures restent renfermés dans le moignon, et sont éliminés lorsque le malade a recouvré assez de forces pour être transporté dans un air plus salubre ; ils sortent alors par une petite ouverture qui se guérit en vingt-quatre heures.

Quelquefois le sang coule abondamment par la surface de l'os qui a été scié : lorsque cet accident arrive, on doit recourir à une compresse de charpie, appliquée sur l'extrémité de l'os pendant qu'on lie les artères. De cette manière, l'hémorrhagie de l'os n'incommode plus ; on peut, après la ligature, enlever la compresse, l'écoulement du sang cessant en général assez promptement. Lorsque le malade tombe en défaillance, le chirurgien ne doit pas se contenter de lier les vaisseaux par lesquels le sang jaillit, il doit encore le réveiller par des cordiaux, et essuyer avec une éponge imbibée d'eau tiède la surface du moignon, pour l'examiner avec le plus grand soin. Sans cette précaution, une hémorrhagie consécutive pourra le forcer à lever tout l'appareil. (*On amput. of the larger extremities*, p. 475, Monro's works.)

Lorsqu'il n'y aura qu'un suintement des petits vaisseaux, on se contentera de relâcher entièrement le tourniquet et de laver la plaie avec de l'eau froide, suivant le conseil de Bromfield ; ces moyens suffiront pour arrêter l'écoulement, sans qu'on soit obligé d'en venir à de nouvelles ligatures. Les grosses veines fournissent quelquefois beaucoup de sang : je partage l'opinion de Hennen, qui conseille d'en faire la ligature. (*On milit. surg.*, p. 264.) Toutefois, elle n'est pas indispensable dans les cas ordinaires, et je ne serais pas disposé à imiter Hey, qui liait presque toujours la veine avec l'artère, parce qu'il avait observé quelquefois une hémorrhagie abondante par cette veine. (*Pract. obs. in surg.*, p. 530, ed. 2.) Le célèbre Desault avait adopté la méthode de Hey ; il dit que si on ne lie pas cette veine, et que le bandage de la partie supérieure de la cuisse soit trop serré, le sang régurgite de haut en bas, et l'hémorrhagie se produit, ainsi qu'il nous assure l'avoir vu souvent. Lorsque la veine et l'artère sont réunies ensemble, ce qui s'observe assez fréquemment, il faut introduire dans chacune d'elles une des branches de la pince ; on attire légèrement les vaisseaux qui sont compris dans la même ligature ; mais, s'ils n'étaient pas assez rapprochés, il serait préférable de les lier séparément. (*OEuvres chir. de Desault*, par Bichat, t. II, p. 550, in-8°; Paris, 1801.) On a rarement recours à ce moyen dans les hôpitaux de Londres. Pour moi, je le trouve généralement mauvais, excepté dans quelques cas particuliers ; car une ligature appliquée sur un gros tronc veineux peut produire une inflammation grave du vaisseau lui-même. D'ailleurs, la ligature ne pouvant être faite d'une manière uniforme, à cause de l'interposition de la veine, ne produira pas un effet aussi avantageux sur l'artère. Je renvoie à l'article HÉMORRHAGIE, pour de plus amples détails sur les hémorrhagies veineuses dans les opérations, et sur les moyens employés par Dupuytren dans ces circonstances. Si l'extrémité du grand nerf sciatique dépassait par trop la surface du

moignon, il faudrait le retrancher, ainsi que
le conseille Descot. (*Voy.* Velpeau, *Nouv.
élém. de méd. opér.*, t. I, p. 506.)

### DU PANSEMENT DU MOIGNON.

Les bords de la plaie doivent être réunis
de manière qu'elle ne forme qu'une ligne
droite à la face du moignon; on les maintient rapprochés au moyen de bandelettes
agglutinatives. Telle est la méthode indiquée par Alanson, et adoptée par la plupart des chirurgiens modernes; c'est aussi
celle que conseillent Graefe, Delpech, etc.
(*Normen für die abl. grösser. glied.*, p. 106;
*Chir. clin. de Montp.*, t. II, p. 395; Guthrie, *On gunshot wounds*, p. 208.) On
applique par-dessus les bandelettes et
les ligatures quelques plumasseaux de charpie enduits de cérat, pour prévenir leur
adhérence, qui causerait de l'embarras
au moment de renouveler l'appareil. Je
ne puis pas non plus approuver l'usage
de charger le moignon d'emplâtres, de
plumasseaux, de compresses, de flanel-
les, etc. Pourquoi, d'ailleurs, ne se borne-
rait-on pas aux bandelettes agglutinatives
et à un plumasseau enduit d'un onguent
simple, le tout soutenu par un bandage en
croix et par une bande roulée ordinairement en spirale de haut en bas? Le premier tour de bande doit être placé circulairement autour du bassin, tandis que les
jets suivants descendent jusqu'à l'extrémité
du moignon sur le bandage en croix, appelé
souvent croix de Malte. Il faut avoir soin de
laisser un espace entre chaque bandelette,
et de tenir constamment, pendant l'été, les
bandages humectés avec de l'eau froide.
Par ce moyen, le pus s'écoulera plus facilement, et les parties, sans cesse rafraîchies,
seront moins exposées à l'hémorrhagie et à
l'inflammation.

Sir Astley Cooper assure qu'il est rarement
parvenu à former un bon moignon au-dessus
du coude ou du genou, lorsqu'il n'employait
pas une bande roulée pour prévenir la rétraction des muscles et une suppuration
trop abondante. Après avoir appliqué la
bande et rapproché les téguments, il les
soutient seulement avec trois bandelettes
agglutinatives; une quatrième est placée
autour du moignon pour maintenir les
trois premières. Dans les grandes chaleurs,
il fait usage d'une lotion composée d'eau et
d'alcool. (*Lancet*, vol. I, p. 150.)

Je pense avec Alanson qu'on doit rejeter
l'usage de l'espèce de bonnet dont on recouvrait ordinairement l'appareil, parce
que s'il n'est pas employé avec beaucoup

de précaution, il peut refouler la peau du
moignon de bas en haut, et entretenir une
chaleur considérable. Dans l'hôpital du
Nord, à Londres, les moignons sont très-lé-
gèrement pansés. Liston, qui pratique toujours l'amputation à lambeaux, se contente,
pendant les premières heures, de rapprocher les bords de la plaie, de les maintenir
au moyen de deux ou trois points de suture, et de recouvrir le moignon avec du
linge ou de la charpie imbibée d'eau
froide.

La meilleure position à donner au moignon consiste à le placer sur un petit coussin, la cuisse étant modérément fléchie.
Il faut, autant que possible, ne jamais lever
l'appareil avant le quatrième jour. Sir A.
Cooper trouve même qu'il est préférable
d'attendre au sixième ou huitième jour. Il
se contente, au quatrième jour, d'enlever
une bandelette, afin de donner issue au pus.
(*Voy. Lancet*, vol. I, p. 150.) Monro partage aussi l'opinion de sir A. Cooper à cet
égard, mais il conseille d'enlever plus tôt
les pièces extérieures de l'appareil, dans
le cas où l'odeur de la plaie serait par trop
désagréable. Il est souvent utile de ne pas
toucher aux bandelettes agglutinatives, lors
même qu'on est obligé d'ôter le reste de
l'appareil, mais on doit avoir soin de net-
toyer exactement la surface du moignon.
Ces principes, et beaucoup d'autres, sont
dus au célèbre Monro; leur utilité est incontestable, et l'on ne cessera jamais d'en
reconnaître toute l'exactitude.

La manière de faire les pansements mérite aussi une attention toute particulière.
Ils ne devraient jamais être livrés à des
mains novices; car, si les bandelettes agglutinatives ne sont pas enlevées avec la
plus grande précaution, on est exposé à
rompre les adhérences qui commençaient à
s'établir entre les bords de la plaie. Ainsi
que l'a remarqué Hutchison, si l'on tire la
bandelette à angle droit avec les parties adhérentes, on soulèvera en même temps le lambeau, en séparant les chairs nouvellement
réunies. « Voici, dit-il, le procédé que j'emploie : après avoir détaché l'une des extrémités de la bandelette, je la renverse sur la
partie adhérente et la tire, d'une main, doucement en avant; de l'autre main je presse
sur la peau avec deux doigts, qui la suivent
à mesure qu'elle se détache; je continue
ainsi jusqu'à ce que je sois arrivé sur la
ligne formée par la plaie; opérant ensuite
de la même manière pour l'autre extrémité,
je finis par enlever complétement la bandelette. » (*Pract. obs.*, p. 46.)

Afin d'ôter plus facilement les bandelettes agglutinatives et de rendre cette opération moins douloureuse pour le malade, je conseille, avant de les enlever, de les arroser pendant quelques minutes avec de l'eau chaude, au moyen d'une éponge. Dans les premiers temps on ne doit jamais ôter toutes les bandelettes à la fois, afin de ne pas laisser les bords de la plaie sans soutien. Il faut aussi beaucoup d'adresse et de soin pour ne pas enlever les ligatures avec le reste de l'appareil. Au bout de cinq ou six jours, on peut examiner si quelques ligatures ne sont pas déjà détachées. Pour s'en assurer, le chirurgien tirera sur ces ligatures, plutôt en tordant le fil qu'en l'entraînant trop brusquement. Si cette première traction cause de la douleur, il devra cesser aussitôt toute tentative. On ne doit pas essayer de détacher la ligature placée sur l'artère principale, avant le dixième ou douzième jour, car elle tombe rarement avant le quinzième. Lorsque la ligature a été faite avec un fil de soie de dentiste, et qu'on a coupé les deux extrémités près du nœud, il est inutile de chercher à calmer l'irritation occasionnée par la présence de ces corps étrangers.

J'ai dit précédemment qu'il fallait, dans l'amputation de la cuisse, rapprocher les bords de la plaie de manière à former une ligne transversale sur la surface du moignon ; dans quelques cas, néanmoins, il est plus commode de donner à la ligne de la plaie une direction perpendiculaire. M. B. Bell trouve que cette méthode est la plus convenable pour faciliter l'écoulement du pus. Ce procédé est aussi recommandé par M. C. Bell (*Op. surg.*, v. I), par M. Roux (*Mém. sur la réunion immédiate de la plaie après l'amput.*, p. 11), et par Hennen (*On milit. surg.*, p. 262, ed. 2). D'un autre côté, Hutchison s'élève contre cette méthode, parce que, dit-il, le moignon étant placé sur un coussin, la pression doit tendre à écarter les bords inférieurs de la plaie. (*Pract. obs. on surg.*, p. 37.) Delpech, ayant égard aux suites de la suppuration et à la contraction des cicatrices, préfère, après l'amputation circulaire de la cuisse, rapprocher les bords de la plaie en donnant à la ligne du moignon une direction transversale. Cet auteur fonde cette préférence sur ce que la plupart des ligatures qui produisent la suppuration sont placées sur les branches de l'artère profonde, situées à la partie postérieure du membre. La plus grande contraction a lieu aussi dans le sens de la ligne de la plaie, de telle sorte que le lambeau antérieur se trouve alors très-avantageusement abaissé sur l'extrémité de l'os.

(*Clin. chir. de Montp.*, t. II, p. 395.) M. Velpeau ajoute que les muscles de la partie antérieure de la cuisse se contractent moins que ceux de la face postérieure. Cette remarque sert aussi à expliquer la raison pour laquelle, dans les amputations circulaires de la cuisse, la cicatrice est attirée à la partie postérieure ou interne du membre, de manière que l'os ne se trouve jamais situé au centre du moignon. (Velpeau, *Nouv. élém. de méd. op.*, t. I, p. 505.)

Il est curieux de voir Hutchison rejeter cette méthode précisément pour la raison qui l'a fait adopter à M. Dupuytren, à M. Roux, et à quelques autres chirurgiens. Ceux-ci ont la précaution de ne jamais rapprocher entièrement l'angle inférieur de la plaie, afin que les matières puissent s'écouler facilement. (*Mém. cité*, p. 14.) M. Velpeau nous apprend que pour obtenir un écoulement plus facile du pus, les chirurgiens français préfèrent avoir un des angles de la plaie en avant, et l'autre en arrière. (*Nouv. élém. de méd. op.*, t. I, p. 509.) Dupuytren observe que la règle générale pour rapprocher les chairs à la surface du moignon consiste à les pousser les unes vers les autres dans le sens du plus petit diamètre du membre, lorsqu'on a fait une amputation circulaire ; de manière à appliquer les lambeaux l'un contre l'autre, par leur face saignante, si l'on pratique une amputation à lambeaux ; et de manière à réunir la plaie suivant le grand diamètre de l'ovale qu'elle représente, si l'on a procédé par la méthode oblique. (T. IV, p. 416.)

Alanson disait que la plaie se trouve alors immédiatement au-devant de l'extrémité de l'os dont la pression sur les parties tend à développer l'ulcération. Cependant j'ai vu quelquefois, à l'hôpital Saint-Barthélemy, un excellent moignon résulter de la réunion perpendiculaire des bords de la plaie. Dans un cas d'amputation où je servais d'aide à Ramsden, à l'hôpital du Christ, les bords de la plaie furent rapprochés suivant la méthode ordinaire ; mais, comme l'extrémité de l'os semblait exercer une forte pression contre la peau, ce qui n'arrivait pas lorsqu'on donnait à la plaie une autre direction, on pansa le moignon suivant cette dernière indication. Hey exprime ainsi son opinion à ce sujet : « On peut mettre en contact les téguments et les muscles, soit en réunissant les faces antérieure et postérieure, soit en rapprochant les deux côtés de la plaie. Dans le premier cas, les muscles postérieurs se rétractent insensiblement, et les téguments de la face antérieure du moignon peuvent recouvrir plus complétement l'extrémité de l'os. Par le second procédé, les téguments et les muscles sont plus facilement réunis. On doit donc lui donner la préférence lorsqu'il n'a pas été possible de ménager une assez grande quantité de parties molles. » (*Pract. obs. on surg.*, p. 533, ed. 2.)

Malgaigne fait observer que les inconvénients sont les mêmes, que la ligne offre une direction transversale ou perpendiculaire. Dans le premier cas, il reste en bas une espèce de cul-de-sac où s'amasse le pus ; dans le second, l'angle inférieur de la plaie se trouve comprimé par le coussin qui supporte le moignon. Peut-être vaudrait-il mieux, dit ce chirurgien, donner la préférence à la ligne oblique. (*Voy.* Malgaigne, *Man. de méd. opér.*, p. 298.)

Presque tous les chirurgiens anglais ont adopté, depuis longtemps, le procédé qui consiste à rapprocher les bords de la plaie afin d'obtenir la réunion par première intention ; il est généralement suivi dans le traitement des plaies occasionnées par un instrument tranchant. C'est le plus beau fleuron de la chirurgie anglaise et ce qui assure principalement sa supériorité. Cependant Larrey n'approuve pas la réunion immédiate dans les cas d'amputation ; il se contente de rapprocher légèrement les bords de la plaie au moyen d'une compresse qui la recouvre tout entière, et qui est percée de trous pour donner issue au pus. Cette compresse est assujettie par une bande médiocrement serrée. (*Mém. de chir. mil.*, t. III, p. 379.)

M. Roux, à son arrivée dans ce pays, fut étonné de voir les chirurgiens anglais si fortement attachés à la réunion par première intention, qu'ils l'employaient constamment après l'amputation ; il s'exprime ainsi : « *C'est également abuser de la réunion immédiate que de l'appliquer, en toute circonstance, à la plaie qui résulte de l'amputation des membres. J'entends parler de l'amputation dans la continuité des membres, et plus particulièrement de l'amputation circulaire.* » (p. 128, *Parallèle de la chir. anglaise avec la chir. française.*) On s'étonne que M. Roux ait oublié de mentionner dans son livre les avantages qu'on obtient en n'affrontant pas les bords de la plaie, et qu'il n'ait pas donné la raison qui lui fait blâmer l'emploi exclusif d'une méthode dont la supériorité est chaque jour démontrée dans tous les hôpitaux de Londres. Il est vrai qu'il ne condamne pas entièrement cette pratique, qu'il trouve convenable dans certaines circonstances ; il ne veut pas

qu'on y ait recours exclusivement. (P. 130. Voy. aussi *Mém. et obs. sur la réunion immédiate de la plaie après l'amputation*, etc.; Paris, 1814.)

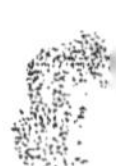

Dans cet ouvrage M. Roux démontre très-évidemment tous les avantages de la réunion immédiate après l'amputation circulaire de la cuisse ; mais il ne veut pas qu'on l'étende aux autres cas d'amputation. Il ne la rejette pas d'une manière absolue lorsqu'il s'agit du bras : seulement il la trouve moins nécessaire que pour la cuisse, parce que l'amputation de ce dernier membre est beaucoup plus dangereuse que celle du premier, etc. (p. 45). Tels sont les raisonnements où de faux principes ont conduit cet auteur, qui pense que la réunion immédiate est aussi contre-indiquée après les amputations nécessitées par des blessures dans lesquelles les parties ont été écrasées (p. 48), et lorsque le membre s'est trouvé gravement lésé (p. 50). M. Roux pense néanmoins que, dans cette dernière circonstance, on pourrait pratiquer l'opération à lambeaux suivant la méthode de Desault, et tâcher d'obtenir la réunion immédiate ; il assure l'avoir employée une fois avec succès (p. 51). Dupuytren ne voulait pas non plus qu'on fît la réunion par première intention dans tous les cas d'amputation ; mais il désirait une sage réforme. A l'article BLESSURE, je parlerai des principes sur lesquels reposent les opinions de ce grand praticien. Dubois a fait usage de ce procédé avec autant de succès que les chirurgiens de Londres. Richerand s'exprime ainsi en parlant de cette méthode : « Elle est préférable à l'ancienne, quel que soit le point de vue sous lequel on l'envisage. La réunion est plus prompte, puisque quelques jours suffisent pour l'obtenir. Une femme à laquelle je fis, en 1810, l'amputation de la cuisse, guérit en huit jours, etc. Non-seulement on obtient une guérison plus prompte, avantage précieux, surtout lorsque le malade, réduit au dernier degré de marasme, supporterait difficilement une longue suppuration ; mais, par la réunion immédiate, on évite encore de grandes douleurs : le lambeau de chair dont on recouvre la surface du moignon irrite aussi beaucoup moins que la charpie la plus douce, etc. Trois ans se sont écoulés depuis la publication de cet ouvrage. Pendant ce temps, j'ai eu l'occasion de pratiquer plus de cent cinquante amputations, et je me suis convaincu de plus en plus de l'utilité de la réunion immédiate. » (*Nosog. chir.*, p. 475-477, 4e éd.)

Cependant, malgré les éloges qu'ils donnent à cette méthode, Richerand et les principaux chirurgiens français ne l'employaient pas dans certains cas ; par exemple, lorsque les membres ont été fracturés par un coup d'arme à feu, ou lorsque les plaies sont atteintes de pourriture d'hôpital. Il est rare, dit Richerand, qu'elle réussisse dans ces cas ( p. 478). Il est vrai que les amputations faites après les blessures d'armes à feu sont généralement plus difficiles à guérir que dans la plupart des autres cas ; mais on ne saurait nier que la réunion immédiate ne procure une guérison plus ou moins complète : pourquoi dès lors ne pas chercher à l'obtenir ? Elle n'expose à aucun danger ; on ne peut rien tenter de plus avantageux ; si elle ne réussit pas, quel mal peut-il en résulter ? La plaie guérira par suppuration, et les bourgeons charnus se développeront aussi promptement que si elle eût été tamponnée de charpie et laissée ouverte ; mais la guérison sera moins avantageuse que si elle eût été produite par la réunion immédiate, le meilleur moyen connu de nos jours. Les cas pour lesquels Richerand rejette la réunion par première intention sont précisément ceux dans lesquels Dupuytren conseille particulièrement cette méthode. (Voy. *Leç. or.*, t. IV. p. 419.) Delpech est si convaincu de la nécessité du rapprochement immédiat des bords de la plaie lorsqu'il y a pourriture d'hôpital, qu'il engage, pour mieux atteindre ce but, à couper les ligatures près des nœuds.

D'après ce qui vient d'être dit, il paraît que la réunion immédiate après les amputations est moins généralement adoptée en France qu'en Angleterre ; ce qui tient probablement à ce que cette découverte y est plus nouvellement introduite que chez nous. Il n'est point d'invention, quelque utile qu'elle soit, qui ne subisse pendant un certain temps toute l'opposition des préjugés ; mais une méthode d'une aussi grande importance que celle dont nous parlons doit toujours finir par recevoir une approbation universelle. La préférence exclusive que nous donnons à la réunion immédiate tient à la conviction que nous avons de sa supériorité sur tous les autres procédés ; elle me paraît aussi renfermer la preuve de l'excellence de la chirurgie anglaise relativement au pansement des plaies. Les observations de Roux et de Richerand tendent à prouver que ces auteurs n'ignoraient point entièrement les avantages de cette méthode, puisqu'ils la recommandent dans certaines circonstances ; mais la lenteur qu'ils mettent à l'étendre à tous les cas d'amputation ne prouve pas en faveur du parallèle qu'ils font entre la chirurgie française et la chirurgie anglaise.

Le célèbre Dupuytren redoutait beaucoup l'accumulation du pus lorsque la réunion immédiate avait eu lieu dans toute l'étendue de la plaie ; pour prévenir cet inconvénient, il laissait ouvert l'angle inférieur du moignon, dans lequel il plaçait même quelquefois des tentes de charpie ; il y faisait aussi aboutir toutes les ligatures, dont il laissait pendre les extrémités réunies en faisceau, ainsi qu'il a déjà été dit plus haut. Ce faisceau favorise l'écoulement des matières purulentes et prévient la formation d'abcès dans les parties profondes du moignon. On réunit la plaie par première intention dans presque toute son étendue, et la suppuration n'a lieu que dans le trajet des ligatures. Ordinairement, aussitôt que celles-ci tombent, la suppuration cesse immédiatement. (Voy. *Leç. or.*, t. IV, p. 416.)

Dans quelques cas, cependant, les emplâtres et les bandages compriment tellement le moignon, qu'on est forcé d'enlever l'appareil et d'appliquer des cataplasmes émollients ; c'est là une vérité dont tout médecin éclairé doit être parfaitement convaincu. Il faut agir ainsi toutes les fois qu'il survient une tension, une inflammation ou une suppuration considérables, ou lorsqu'il se développe des abcès flegmoneux aigus. Il n'y a aucune utilité à maintenir les bords de la plaie fortement rapprochés quand il n'y a plus aucun espoir d'adhésion, et que le moignon peut guérir au moyen de bourgeons charnus. Guthrie conseille de ne pas insister sur la réunion immédiate au moyen des bandelettes agglutinatives, des compresses et des bandages, lorsqu'on a été obligé d'amputer dans les tissus malades, comme dans la plupart des amputations nécessitées par les fractures compliquées de la cuisse. Il recommande aussi, pour éviter la saillie de l'os, d'en faire la section un pouce plus haut qu'on ne l'aurait pratiquée dans d'autres circonstances, et de couper les ligatures près du nœud, afin de diminuer les causes d'irritation. On abaisse les chairs en les fixant au moyen d'une bande roulée, peu serrée, afin qu'elles ne pressent pas contre l'os. On introduit entre les bords de la plaie un peu de charpie fine enduite de cérat ou d'huile ; une compresse et une croix de Malte, soutenue par quelques tours de bande, terminent le pansement. « J'ai quelquefois, dit Guthrie, employé une ou deux bandelettes agglutinatives pour rapprocher les bords de la plaie, sans néanmoins les mettre en contact. On peut agir ainsi lorsque les parties sont peu malades; mais quand le moignon devient douloureux, il faut couper ces bandelettes et recourir aux cataplasmes émollients. Lorsqu'il se formait une escharre sur une portion de la plaie, j'ai toujours employé avec succès l'alcool camphré seul ou combiné, avec une solution aqueuse d'opium. » (*On gunshot. wounds*, p. 104.)

Guthrie a consigné dans son excellent ouvrage les raisons qui l'ont empêché d'adopter la réunion immédiate dans certains cas qu'il a décrits. Ses remarques à ce sujet méritent la plus sérieuse attention; et, quoiqu'elles ne prouvent pas plus que les objections de M. Roux (*Mém. sur la réunion imméd. de la plaie après l'amp.*, in-8°; Paris, 1814) en faveur de la non-réunion immédiate après l'amputation dans les cas de fractures compliquées et de mauvaise nature, on y trouve néanmoins quelques observations fort justes sur les mauvais effets qui résultent d'une trop forte pression exercée sur le moignon. Quant à moi, je n'ai pas encore rencontré un seul cas d'amputation où les chirurgiens eussent dû négliger la réunion des bords de la plaie immédiatement après l'opération pour en obtenir la guérison par première intention.

### ACCIDENTS QUI SURVIENNENT A LA SUITE DE L'AMPUTATION.

Divers accidents graves peuvent survenir à la suite de l'amputation; tels sont, par exemple, le spasme du moignon, le tétanos, l'hémorrhagie, l'inflammation vive de la plaie, celle de la membrane médullaire, des abcès et des sinus profonds, la nécrose (*Voy.* Phillips, *in Lond. med. gaz.*, 1833-34, p. 189.), la saillie de l'os, la phlébite, le développement d'abcès dans les viscères et dans d'autres parties du corps, la pourriture d'hôpital, la *névrome*. De ces différentes complications qui peuvent entraver la guérison, faire endurer au malade des douleurs intenses et prolongées, ou même occasionner sa mort, quelques-unes sont communes à la fois à l'amputation et à beaucoup d'autres opérations; les autres sont particulières aux cas dont nous nous occupons. Quelques-uns de ces accidents sont dus à des causes internes; les autres se développent sous l'influence de causes externes. (*Voy.* Dupuytren, *Leç. or.*, t. IV, p. 425.) Je ne parlerai ici que d'une partie de ces complications; les autres se rapportent directement aux articles POURRITURE D'HÔPITAL, NÉCROSE, PHLÉBITE, MOIGNON, SUPPURATION et TÉTANOS.

### HÉMORRHAGIE APRÈS L'AMPUTATION.

Deux espèces d'hémorrhagie peuvent survenir après l'amputation; on les distingue selon le temps auquel elles se manifestent. La première arrive environ vingt-quatre heures après l'opération, lorsque la fièvre inflammatoire se déclare, et par conséquent au moment où la circulation est très-active. Il est donc prudent de laisser continuellement auprès du malade un aide chargé d'examiner souvent le moignon et d'appliquer le tourniquet jusqu'à ce qu'elle ait cessé complétement. A défaut d'un aide intelligent, ce qui doit arriver fréquemment dans les campagnes, on laisse le tourniquet appliqué, mais relâché, et on recommande au garde-malade, ou au malade lui-même, de tourner la vis de cet instrument, et de la serrer si l'hémorrhagie venait à paraître. Cette mesure ne peut présenter aucun inconvénient, et souvent, pour avoir négligé ce moyen, on a laissé périr les malades, comme j'en ai vu moi-même plusieurs exemples.

Cette espèce d'hémorrhagie survient fréquemment à la suite d'une pression exercée sur le moignon par un bandage trop serré, qui, selon la juste remarque de Monro, empêche le retour du sang par les veines cutanées; le sang contenu dans les artères, qui s'anastomosent avec elles, éprouve alors une résistance plus grande; le cœur et les gros troncs artériels se dilatent davantage, se contractent avec force, et en poussent une plus grande quantité dans les autres branches qui, coupées lors de l'amputation, laissent passer celui qu'elles renferment: de là une hémorrhagie. On doit condamner l'usage de serrer trop fortement le moignon; et, toutes les fois qu'il y a un suintement de sang, le chirurgien doit s'assurer si la pression du bandage ou du tourniquet ne gêne point la circulation dans les veines superficielles. Si le sang ne vient pas d'une artère considérable, on parvient quelquefois à l'arrêter en appliquant une compresse imbibée d'eau froide. Lorsque ce moyen réussit, on évite l'inconvénient de lever l'appareil et d'ouvrir la plaie. Mais souvent il est insuffisant; on est obligé de la rouvrir afin de lier les vaisseaux d'où provient le sang. Ce procédé occasionne de la douleur, et lorsque l'appareil est resté appliqué assez longtemps pour que l'inflammation se soit développée dans le moignon, rien n'égale les souffrances que le malade éprouve. Ceci montre combien il est important de lier tous les vaisseaux qui peuvent occasionner l'hémorrhagie.

L'usage général est de réunir les bords de la plaie et d'appliquer l'appareil aussitôt après avoir fait la ligature des vaisseaux. Dupuytren s'est écarté de cette méthode en ne faisant le pansement qu'après avoir laissé couler le sang pendant une ou plusieurs heures. Après la ligature des vaisseaux et l'application d'une compresse assujettie par quelques tours de bande médiocrement serrée, on place le malade dans son lit. La méthode de Dupuytren est fondée sur ce que souvent l'hémorrhagie se déclare peu de temps après l'opération, et sur la nécessité de lever alors l'appareil, qui peut aisément lui-même masquer l'écoulement du sang et ne le laisser apercevoir que lorsqu'il a été porté à un degré extrême. Il arrive fréquemment que la syncope ou une faiblesse considérable empêche les artères de fournir du sang; mais lorsque, après deux ou trois heures, la circulation s'est rétablie, elles peuvent en donner en très-grande quantité. Depuis l'instant où Dupuytren eut apporté ces modifications à la manière générale de panser les plaies après l'amputation, il n'eut plus à craindre l'hémorrhagie chez aucun de ses malades. (Voy. *Leç. or.*, etc., t. IV, p. 412.) Liston est aussi dans l'habitude de ne faire le pansement qu'après six ou huit heures, ou lorsque tout suintement sanguinolent a cessé. Pendant cet intervalle il se borne à appliquer sur la plaie une compresse de charpie trempée dans l'eau froide. (*Voy.* Liston, *Elém.*, part. III, p. 368.)

La seconde espèce d'hémorrhagie dépend de l'ulcération des artères; elle peut arriver quelques heures, quelques semaines, ou même plusieurs mois après l'opération, et lorsque toutes les ligatures sont tombées et que le malade paraît presque guéri. Bromfield rapporte deux cas de cette espèce. (Vol. 1, p. 307.) J.-L. Petit a vu un malade chez lequel l'hémorrhagie n'était survenue que vingt jours après l'amputation de la cuisse pratiquée très-haut. Dupuytren parle d'un cas observé à la Charité, et dans lequel l'hémorrhagie ne se manifesta que deux mois après l'amputation de la jambe : le sang s'écoulait par une ouverture fistuleuse du moignon, suite d'une ulcération de la paroi de l'artère poplitée. (Voy. *Leç. or.*, etc., t. IV, p. 426.) Depuis qu'on a pris l'habitude de recouvrir le moignon des téguments sains, cet accident est beaucoup moins fréquent qu'autrefois. Lorsque le sang provient d'un gros vaisseau, il n'y a pas d'autre moyen, pour sauver le malade, que de le mettre à découvert et d'en pratiquer la ligature. Il est quelquefois plus facile de lier le tronc artériel que les branches qui en naissent, et d'où provient l'hémorrhagie.

Hey parle d'une espèce particulière d'hémorrhagie : « J'ai vu, dit-il, après l'amputation les téguments se contracter au point de comprimer les veines immédiatement au-dessus de l'extrémité du moignon, et occasionner, quelques heures après, une hémorrhagie abondante. Quand j'étais convaincu que cette hémorrhagie était veineuse, je pratiquais sur la peau une incision qui faisait cesser la constriction, et l'écoulement s'arrêtait aussitôt. (P. 530, ed. 2.)

Je n'ai jamais vu d'hémorrhagie qu'on pût attribuer positivement à une contraction des téguments. Hennen cite un cas seulement dans lequel l'hémorrhagie cessa après qu'on eut desserré le bandage et humecté les compresses avec de l'eau froide. (*On milit. surg.*, p. 264, ed. 2.) On ne peut conclure de ce fait que l'hémorrhagie fût causée plutôt par la pression des téguments que par celle du bandage sur les veines. L'ouvrage vraiment pratique de Guthrie renferme d'excellentes observations sur l'hémorrhagie, qui est due souvent aux escharres du moignon ou à l'ulcération d'une artère. Il n'est pas toujours facile, dit cet auteur, de reconnaître le vaisseau qui fournit du sang, ni d'arrêter l'hémorrhagie quand on l'a découvert; car si l'ulcération n'a pas cessé, et que l'extrémité de l'artère dont on veut faire la ligature ne soit pas parfaitement saine, on ne peut espérer la guérison. Le vaisseau est bientôt coupé par la ligature; celle-ci tombe, et l'hémorrhagie se reproduit, ou bien il s'ouvre une autre branche dont on fait la ligature avec aussi peu de succès. Après cette suite de ligatures et d'hémorrhagies, le malade succombe. Dans ces cas, on a plus souvent réussi en faisant une incision sur l'artère principale, qu'en pratiquant une seconde amputation; mais, dans d'autres circonstances, ce premier moyen est insuffisant, et l'amputation est la seule ressource qui reste, quoiqu'elle ne soit pas toujours couronnée de succès. Guthrie pense que, dans la plupart des cas, on doit d'abord lier l'artère; et, si ce moyen ne réussit pas, il conseille de recourir à l'amputation. Cependant il n'est pas d'avis qu'on doive indifféremment faire la ligature de l'artère, puisque les règles relatives à l'anévrisme ne sont plus applicables, et qu'il s'agit d'un vaisseau blessé ayant une ouverture extérieure. « L'opération offre moins de chances de succès à la cuisse qu'au bras, surtout si le sang est fourni par l'artère principale du mem-

bre ; car la branche d'où procède l'hémorrhagie peut venir de la profonde ; et si,
dans cette supposition, l'artère est liée vers
le pli de l'aine, on pratique une opération
fort grave, et qui probablement ne sera pas
suivie de succès. En effet, la circulation se
rétablira complétement dans le moignon au
moyen des artères anastomotiques, et l'hémorrhagie reparaîtra bientôt. Si c'est l'artère
fémorale qui donne le sang, et que la ligature soit faite sur un point élevé, il est encore probable que l'hémorrhagie ne tardera
pas à se manifester de nouveau. Pour obvier à ces accidents, on doit examiner avec
soin le point d'où part le sang, et mesurer
quelle est la distance la plus courte entre la
surface de la plaie et l'endroit où la compression peut arrêter l'hémorrhagie. C'est
vers ce point qu'il faut placer la ligature,
pourvu toutefois qu'il ne se trouve pas dans
la sphère d'inflammation du moignon. (*On
guns. wounds*, p. 105-106.) Jusqu'ici cette
règle me paraît excellente et digne d'attention ; mais lorsque l'hémorrhagie ne peut
être arrêtée qu'en comprimant l'artère dans
l'aine, je doute que l'amputation soit préférable à cette autre opération moins grave,
surtout si l'on s'est assuré de l'efficacité
d'une ligature au-dessus de la profonde,
en la comprimant d'abord, ainsi que le recommande Guthrie.

Voici le conseil que donne Hey dans ce
cas : « Lorsque, à la suite de contusions
considérables, on est obligé de pratiquer
l'amputation d'un membre, la plaie se cou-
vre d'escharres et prend un mauvais aspect,
quoique l'opération ait été faite sur des parties saines en apparence ; il ne se développe pas de bourgeons charnus pour recouvrir l'extrémité des artères ; les ligatures
coupent les vaisseaux ou cessent de les serrer suffisamment : de là des hémorrhagies.
Cette circonstance est grave et dangereuse ;
car, si on fait de nouvelles ligatures sur les
artères, l'hémorrhagie reparaît souvent au
bout de quelques jours. Dans ces cas, White
(*cases in surgery*) conseille l'application
d'une éponge sèche coupée transversalement ; ce moyen peut être très-avantageux
et a quelquefois sauvé la vie du malade.
Mais, jusqu'à ce que les bourgeons charnus
se soient développés, et qu'on n'ait plus à
craindre l'hémorrhagie, on doit sans cesse
faire exercer une légère pression sur les
éponges par des aides qui se renouvellent ;
ce procédé est de la plus haute importance
après l'amputation de la jambe ou de la
cuisse, où les gros vaisseaux sont situés profondément. Les vaisseaux du bras au-dessus du coude étant plus superficiels, on peut

facilement saisir l'artère principale avec un
peu de chair au-dessus de la plaie, en faisant préalablement une incision sur les téguments. Mon collègue, M. Logan, a deux
fois employé ce moyen avec un plein succès, après avoir fait en vain plusieurs ligatures à la manière ordinaire.

« Lorsque le moignon paraît fongueux et
de mauvaise nature, on aura recours, avec
beaucoup d'avantage, à l'application de plumasseaux de charpie imbibés d'un liquide
composé de parties égales de jus de citron
et d'alcool rectifié ; sous l'influence de ce
moyen la plaie prend bientôt un meilleur
aspect. » (P. 536-37, ed. 2.)

L'inflammation et la suppuration des artères du moignon dispose particulièrement
à l'expulsion du caillot de sang, et par conséquent à une hémorrhagie secondaire.
L'ulcération d'une artère peut être occasionnée par une inflammation qui entretient
de la suppuration autour du vaisseau. A l'é-
poque où s'opère la chute des ligatures, on
doit examiner avec le plus grand soin s'il
ne se manifeste aucun signe d'hémorrhagie
secondaire. (*Voy.* Dupuytren, *Leç. or.*, t. IV,
p. 428.) Ainsi que le fait remarquer très-
judicieusement Dupuytren, ces hémorrhagies consécutives sont beaucoup plus difficiles à arrêter que celles qui surviennent
immédiatement ou peu de temps après l'amputation. Le tissu cellulaire a perdu sa souplesse et sa flexibilité naturelles ; il est si
altéré et si épais, que chaque ligature en a
bientôt opéré la section. Il est aussi très-
difficile de lier immédiatement l'artère,
parce que, ses tuniques adhérant aux parties voisines, on ne peut ni les saisir ni les
attirer au-dehors ; ou bien elles se déchi-
rent sous le moindre effort de traction
exercé par les pinces. Quant à la compression permanente, elle est souvent inefficace
et trop douloureuse. Dans de semblables
circonstances, le parti le plus sage est donc
de lier l'artère principale à quelque distance
au-dessus du moignon. (*Op. cit.*, vol. IV,
p. 429.) C'est ainsi qu'après une amputation
de la jambe où l'hémorrhagie secondaire
s'était reproduite malgré les ligatures répétées, et même l'emploi du cautère actuel,
Dupuytren obtint une guérison parfaite en
liant l'artère crurale vers le tiers moyen de
la cuisse. Ce procédé a réussi plusieurs
fois à d'autres chirurgiens. Liston nous apprend qu'il y a eu recours dans un assez
grand nombre de cas, et toujours avec succès. (Voy. *Elem.*, part. III, p. 371.) Cet auteur signale une espèce d'hémorrhagie secondaire qui ne consiste pas dans un jet
artériel, mais dans un suintement lent et

continuel provenant des cavités ulcéreuses situées autour de l'extrémité de l'os. Liston attribue cette hémorrhagie à l'action morbide du tissu réticulaire de l'os; il conseille d'enlever les caillots et de remplir la cavité de charpie en exerçant une compression assez forte. (*Voy.* Liston's *Elem.*, part. III, p. 372.)

Voici quelques détails donnés par Reese dans l'édition américaine de cet ouvrage sur une nouvelle manière d'amputer la cuisse; je ne doute pas qu'elle ne soit rejetée comme plus longue et plus douloureuse que l'amputation à lambeaux, telle qu'on la pratique ordinairement à l'hôpital du collège de l'Université.

Il y a quelques années, dit Reese, J.-B. Davidge, professeur à l'université de Maryland, a proposé une nouvelle méthode à deux lambeaux qui offre plusieurs avantages réels.

On fait avec le grand couteau à amputation, sur le côté externe et interne de la cuisse, deux incisions demi-circulaires qui embrassent le membre, excepté dans l'étendue d'environ un pouce, antérieurement et postérieurement. Après avoir calculé l'étendue nécessaire des lambeaux qui doivent avoir une longueur égale à celle du demi-diamètre du membre, le chirurgien pratique avec le scalpel deux autres incisions en forme de V; elles commencent au-dessus du milieu de l'espace resté libre sur les faces antérieure et postérieure, et viennent se terminer à chacune des extrémités des deux premières incisions demi-circulaires. On dissèque alors la peau des lambeaux en arrière jusqu'à ce qu'ils aient une longueur un peu plus grande que celle du demi-diamètre du membre, à cause de la rétraction qui peut avoir lieu. Reprenant ensuite le grand couteau, on incise circulairement jusqu'à l'os, qui est dénudé dans l'étendue d'un pouce ou deux; on applique le rétracteur, et l'os est scié au niveau des chairs divisées; liant ensuite les artères, abaissant les muscles et disposant les ligatures de manière à ce qu'elles sortent par les angles supérieur et inférieur de la plaie, on rapproche les lambeaux, et on les maintient en contact au moyen de bandelettes agglutinatives sur lesquelles on applique un bandage en croix, une bande roulée, etc.

Cette méthode permet de scier l'os à environ un pouce au-delà de la surface de la plaie : les lambeaux ayant été coupés en haut et en bas, les angles de la plaie n'offrent plus cette espèce de poche aussi inutile qu'incommode qu'on observe à la suite de l'amputation circulaire pratiquée suivant la méthode ordinaire. J'ai vu Davidge et d'autres chirurgiens faire cette opération avec le plus grand succès. La plaie se réunit par première intention, sans aucun des obstacles si fréquents dans l'amputation à lambeaux ordinaire. Je lui donne aussi la préférence pour le bras, à moins toutefois que le membre ne soit très-amaigri.

### DE LA SAILLIE DE L'OS.

Suivant Louis, on peut, en général, éviter cet accident en incisant d'abord les muscles superficiels, et en divisant ensuite ceux qui adhèrent à l'os; ils ne doivent être coupés qu'après leur rétraction complète; on la favorise en n'appliquant autour du membre ni bande ni tourniquet. Ces muscles sont : le crural, les vastes interne et externe, et les adducteurs. De cette manière, on peut scier l'os trois doigts plus haut que si l'on eût incisé d'un seul coup toutes les parties molles. Louis pense que la saillie n'aura jamais lieu, si l'on a soin de recouvrir l'os immédiatement avec les chairs : cette proposition est incontestable. Le même auteur en émet une autre qui ne me paraît pas moins exacte que la première, lorsqu'il dit que la quantité de peau ménagée pendant l'opération n'empêche ni ne favorise la saillie de l'os. (Voy. *Mém. sur la saillie de l'os après l'amputation* dans les *Mém. de l'Acad. de chir.*, t. V, p. 273, éd. in-12.) Suivant moi, l'un des arguments les mieux fondés en faveur de l'amputation à lambeaux de la cuisse, c'est que, par ce procédé, on évite presque toujours la saillie de l'os.

Ainsi que le fait très-judicieusement observer Guthrie, la saillie qui survient après la chute des escharres, ou par toute autre circonstance, peut arriver quelquefois sans qu'il y ait de la faute du chirurgien; mais cet auteur pense qu'on peut presque toujours l'éviter en observant les règles suivantes : 1° laisser les téguments adhérents aux muscles, au lieu de les disséquer pour les renverser ensuite; 2° après avoir divisé les muscles obliquement en haut et en dedans, ou même directement, les détacher de l'os, de manière que celui-ci se trouve au fond du cône; 3° scier l'os très-haut, maintenir appliquée sur la cuisse une bande dont on fait passer un jet autour du bassin, et continuer son emploi jusqu'à la fin du traitement, afin d'empêcher la rétraction des muscles. Lorsque aussitôt après l'opération, continue Guthrie, le chirurgien s'aperçoit que l'os ne peut être entièrement

13

recouvert, il doit s'empresser de le scier plus haut et de n'en laisser que la longueur convenable. Il peut alors réparer son erreur beaucoup plus facilement que s'il attendait plus longtemps. (*On gunshot wounds*, p. 109.) J'approuve entièrement ce conseil de Guthrie ; il s'accorde parfaitement avec mes opinions. Pour la manière d'appliquer le bandage, et de maintenir les parties molles avec les bandelettes agglutinatives, afin de s'opposer à la saillie de l'os, on peut consulter les observations de Whrigth. (*Voy.* Bromfield's *Chir. cases*, etc., vol. I, p. 177.)

Après avoir dit que le meilleur moyen de prévenir la saillie de l'os est de conserver, pour le recouvrir, une portion de muscles suffisante, surtout de ceux qui lui sont adhérents, il nous reste à parler des moyens de remédier à cet accident.

Lorsque l'extrémité du fémur fait saillie, elle empêche la cicatrisation, et se trouve bientôt elle-même frappée de nécrose. Alors quelquefois l'os s'exfolie, la partie nécrosée se détache, et la guérison s'opère. Mais on ne peut considérer ce résultat comme certain ; car il arrive souvent qu'après la chute de la partie nécrosée l'os est encore trop long, et l'extrémité du moignon trop conique pour supporter la pression d'une jambe de bois. Si néanmoins la saillie était légère, et que le cône ne fût pas très-considérable, il vaudrait toujours mieux abandonner à la nature le soin de déterminer la chute de la partie exfoliée qui fait saillie. Dans le cas contraire, la section de toutes les parties qui ne peuvent être recouvertes par les téguments, est, s'il est bien exécuté, le meilleur moyen à employer pour obtenir la guérison.

Cette nouvelle opération est très-désagréable pour le chirurgien, parce que les malades peuvent supposer, avec raison, que la première avait été mal pratiquée. Je ne cesserai donc de répéter avec Louis, que le meilleur moyen de prévenir la saillie de l'os consiste à inciser les muscles profonds un peu plus haut que les superficiels ; de cette manière, l'os se trouve en dedans des parties molles. Si les téguments n'étaient pas suffisants pour le recouvrir exactement, il faudrait en dénuder une autre portion et la scier sur-le-champ.

Quoiqu'une seconde amputation soit beaucoup plus grave et plus douloureuse que la première, cependant, ainsi que le fait observer Hennen, elle est quelquefois nécessitée par l'existence d'un ostéo-sarcome, d'une nécrose étendue, d'abcès dans le canal médullaire, d'une fêlure que l'on ne soupçonnait pas, d'un ulcère rongeant, d'une forte saillie de l'os, jointe à une altération très-étendue du périoste, quand la nature paraît impuissante pour guérir ces maladies. « Si la santé est bonne, si les chairs ne sont pas détachées de l'os, et si elles n'ont pas l'aspect de viandes bouillies, on pourra confier la guérison aux efforts de la nature, en ayant soin, toutefois, de l'aider par l'emploi convenable d'un bandage approprié, et quelquefois au moyen de la scie ; mais s'il se manifeste de l'insomnie, des douleurs intenses, des bouffées de chaleur, de la diarrhée ; si le moignon est dur et tuméfié, symptômes qui annoncent la fièvre hectique ; si les fonctions sont dérangées, et s'il se dépose autour du moignon une matière osseuse en forme de tumeur, le meilleur moyen, dans ce cas, est de pratiquer l'amputation près du tronc. » (*Princ. of milit. surg.*, p. 266, ed. 2.)

### NÉVRÔME APRÈS L'AMPUTATION.

Quelquefois on est obligé de faire une seconde amputation pour une névrôme des nerfs du moignon : cet accident a été signalé par Molinelli, Morgagni, Lower, Arnemann et Prochaska ; il est toujours accompagné de douleurs excessives, d'une extrême irritabilité de la partie, et assez souvent de la rétraction de la peau et de la saillie de l'os. Suivant Liston, les névrômes sont plus fréquentes après l'amputation du bras et de l'avant-bras qu'après les autres amputations. Il trouve néanmoins cette affection plus rare aujourd'hui qu'elle ne l'était autrefois : ce qu'il attribue à l'emploi fréquent de l'amputation à lambeaux, et à la manière de lier les artères qui sont seules comprises dans la ligature. Je n'ai jamais vu de *névrôme* à la suite de l'amputation de l'avant-bras, quoiqu'elles eussent toutes été pratiquées d'après la méthode circulaire. Sir Astley Cooper parle d'un moignon de la partie supérieure du bras, sur lequel on découvrit, près de l'aisselle, une tumeur qu'on ne pouvait toucher sans faire éprouver au malade des mouvements semblables à ceux que produit l'électricité. Comme l'os faisait saillie, l'amputation fut pratiquée dans l'articulation scapulo-humérale. Dans un autre cas d'amputation de la jambe, le moignon était le siége de douleurs vives et d'une irritation extrême, causées par une névrôme ; A. Cooper fit cesser en partie cet état en coupant l'extrémité du nerf tibial postérieur. Lorsque ce moyen présente quelques chances de succès, il faut toujours le préférer à l'amputation. Dans un troisième cas, on avait cédé aux instances du malade et pratiqué une seconde fois l'amputation ; en examinant la partie retranchée on trouva une augmentation de volume des nerfs qui formaient une espèce de ganglion situé sur l'extrémité de l'os. Ce ganglion avait produit un tel degré d'irritation, qu'il était impossible de toucher une partie du moignon sans exciter une sorte de secousse électrique. Un malade, admis à l'hôpital de Middlesex, fut amputé une seconde fois, parce que le premier moignon avait été atteint d'une affection semblable. On trouva un ganglion ou plexus nerveux d'un aspect cartilagineux et adhérant fortement à la portion d'os qu'on avait retranchée. Le fémur était très-petit, et la ligne âpre plus développée que dans l'état normal. (*Voy. Lancet*, vol. I, p. 115 ; vol. III, p. 192.) Mayo a pratiqué, au même hôpital, l'amputation dans l'articulation coxo-fémorale, pour des douleurs intolérables occasionnées par un état morbide du premier moignon. (*Voy.* NÉVRÔME ; pour quelques observations relatives aux changements qui ont lieu dans le moignon après la cicatrisation, voyez MOIGNON.)

The following works may be consulted for information on diseases of the bones of stumps : *Bonn*, Thesaurus Ossium Morborum, Amst. 1788 ; *Weidmann*, De Necrosi Ossium, Francof. 1798 ; *Macdonald*, De Necrosi ac Callo, Edinb. 1799 ; the above mentioned Essays of M. *Louis ; Léveillé*, sur les mal. des os après l'amputation, Mém. de la Société d'Émulation, t. I, p. 148 ; *Van Hoorn*, De iis, quæ in partibus membri, præsertim osseis, amputatione vulneratis, notanda sunt, Lugd. 1805 ; *Roux*, de la résection des os malades, Paris, 1812 ; Mém. de Physiologie, etc., par *Scarpa*, et *Léveillé*, Paris, 1804 ; *B. Phillips*, on Inflammation of the Medullary Membrane after Amputation, Lond. Med. Gaz. 1833-34 ; *G. Langstaff* on the Healthy and Morbid Conditions of Stumps, in Med. Chir. Trans. vol xvi. ; *Crookes* on a Neuralgic Affection of Stumps, Lond. Med. Gaz. 525.

### SPASMES DU MOIGNON.

Les contractions spasmodiques des muscles du moignon constituent un accident très-fâcheux ; elles plongent le malade dans un état fort pénible, et tendent à produire la saillie de l'os ou un moignon en pain de sucre : dans quelques circonstances elles s'étendent à tout le corps, et finissent par déterminer la mort. Cette affection, fréquente à la suite des opérations pratiquées suivant la méthode ancienne, est devenue plus rare depuis qu'on lie les vaisseaux et qu'on panse la plaie d'après les procédés modernes. Cependant, lorsque cet accident se manifeste, il faut s'opposer aux soubresauts du moignon en le fixant au coussin et au lit au moyen d'une large bande placée en travers, un peu au-dessus du moignon ;

les parties molles sont soutenues par un bandage convenable appliqué depuis le bassin jusqu'à l'extrémité du moignon ; on donne ensuite à haute dose les préparations d'opium combinées avec la mixture camphrée. (*Encyclop. méth.*, *part. chir.*, t. I, p. 93 : Latta's *surg.*, vol. III, etc. ; *voyez aussi* Liston's *Elem.*, part. III, p. 395.)

### AMPUTATION A LAMBEAUX.

Quoique la plupart des chirurgiens français et anglais (*Voy.* Velpeau, *Nouv. élém.*, t. I, p. 510) reconnaissent que l'amputation circulaire mérite généralement la préférence, cependant il n'est pas douteux que l'amputation à lambeaux ne soit quelquefois préférable. Suivant Bushe, le choix de la méthode doit dépendre de l'état du membre et de la nature de la maladie. Un chirurgien de notre époque se montre tellement partisan de l'amputation à double incision circulaire, qu'il n'en pratique jamais d'autres ; tandis que, dans le même hôpital, son collègue ampute toujours suivant la méthode à lambeaux ; mais le chirurgien sage et sans préjugé aura égard à la nature de la maladie, et se conduira selon les circonstances. (*Lancet*, nº 246, p. 204.) Bushe est néanmoins partisan de l'amputation à lambeaux, puisqu'il affirme que le tiers supérieur de la jambe est la seule partie où il voulût pratiquer l'amputation circulaire. (*Op. cit.*, p. 207.) Il ajoute que, si le bras est très-amaigri, il donne la préférence au procédé de Dupuytren, qui consiste à faire une incision circulaire simple. Il reconnaît aussi que les suppurations prolongées et les abcès fistuleux sont plus fréquents à la suite des amputations à lambeaux (p. 206). Lorsqu'il s'agit de la cuisse, cette manière d'opérer est plus prompte que l'amputation circulaire, et je pense qu'elle expose moins souvent à la saillie de l'os : on devra donc la préférer quand on aura quelque accident à redouter. Un chirurgien militaire très-expérimenté nous apprend que, pendant les premières années de sa pratique, il fit plusieurs fois l'amputation à double incision, en suivant exactement les règles tracées par Sabatier, Desault, Pelletan et Pott, et que, dans trois cas différents, l'os avait fait saillie, la gangrène s'était déclarée, quoique l'opération eût été faite dans toutes les conditions convenables et le traitement suivi avec le plus grand soin. En conséquence, il se décida à tenter l'amputation à lambeaux ; et quoique, à l'exemple d'O'Halloran, il ne rapprochât les chairs qu'après six ou huit jours, la guérison s'obtenait généralement au bout de vingt à trente ; l'os étant très-bien recouvert, l'exfoliation n'arriva presque jamais. Enfin il ajoute que cette méthode est préférable à toutes les autres. (J.-B. Paroisse, *Opus. de chir.*, p. 185-203 ; Paris, 1806.) Syme, qui a vu un très-grand nombre d'opérations à lambeaux, nous assure n'avoir jamais observé d'exfoliation ni de saillie de l'os. (*Ed. journ.*, vol. XIV, p. 38.)

Tous les chirurgiens ne sont pas d'accord au sujet de savoir si l'on doit généralement pratiquer l'amputation de la cuisse suivant la méthode à lambeaux ; mais il est certain que le procédé de Desault, ou plutôt celui de Vermale, a obtenu l'assentiment d'un très-grand nombre de praticiens distingués. Cette espèce d'opération est maintenant généralement adoptée dans l'hôpital de Guy. Mon ami Vincent l'a mise en usage depuis longtemps dans celui de Saint-Barthélemy ; elle est encore employée dans l'hôpital du Nord, à Londres, par mon ami Liston, qui s'exprime ainsi : « La direction du lambeau doit varier suivant le point où l'on pratique l'opération. Si l'on ampute vers le haut du membre, et si les lambeaux sont formés latéralement, on doit craindre que l'os ne fasse saillie à travers la partie supérieure de la plaie ; car le malade élève toujours le moignon vers l'abdomen. Comme on n'a laissé aucun muscle qui puisse contre-balancer l'action de ceux qui sont fixés au petit trochanter, l'élévation du moignon est inévitable. Ce résultat est très-marqué, surtout chez les jeunes gens. On doit donc, dans ces cas, préférer les lambeaux formés antérieurement et supérieurement ; car alors, plus le moignon s'élève, plus le lambeau antérieur s'abaisse, et mieux, par conséquent, l'extrémité de l'os est recouverte. Il faut donc plonger le couteau transversalement et avoir soin de conserver au lambeau postérieur un peu plus de longueur. Mais on ne peut faire les mêmes objections s'il s'agit d'amputer la partie inférieure du membre ; alors, au contraire, on doit adopter les lambeaux latéraux. Aux environs de l'articulation fémoro-tibiale, les parties molles sont presque entièrement composées de tissu ligamenteux en avant et en arrière, de sorte qu'on ne peut obtenir de lambeaux convenables que sur les parties latérales. Il faut, dans ce cas, plonger le couteau perpendiculairement. Par ce moyen, l'os sera exactement recouvert de parties molles qui se réunissent facilement, etc. » (*Voy.* Liston's *Elem.*, part. III, p. 394.)

Pour la partie supérieure de la cuisse, Guthrie préfère l'amputation à lambeaux à l'incision circulaire, « parce qu'elle permet,

s'il est nécessaire, de désarticuler la tête du fémur, parce qu'on peut examiner cet os et le scier facilement plus haut, et parce qu'enfin il est beaucoup mieux recouvert après l'amputation. » (*On gunshot wounds*, p. 200.)

Pratiquée à la cuisse, l'amputation à lambeaux est souvent très-avantageuse dans les armées. En effet, l'on voit assez fréquemment un des côtés du membre déchiré et tellement mutilé, qu'il est impossible de l'employer à recouvrir l'os. Dans ce cas on doit ménager une quantité suffisante de parties saines, en formant le lambeau du côté qui n'a pas souffert. Lorsqu'on adopte l'amputation à lambeaux sans y être forcé, comme dans cette circonstance, et que les chairs sont saines tout autour du membre, il est préférable de former deux lambeaux semi-lunaires à convexité inférieure, parallèles entre eux et taillés d'avant en arrière. La peau ne doit pas être disséquée, et il faut couper les muscles exactement à la même hauteur de chaque côté. Quoique cette méthode soit la meilleure, il est néanmoins convenable, dans quelques cas, de ne faire qu'un seul lambeau sur la face antérieure, ou même sur la face postérieure de la cuisse. On ne doit jamais suivre ce dernier procédé sans y être forcé par la nécessité. (*Voy.* Hey's *Pract. obs. in surg.*, p. 581, ed. 2.)

Suivant Guthrie, la différence qu'il y a entre l'amputation à lambeaux pratiquée à la partie supérieure de la cuisse ou dans l'articulation coxo-fémorale, consiste en ce que, dans le premier cas, ayant lieu un peu plus bas, les lambeaux sont taillés plus immédiatement sur les faces droite et gauche de la cuisse. Il faut que le lambeau interne soit plus grand que l'externe, sinon il faudrait tirailler ce lambeau pour en recouvrir l'os, ce qui aurait beaucoup d'inconvénients. C'est pour la même raison que Guthrie conseille de scier l'os près du petit trochanter, même dans les cas où la nature de la maladie permettrait de le faire un pouce plus bas. (*On gunshot wounds*, p. 200.)

Dans l'amputation à lambeaux de la cuisse suivant le procédé de Vermale, l'opérateur saisit de la main gauche les parties molles qu'il éloigne plus ou moins de l'os ; il introduit ensuite la lame d'un long couteau jusqu'à la face antérieure du fémur, quelques lignes au-dessous du point où l'on doit appliquer la scie. Il fait glisser autour du fémur la pointe de l'instrument pour la faire sortir par la partie postérieure de la cuisse, vis-à-vis le point où elle est entrée. Coupant ensuite de haut en bas, et de dedans en dehors, il forme le lambeau externe qui doit avoir trois ou quatre pouces de long : un aide le tient relevé. Ramenant de nouveau la pointe du couteau vers l'angle antérieur de la plaie, tandis que les parties molles sont tirées en dedans, il la porte autour et le plus près possible de la face interne du fémur, et la fait sortir à l'angle posté rieur de la plaie sans intéresser la peau. De cette manière, on forme un second lambeau semblable au premier. L'usage du rétrac teur devient inutile dans ce genre d'amputation. Velpeau préfère pratiquer d'abord le lambeau extérieur : 1° parce que les parties molles étant moins volumineuses de ce côté, il convient d'en ménager une quantité suffisante pour qu'il y ait proportion entre les deux lambeaux ; 2° parce qu'on ne coupe l'artère fémorale qu'au moment même où le lambeau est terminé, ce qui permet de lier immédiatement ce vaisseau sans avoir été obligé d'en faire la compression dans l'aine. (*Voy.* Velpeau, *Nouv. élém. de méd. op.*, t. II, p. 511.)

Tous les opérateurs ne pratiquent pas l'amputation à lambeaux de la cuisse de la même manière : les uns font des lambeaux antérieurs et postérieurs de dedans en dehors, en plongeant le couteau directement sur l'os ; d'autres, comme Langenbeck, coupent de dehors en dedans jusqu'à l'os. Le premier procédé me paraît préférable, parce qu'il donne la facilité de former rapidement un lambeau très-convenable.

Klein, Lisfranc, Liston, Syme et beaucoup d'autres chirurgiens modernes préfèrent l'amputation à lambeaux suivant le procédé de Vermale. (Voy. *Edinb. med. an surg. journ.*, vol. XIV, p. 36-46, etc.)

Sur sept malades que Klein opéra de cette manière, la plupart guérirent en dix jours, et les autres en trois semaines. Cet heureux succès le détermina à n'employer que cette méthode. Il pense que par ce moyen on n'a pas à craindre la rétraction des muscles ni la saillie de l'os, même en transportant le malade d'un endroit à un autre. Si l'on objecte la difficulté de saisir les artères qui sont coupées obliquement, Klein répond que la méthode d'Alanson présente les mêmes difficultés. Il insiste fortement sur l'avantage que l'on trouve à maintenir les lambeaux en contact au moyen de compresses et d'une bande roulée. (Voy. *Practische ansichten der bedeutendsten chirurgischen operationen*, p. 35-38, in-4° ; Stuttgard, 1806.)

Lorsque l'état des téguments ne permet pas de pratiquer deux lambeaux, on peut n'en faire qu'un seul, soit à la partie interne ou externe, soit à la face antérieure ou postérieure du membre. Hello et Fouilloy préfèrent, en général, ne tailler qu'un seul lambeau aux dépens des parties molles de la face antérieure. Suivant Velpeau, cette méthode offre le grand avantage de prévenir plus sûrement la saillie de l'os. En effet, le lambeau recouvre toute l'étendue de la plaie sur laquelle il se maintient par son propre poids. Cet auteur croit néanmoins que la méthode circulaire bien exécutée est généralement préférable, et qu'on ne doit employer les autres que dans des cas exceptionnels. (*Nouv. élém. de méd. op.*, t. I, p. 512.) Klein rapporte l'exemple d'un malade qui avait eu la cuisse fracassée par un boulet, vers son tiers supérieur : la gangrène s'étendait de la plaie jusqu'au grand trochanter et à la fesse, de sorte qu'on ne pouvait pratiquer que l'amputation à lambeaux ou désarticuler la cuisse. Il fit, sur le côté interne et supérieur du membre, un lambeau de six pouces ; puis il incisa directement au-dessous du grand trochanter. Ce malade fut parfaitement guéri au bout de trois semaines. (*Op. cit.*, p. 39.) Le même auteur rapporte encore un cas semblable où il opéra de la même manière (p. 43). Lorsque l'écoulement du sang est considérable il faut, avant de scier l'os, lier l'artère fémorale et profonde ; mais si la compression est bien faite et qu'il ne s'écoule pas trop de sang, il vaut mieux commencer par scier l'os.

Lorsqu'il s'agit de faire l'amputation vers le milieu de la cuisse, Lisfranc trouve plus convenable de former deux lambeaux latéraux ; on comprime l'artère fémorale sur la branche du pubis ; aussitôt après avoir formé le lambeau interne on pratique la ligature du vaisseau. Lisfranc taille les lambeaux avec un long couteau à double tranchant, qu'il fait pénétrer dans le membre de chaque côté du fémur, et qu'il dirige ensuite obliquement en bas et en dehors. Je pense, avec Syme, qu'il vaut mieux se servir du couteau recommandé par Liston, et qui est mousse sur le dos, excepté dans l'étendue d'un pouce à partir de la pointe. (*Edinb. med. surg. journ.*, vol. XIV, p. 37.) Hey préférait aussi un couteau à un seul tranchant, craignant que les vaisseaux ne fussent coupés de manière à en rendre la ligature difficile.

### AMPUTATION AU-DESSOUS DU GENOU.

J'ai dit, en parlant de l'amputation de la cuisse, qu'il faut conserver le membre le plus long qu'il est possible, parce que la force et l'utilité du moignon sont en raison de sa longueur. Mais, lorsqu'il s'agit de la jambe, on pratique ordinairement l'amputation un peu au-dessous du genou, lors même que la maladie aurait son siége au pied ou aux malléoles, et permettrait par conséquent de la pratiquer plus bas. Le procédé généralement adopté consiste à faire l'incision des téguments assez bas pour pouvoir scier l'os à quatre pouces à peu près au-dessous du bord inférieur de la rotule : c'est ce qu'on appelle lieu d'élection. On regarde en général la distance de six pouces environ au-dessous de ce point, comme l'endroit le plus convenable pour pratiquer la première incision. De cette manière, en effet, les tendons des muscles fléchisseurs de la jambe sont conservés, et le membre n'est pas privé de la faculté de se mouvoir. On allègue aussi, en faveur de cette méthode, qu'il suffit de conserver quelques pouces de la jambe pour avoir un appui convenable qui permet l'usage d'une jambe de bois; tandis qu'une plus grande longueur n'offre aucun avantage, et gêne beaucoup plus pour marcher et pour s'asseoir. Cependant, comme je le dirai bientôt, l'expérience prouve que, dans certains cas où une blessure et une maladie sembleraient, d'après ces principes, inviter à pratiquer l'amputation au-dessus du genou, on peut avec avantage la faire au-dessous de cette articulation, mais alors beaucoup plus haut que dans les cas ordinaires.

On applique le tourniquet vers le tiers inférieur de la cuisse sur l'artère fémorale, immédiatement avant qu'elle ne traverse le tendon du muscle grand adducteur. On doit préférer cet endroit au creux du jarret, où il est difficile de comprimer le vaisseau contre l'os. Le malade est placé sur une table solide, comme pour l'amputation de la cuisse ; on fixe le membre sain avec une bande au pied de la table; un aide soutient convenablement la jambe, tandis qu'un autre refoule en haut les téguments sur lesquels l'opérateur, armé d'un couteau, fait avec promptitude une incision circulaire. Quelques auteurs veulent que le chirurgien se place en dedans du membre, afin de pouvoir scier les deux os à la fois : c'est l'ancienne méthode; on la suit encore généralement. Plusieurs praticiens assurent que le péroné, se trouvant alors entièrement scié avant le tibia, est moins sujet à éclater et à laisser des esquilles; mais cet accident n'arrive ordinairement que par la faute de l'aide qui soutient mal le membre, ou par celle du chirurgien qui appuie trop sur la scie. Pourquoi alors n'aurait-on pas à craindre aussi le même accident pour le tibia, lorsqu'il se trouve sur le point d'être entièrement divisé? Il y a longtemps que Ledran a prouvé qu'on pouvait s'écarter de cette méthode sans danger, et quelquefois même avec avantage.

Il n'y a, sans doute, aucun inconvénient à ce que l'opérateur se place en dedans du membre au moment d'appliquer la scie; mais s'il le fait avant cette partie de l'opération, et s'il s'agit d'amputer la jambe droite, il ne peut plus avoir la main gauche près de l'incision, avantage qu'il aurait en se plaçant en dehors. C'est pour cette raison que quelques chirurgiens ont l'habitude, lorsqu'ils opèrent la jambe droite, de se placer en dehors pour faire la section des parties molles, et de se mettre ensuite en dedans du membre pour scier l'os. Je crois que rien n'empêche de scier les deux os en même temps, pourvu toutefois qu'on termine la section du péroné avant celle du tibia. La possibilité de faire fixer par un aide le péroné contre le tibia, est encore un avantage qui fait adopter ce procédé par beaucoup d'auteurs. Graefe, qui préfère l'amputation à lambeaux, ne conseille pas à l'opérateur de se placer en dedans du membre pour la pratiquer, parce qu'en pénétrant dans les muscles du mollet, la pointe du couteau peut s'engager entre les deux os. (*Normen für die abl. grösserer glied.*, p. 130.) Au lieu de l'ancienne méthode qui prescrit à l'opérateur de se mettre toujours en dehors du membre, Velpeau remarque qu'il serait plus avantageux que le chirurgien se plaçât de manière à pouvoir constamment saisir, avec la main gauche, le membre au-dessous du genou. Tel est le procédé que cet auteur suit depuis longtemps. (*Nouv. élém.*, etc., t. I, p. 484.)

Après avoir incisé circulairement les téguments deux pouces environ au-dessous du point où l'on doit scier l'os, il faut conserver assez de peau pour recouvrir la face antérieure du tibia et la partie du moignon qui correspond au jambier antérieur, au long extenseur du pouce, aux autres muscles situés entre le tibia et le péroné, et à ceux qui recouvrent ce dernier os. Dans toute cette étendue, il n'y a pas assez de muscles pour couvrir l'extrémité des os; l'opérateur doit donc ménager une quantité suffisante de peau en la disséquant et en la renversant en haut. A la partie postérieure de la jambe, au contraire, il devient inutile de détacher la peau dans une grande étendue, puisque les muscles gastrocnémiens et soléaire forment une masse de chair suffisante pour recouvrir l'os. Cependant l'expérience acquise dans les armées me prouve toute la vérité de l'observation de Graefe, qui regarde comme avantageux de laisser quelquefois la peau un peu plus longue que le lambeau postérieur ; autrement, la peau décrivant une circonférence plus grande que les couches profondes, ce lambeau serait mis à découvert lorsqu'on l'appliquerait sur l'os. (*Normen für die abl. grösser. gliedm.*, p. 131.)

Langstaff fait aussi les mêmes remarques et s'exprime ainsi : « Après avoir employé l'incision circulaire, j'ai vu un excédant de muscles s'opposer à la réunion et produire des effets fâcheux : ces muscles surabondants sont très-nuisibles en mettant obstacle au travail adhésif, qui ne peut s'établir que quand les absorbants ont repris les parties inutiles des muscles. (Langstaff, *on the healthy and morbid conditions of stumps*, *med. chir. trans.*, vol. XVI, p. 152.) Je me suis convaincu de la vérité de ces observations dans deux cas d'amputation que je pratiquai, l'un près d'Anvers en 1814, et l'autre à Bruxelles, le lendemain de la bataille de Waterloo. Cependant Graefe, qui pratique l'amputation à lambeaux proprement dite (c'est-à-dire l'opération dans laquelle on conserve un lambeau de peau égal à celui des chairs), ne détache pas même la peau des muscles du mollet ; mais, au moment de pratiquer l'incision dans cet endroit. il fait refouler en haut les téguments par un aide, tandis qu'un autre fléchit fortement le pied sur la jambe. De cette manière les muscles se trouvent coupés beaucoup plus haut que la peau. Malheureusement, la nature des maladies ou des altérations qui rendent cette opération nécessaire, ne permet pas toujours de recourir à ce procédé. Graefe avoue qu'il serait insuffisant pour un membre très-musclé ; aussi recommande-t-il, dans ce cas, d'employer un couteau recourbé sur le plat, afin d'excaver, pour ainsi dire, les couches musculaires à mesure qu'elles se présentent. (*Op. cit.*, p. 134.) Dans la méthode circulaire, je crois que le meilleur moyen de ménager assez de peau pour recouvrir l'extrémité des muscles est de séparer la peau sur la face postérieure dans l'étendue d'un pouce ; après l'avoir d'abord disséquée sur les faces antérieure et externe, l'opérateur la renverse, et, appliquant le tranchant du couteau au niveau du repli, il coupe obliquement de bas en haut les muscles de la face postérieure, en dirigeant l'instrument du bord interne du tibia au péroné, supposé toutefois que l'o-

pération se fasse sur la jambe droite, et que le chirurgien soit placé en dehors du membre. Louis fait très-bien observer qu'en pratiquant cette incision il est essentiel de tenir le tranchant du couteau obliquement en haut. De cette manière la peau se trouve plus longue que les muscles, ce qui favorise beaucoup la guérison. (*Mém. de l'Acad. de chir.*, t. V, éd. in-12.)

On admet plus généralement pour la jambe que pour la cuisse la nécessité de séparer la peau des parties sous-jacentes. Guthrie s'exprime ainsi : « Comme l'adhérence de la peau à l'os n'en permet pas facilement la rétraction, il faut la disséquer et la séparer du fascia, qu'il serait inutile de diviser lors de la première incision, à cause de sa forte adhérence avec les parties qu'il enveloppe. » (*On gunshot wounds*, p. 220.) Toutefois, ainsi que nous l'avons déjà dit, on doit disséquer une plus grande partie de peau sur les faces antérieure et externe du membre que sur les autres points.

Le lambeau formé par les téguments et les muscles du mollet doit alors être refoulé en haut par un aide, tandis qu'avec un couteau long, étroit et à double tranchant, le chirurgien achève de diviser le reste des parties molles, y compris le ligament interosseux, avec un couteau long, étroit et à double tranchant. Dans l'amputation au-dessous du genou il faut avoir grand soin de couper toutes les fibres musculaires avant d'appliquer la scie. Après avoir opéré la section de toutes les parties molles, on les protége contre les dents de la scie au moyen d'un rétracteur fendu en deux dans une portion de son étendue, de manière à former trois lanières, dont la moyenne passe entre les deux os ; la partie non divisée renferme les muscles du mollet, ainsi que le recommande fort bien Graefe. (*Op. cit.*, p. 146.)

Les artères qu'on doit lier après l'opération sont, en comptant d'avant en arrière : 1° la tibiale antérieure située près du nerf et devant le ligament inter-osseux ; 2° la tibiale postérieure ; 3° la péronière : ces deux dernières artères sont placées en arrière entre le soléaire et les couches musculaires profondes ; la tibiale postérieure se trouve derrière le bord externe du tibia, sur la face postérieure du fléchisseur commun des orteils et du jambier postérieur ; la péronière est située derrière le péroné parmi les fibres du long fléchisseur du gros orteil ; 4° quelquefois deux ou plusieurs branches qui se trouvent dans l'épaisseur du mollet, ce sont les artères jumelles ; 5° l'artère nourricière du tibia, qu'on a été très-rarement obligé de boucher. Il arrive souvent que l'artère tibiale antérieure se raccourcit au point qu'on ne peut la lier sans diviser les parties molles au milieu desquelles elle s'est cachée. Ribes attribue cette particularité à la double courbure que décrit cette artère avant d'arriver au-devant du ligament inter-osseux. Gensoul la fait dépendre de sa rétraction même, qui dépasse celle des muscles adhérents à l'os. Sédillot pense qu'elle est due à l'irrégularité de la division des parties molles entre les os. (*Voy.* J.-F. Malgaigne, *Man. de méd. opér.*, p. 289.) C'est pour cette raison que cet auteur conseille de ne jamais commencer l'incision des parties molles situées dans l'espace inter-osseux avant d'avoir déterminé le point exact où les os doivent être sciés. On fait alors, à la face interne du tibia, une incision transversale sur le périoste, et l'opérateur, placé à la partie externe du membre, applique à la même hauteur de la face externe du péroné le tranchant du couteau, la pointe tournée en bas ; puis, tirant à lui l'instrument, il coupe le long péronier, l'extenseur commun des orteils, le jambier antérieur, l'artère tibiale antérieure et le ligament inter-osseux. Il abaisse doucement les parties molles divisées, et introduit la pointe du couteau d'arrière en avant dans l'espace inter-osseux, afin d'achever la division des fibres musculaires placées dans cette direction. A cet effet, il doit diriger le couteau tantôt vers le tibia, tantôt vers le péroné. L'objection qu'élève Malgaigne contre cette partie du procédé de Sédillot, qui consiste à faire la section des os et des muscles vers le même point, me paraît bien fondée ; car les muscles se rétractent toujours plus ou moins, ce qui doit déterminer la saillie de l'os.

Lorsqu'on a scié l'os et fait la ligature des artères, on ramène sur les faces antérieure et latérale du moignon un lambeau qui vient rencontrer celui qui a été formé par les muscles gastrocnémiens, soléaire, ainsi que par les téguments ; mais il faut avoir bien soin que les bandelettes agglutinatives ne compriment point la peau contre la crête du tibia ; car cette pression a souvent occasionné l'ulcération et la suppuration ; elle a aussi déterminé la nécrose et la saillie de l'os. Pour éviter ces inconvénients, Guthrie rapproche verticalement les bords de la plaie et applique les bandelettes agglutinatives en travers. ( *On gunshot wounds*, p. 221.) Mais je crois que cette méthode exige que la plaie forme une ligne dans la direction du tibia au péroné, ou dans le plus grand diamètre osseux du

membre, comme on le préfère généralement en France. (*Voy.* Richerand, *Nosog.*; et J.-F. Malgaigne, *Man. de méd. opérat.*, p. 292.) Mais quand on a ménagé une grande étendue de peau, et qu'il n'a pas été conservé une masse de chairs assez considérable pour recouvrir l'os, la direction perpendiculaire de la plaie est alors très-bien indiquée.

Cependant un grand nombre de chirurgiens opèrent d'une autre manière. Ils incisent d'abord la peau circulairement, deux pouces au-dessous du point où ils doivent scier les os. Ils la détachent autour du membre dans l'étendue de deux pouces ; et, après l'avoir renversée, ils coupent circulairement les muscles jusqu'à l'os, au niveau du point où s'arrête la dissection des téguments. Ils divisent ensuite les parties molles comprises entre les deux os, etc. Après avoir fait la ligature des artères ils ramènent les chairs sur l'extrémité du moignon, de manière à donner à la plaie une direction transversale ou perpendiculaire.

On a quelquefois besoin de recourir à la scie pour enlever le bout saillant de la crête du tibia. Hutchison, Marjolin, Ballard et Guthrie approuvent ce procédé. Ce dernier recommande d'enlever la crête du tibia, qui est très-saillante chez les personnes maigres (p. 222). Cette méthode est généralement suivie en France. (J.-F. Malgaigne, *op. cit.*, p. 291.) Il y a même des chirurgiens qui, dans certaines circonstances, sont allés jusqu'à retrancher ce qui reste du péroné ; de ce nombre est Larrey : il agit ainsi lorsqu'il fait l'amputation plus près du genou que de coutume. (*Mém. de chir. mil.*, t. III, p. 389.)

Plusieurs chirurgiens de mérite ont blâmé l'usage d'amputer la jambe à cette hauteur, lorsque la maladie ou la blessure ne dépasse pas le pied ou les malléoles. Vers la fin du seizième siècle, Solingen s'était fortement élevé contre cette méthode ; il pensait que la jambe, comme l'avant-bras, devait être amputée le plus bas possible, et que, dans ce cas, l'opéré ferait alors usage d'un appareil particulier au moyen duquel il pourrait marcher avec assez de facilité. Dionis n'était pas très-éloigné d'adopter le procédé de Solingen ; mais l'opinion de ces deux auteurs avait été tellement oubliée vers le milieu du dix-septième siècle, que Ravaton, White et Bromfield s'attribuèrent la gloire d'avoir inventé l'amputation à la partie inférieure de la jambe.

Dans un mémoire publié en 1769 (*Med. obs. and ing*, vol. IV), White nous apprend que l'idée d'amputer un peu au-dessus de la malléole lui avait été suggérée par l'observation d'un cas où elle avait été pratiquée au moyen d'une simple incision; le succès fut si heureux que le malade pouvait marcher facilement, quoiqu'il se servît d'une machine très-mal faite. White adopta ensuite cette méthode en pratiquant la double incision; il inventa, pour marcher, une machine plus commode et mieux confectionnée.

Bromfield publia, en 1773, ses *Chirurgical cases and observations*; il rapporte, dans cet ouvrage, qu'en 1740 il avait pratiqué pour la première fois l'amputation au-dessus de la malléole, pour une gangrène dont cette partie était affectée. A l'aide d'une simple machine, le malade marchait si bien sur un plan uni, ou en montant et descendant un escalier, qu'il était impossible de s'apercevoir s'il lui manquait un pied. Bromfield abandonna néanmoins ce procédé jusqu'en 1754, époque à laquelle il apprit que White l'avait employé trois fois avec le plus grand succès : il y eut alors recours de nouveau sans le moindre inconvénient. (Vol. I, p. 189, etc.) Cette méthode a été renouvelée depuis peu par Vacca, Brünninghausen et Soulera; Velpeau lui-même l'a adoptée dans certaines circonstances particulières, lors, par exemple, que le malade n'est pas obligé de marcher beaucoup, ou quand on a un grand désir de laisser ignorer la perte d'un membre. (*Voy.* Velpeau, *Nouv. élém.*, t. I, p. 480.) Cet auteur conseille de couper la peau de manière que la cicatrice soit située derrière le moignon et non au centre. Mais, comme le fait observer Malgaigne, la peau mince de cette partie supporte difficilement la pression qu'exerce l'espèce de bottine dont l'opéré doit se servir pour marcher. (*Voy.* Malgaigne, *Man. de méd. opér.*, p. 294.) Ce dernier chirurgien préfère donc amputer au lieu d'élection, excepté pourtant lorsque l'opération peut être pratiquée dans l'articulation tibio-tarsienne.

L'amputation près du genou a cet avantage, que la pression exercée par la jambe de bois ne porte que sur la face antérieure du membre, et que la cicatrice n'est point exposée à l'irritation. Lorsque l'amputation a été pratiquée vers la malléole, la pression s'exerce directement sur la cicatrice. Au rapport de Sabatier, on a souvent tenté ce moyen en France; mais on a été forcé de l'abandonner, parce que le moignon ne pouvait supporter la pression, et que la plaie s'ouvrait de nouveau. (*Méd. opér.*, t. III, p. 377, 2ᵉ éd.) Le même auteur cite plusieurs cas où, par suite de ces accidents, on fut obligé de pratiquer une seconde fois l'amputation. Paré avait déjà fait des observations semblables. Larrey en parle aussi comme d'une opération peu avantageuse, non-seulement à cause de l'impossibilité où sont certains malades (les soldats, par exemple) de se procurer une jambe artificielle; mais encore parce qu'elle est presque toujours suivie d'accidents fâcheux qui empêchent la cicatrisation, à cause de la petite quantité de chairs et de tissu cellulaire, et du volume des os dans cette partie de la jambe. L'irritation nerveuse est plus fréquente qu'après l'amputation suivant la méthode ordinaire, et la suppuration, d'ailleurs toujours sanieuse, s'établit avec plus de difficulté. « J'ai vu, dit M. Larrey, beaucoup d'amputations pratiquées à cet endroit, mais presque tous les malades mouraient de fièvre nerveuse ou de tétanos. » *Mém. de chir. milit.*, t. III, p. 394.)

Liston rejette aussi l'opération vers la malléole, parce qu'on ne peut obtenir au-dessous du mollet une quantité suffisante de parties molles pour faire le moignon. Il n'y a donc, dit-il, que deux endroits d'élection pour pratiquer cette amputation immédiatement au-dessous de la tubérosité du tibia, ou dans l'épaisseur des muscles gastrocnémiens. Dans les hôpitaux et les classes pauvres, Liston opère sur le premier point; mais il ampute vers le second chez les personnes riches qui peuvent se procurer les appareils nécessaires pour marcher. (*Elem.*, etc., t. III, p. 391.)

Alanson et Lucas croyaient que, dans l'amputation à lambeaux pratiquée au-dessous du genou, on pouvait rendre la guérison plus prompte, plus sûre et plus facile en essayant de réunir par première intention. Le cas suivant donnera l'idée de la méthode d'Alanson : la maladie était située à la jambe gauche; on coucha le malade le côté droit appuyé sur une table de hauteur moyenne, de manière à présenter les parties qu'on doit inciser d'abord. On traça avec de l'encre une ligne que devait suivre le couteau pour former les lambeaux. On fit une incision longitudinale sur le côté gauche, puis sur le côté droit, et une transversale sur le tendon d'Achille. Le lambeau fut ainsi circonscrit en incisant d'abord la peau et le tissu graisseux; on acheva de le former en plongeant un couteau dans l'épaisseur des muscles, au point où commençaient les premières incisions faites avec un couteau inter-osseux, on le fit sortir inférieurement en incisant dans le sens de la gaîne déjà indiquée. Le lambeau qu'on obtint était épais et contenait tout le tendon d'Achille. On pratiqua une double incision comme à l'ordinaire, le rétracteur fut appliqué afin de garantir les téguments, et on scia l'os le plus haut possible. Le lambeau fut mis en contact avec le moignon et maintenu par trois points de suture superficielle, entre lesquels on plaça des bandelettes agglutinatives. Quoique le malade eût été atteint d'une fièvre grave quelques jours après l'opération, le moignon guérit néanmoins en trois semaines, excepté dans l'étendue d'un demi-pouce vers l'angle interne de la plaie, où se trouvait la principale ouverture. Huit jours après, elle ne présentait plus qu'un point fongueux, du volume d'un pois. On le toucha avec le nitrate d'argent, ce qui compléta la guérison. Le malade fut bientôt en état de marcher au moyen d'une jambe artificielle; il fit plusieurs voyages sur mer, et put vaquer à ses affaires avec beaucoup d'activité. La pression de la machine s'exerçait tout entière sur l'extrémité du moignon; il ne se manifesta néanmoins ni excoriation ni aucun autre accident.

Alanson pratiqua cette opération dans une autre circonstance où il forma le lambeau en traversant les parties molles de la jambe avec un couteau à double tranchant; il dirigea l'instrument d'abord en bas, puis en dehors, dans le sens de la ligne tracée préalablement pour lui servir de guide. De cette manière on forme le lambeau beaucoup plus vite.

La jambe doit être placée dans l'extension tout le temps de l'opération, et il faut la maintenir dans cette position jusqu'à l'entière guérison. Malgré le rapport favorable d'Alanson sur l'amputation à la partie inférieure de la jambe, je pense, avec Liston, qu'on doit abandonner cette méthode. J'ai connu plusieurs personnes dont le moignon, formé de cette manière, n'a jamais pu soutenir la moindre pression. Je puis citer à l'appui de mon opinion l'autorité de Paré, de Sabatier et de Velpeau. (*Nouv. élém. de méd. opér.*, p. 479.)

Je dois parler aussi de la méthode de Hey; il rejetait également l'amputation faite trop près de la malléole. Plusieurs cas s'étant offerts dans lesquels une constitution scrofuleuse retardait ou empêchait la guérison, cet auteur voulut s'assurer si l'opération pratiquée sur un point mieux fourni de parties molles ne rendrait pas la guérison plus prompte et plus certaine, en donnant en même temps au malade la faculté de se servir d'une jambe de bois ordinaire sur laquelle reposerait le genou, ou d'une jambe artificielle qui recouvrirait l'extrémité du moignon. Hey finit par adopter cette méthode, qu'il a bornée à certains cas.

A l'hôpital de Leeds, on donnait habituellement au lambeau la longueur du tiers de la circonférence de la jambe. L'opérateur mesurait de l'œil cette proportion et pénétrait avec le couteau dans les parties molles, derrière le péroné. Hey, trouvant que le lambeau n'offrait pas toujours une longueur convenable, en déterminait l'étendue et opérait de la manière suivante : afin de s'assurer du point où l'os doit être scié, ainsi que de la longueur et de la largeur du lambeau, il traçait sur le membre trois lignes circulaires et deux longitudinales. Il mesurait d'abord la longueur de la jambe depuis la partie supérieure du tibia jusqu'à la protubérance inférieure du péroné. Il traçait la première ligne circulaire à la partie moyenne située entre le genou et la malléole; c'est là que les os doivent être sciés; c'est aussi vers ce point que Hey mesurait la circonférence de la jambe, afin de déterminer les dimensions du lambeau, dont la longueur et la largeur doivent égaler le tiers de cette circonférence. Pour obtenir ce résultat il se sert d'un ruban divisé en pouces, dont il place une extrémité sur la crête du tibia. Supposez que la circonférence soit de douze pouces, il marque de chaque côté de la jambe, à quatre pouces de la crête du tibia, un point sur le ruban circulaire; l'espace qui reste en arrière doit avoir par conséquent quatre pouces. De chacun de ces points, Hey tire de haut en bas une ligne verticale longue de quatre pouces et parallèle à la crête du tibia; ces deux lignes marquent la direction que le couteau doit suivre pour la formation du lambeau. A leur extrémité inférieure il trace une seconde ligne circulaire qui sert à déterminer le point où doit finir le lambeau. Il fait enfin une troisième ligne circulaire un pouce au-dessous de la première; elle marque la direction que doit suivre l'instrument pour inciser les téguments sur la partie antérieure de la jambe. Le couteau doit être plus long que ceux dont on se sert ordinairement pour les amputations. Celui dont Hey faisait usage avait une lame longue de sept pouces, et n'était tranchant que d'un seul côté, afin d'éviter la section longitudinale des artères, ce qui rend leur ligature difficile. C'est aussi pour la même raison qu'il plonge le couteau au-dessous du point où l'on doit diviser les muscles qui ne sont pas compris dans le lambeau. Le membre étant placé horizontalement, le péroné tourné en haut, il traverse la jambe au point marqué, et continue ensuite l'incision de haut en bas, le long de la ligne longitudinale, jusqu'à la ligne circulaire inférieure, un peu au-dessous de laquelle l'instrument doit sortir. Après avoir fait relever le lambeau, Hey incise les téguments de la face antérieure du membre, suivant la direction de la seconde ligne circulaire. Les muscles qui ne sont pas compris dans le lambeau se trouvent alors divisés un peu plus bas que le point où les os doivent être sciés. Il serait difficile de ménager une grande portion de ces muscles; elle serait d'ailleurs inutile, puisque les gastrocnémiens et le soléaire forment un lambeau suffisant pour recouvrir exactement l'extrémité des os. La section de ces derniers muscles étant opérée, Hey conseille, après avoir ramené le lambeau sur le moignon, de retrancher le bout du tendon qui peut faire saillie. Il recommande aussi, pour éviter la compression du nerf tibial postérieur, de le disséquer et de l'enlever lorsqu'il se trouve à la face interne du lambeau. Comme les bandelettes agglutinatives exercent une trop forte pression sur l'extrémité du moignon, Hey préfère les sutures pour maintenir les bords de la plaie réunis; il a soin, toutefois, de placer de courtes bandelettes adhésives dans l'intervalle des sutures.

C. Bell a proposé une autre espèce d'amputation à lambeaux, d'après laquelle on ne doit pas faire l'opération aussi bas, parce qu'il n'y aurait pas assez de parties molles pour recouvrir l'extrémité des os. Au moyen d'un large couteau à amputation on incise d'abord obliquement la peau de bas en haut sur la face postérieure de la jambe. Un aide la relève, et on applique de nouveau l'instrument vers le point où l'incision a été faite; puis on coupe jusqu'à l'os dans la même direction. Sans retirer le couteau on le porte circulairement sur le tibia et sur le fascia qui recouvre le jambier antérieur, jusqu'à ce qu'il rencontre l'angle de la première incision sur le côté interne du membre. L'opérateur traverse ensuite le ligament inter-osseux, etc. Après avoir terminé la section de l'os et la ligature des artères, il abaisse le lambeau, et les téguments se trouvent en contact de chaque côté. (*Operative surg.*, vol. I.) Langenbeck ne veut pas qu'on plonge le couteau dans les parties molles de la jambe, comme le pratiquent Alanson, Hey, Graefe, Liston, Lisfranc, Syme. etc., parce qu'un chirurgien peu expérimenté pourrait pénétrer entre les deux os, ce qui s'opposerait à ce que l'incision fût faite régulièrement. Le procédé qu'il emploie pour former le lambeau ressemble beaucoup à celui de C. Bell; mais il fait d'abord sur les téguments trois incisions:

l'une transversale, et les deux autres longitudinales. Ces incisions servent à déterminer la forme du lambeau. (*Bibl. für die chir.*, t. I, p. 571.)

La méthode de Liston, qui consiste à ménager un lambeau antérieur et un postérieur, et qu'on emploie dans l'amputation au-dessous du genou, me paraît être la plus prompte et la plus simple de toutes celles qu'on emploie : son plus grand avantage est de faire obtenir un excellent moignon. J'en ferai la description après avoir parlé de l'opinion de Larrey. Ce chirurgien pense qu'on peut souvent amputer avec succès vers un point beaucoup plus rapproché du genou que n'est le lieu d'élection. Cette méthode est aujourd'hui généralement adoptée, et son excellence est confirmée par les résultats de la pratique de Liston.

L'amputation à lambeaux de la jambe est souvent regardée comme plus douloureuse que l'opération pratiquée par la méthode ordinaire; mais quand on voit par quelles autorités imposantes elle est appuyée ; lorsqu'on examine avec quelle rapidité se fait ordinairement la guérison du moignon, avec quelle facilité les os sont recouverts; comment on évite, par ce moyen, la dissection des téguments dans l'étendue du lambeau, on est obligé de convenir que cette méthode présente les plus grands avantages. Les améliorations qu'elle a subies, la promptitude avec laquelle se fait la réunion de la plaie, doivent encore la recommander plus particulièrement. En 1816, Klein pratiqua cette opération environ vingt fois : lorsque le lambeau se trouve trop grand, il veut qu'on en retranche de suite l'excédant; s'il est trop court, il conseille de prolonger, sans délai, l'incision de bas en haut. Cet auteur reconnaît que ce procédé rend quelquefois plus difficile la ligature des artères inter-osseuses qui peuvent se rétracter beaucoup; mais les succès sont si satisfaisants, que sur les vingt malades opérés, dix-sept guérirent très-promptement et sans la moindre exfoliation ; les trois autres moururent du typhus. (*Practische ansichten der bedeutensten chir. op.*, Iste Heft, p. 47.) On voit, dans le même ouvrage, que cet habile chirurgien, convaincu de la supériorité de la méthode à deux lambeaux pour obtenir une guérison prompte et certaine, indique comment il faut amputer la jambe au-dessous du genou, en faisant deux lambeaux latéraux. D'un autre côté, ainsi que je l'ai déjà dit, ce n'est que pour l'amputation au-dessous du genou que Bushe regarde l'opération par incision circulaire comme réellement préférable à celle à.

lambeaux. Voici comment cet auteur s'exprime à cet égard : « Je n'ai jamais vu un seul exemple de lambeau fourni aux dépens du mollet , sans que les autres muscles éprouvassent une rétraction considérable, accompagnée de beaucoup de gonflement du lambeau lui-même , de l'écartement de ses bords et de la peau sur la partie antérieure du tibia , quelquefois de l'exfoliation de l'os, et en général d'une suppuration prolongée. » ( *Lancet* , n° 246 , p. 208.)

J'ai déjà exposé les raisons qui font ordinairement amputer la jambe à quatre pouces au-dessous de la rotule et au-dessus de l'articulation fémoro-tibiale lorsque la maladie et le désordre du membre ne permettent pas de la faire dans le premier endroit. Il est vrai que, dans la campagne d'Égypte, Larrey pratiqua deux fois l'amputation près de l'articulation fémoro-tibiale , presqu'au niveau de la tête du péroné qu'il jugea nécessaire d'emporter. L'heureux succès dont furent suivies ces deux opérations l'engagèrent à amputer au milieu de la tête épaisse du tibia; il n'en résulta ni carie de cette partie spongieuse de l'os , ni affections, ni ankylose de l'articulation; et , si ce n'est une différence de quelques jours , la plaie guérit aussi bien que si l'amputation eût été pratiquée dans le lieu d'élection, c'est-à-dire trois ou quatre travers de doigt au-dessous de la tubérosité du tibia. Depuis cette campagne, M. Larrey a employé cette méthode pour un grand nombre d'autres cas où il était impossible d'opérer plus bas. Cet auteur assure que le succès a toujours été aussi heureux qu'en amputant à la distance ordinaire du genou. Un autre chirurgien militaire français, qui avait aussi essayé cette méthode, publia, en 1806, un mémoire dans lequel il recommande, lorsque les circonstances l'exigent, d'opérer beaucoup plus haut que ne le prescrivent les règles ordinaires. Larrey diffère néanmoins de Garrigues en ce qu'il ne veut pas qu'on ampute au-dessus du niveau de la tubérosité du tibia. Une ligne transversale tirée de ce point passe ordinairement au-dessous de l'articulation du péroné, et sur la partie inférieure des condyles du tibia; mais la disposition relative de la tête de ces os variant selon les différents individus , Larrey indique la tubérosité du tibia comme le point au-dessus duquel on ne doit jamais scier l'os. Si l'on coupe plus haut , le ligament de la rotule se trouve séparé de son insertion, la bourse muqueuse située au-dessous est intéressée , ainsi que les ligaments latéraux de l'articulation : d'où ré-

sultent la rétraction de la rotule, l'effusion de la synovie, et une telle désorganisation de l'articulation fémoro-tibiale, qu'elle peut rendre indispensable une seconde amputation. En pratiquant l'incision au niveau de la tubérosité du tibia, on conserve le ligament rotulien et les tendons des muscles fléchisseurs de la jambe, dont l'intégrité est nécessaire aux mouvements du moignon; la bourse muqueuse reste intacte, et la tête de l'os est sciée assez bas pour que l'on n'ait point à craindre la carie. Si l'on compare , dit Larrey, ce mode d'opération avec l'amputation de la cuisse conseillée par les auteurs dans les cas où la nouvelle méthode est applicable, on aura la preuve que celle-ci offre de très-grands avantages : 1° on diminue le danger du malade en retranchant une moindre partie du corps ; 2° l'opération est aussi facile à pratiquer dans un endroit que dans l'autre; 3° enfin les moignons guérissent avec une égale facilité dans les deux cas. Larrey n'a jamais observé une exfoliation ni une carie évidentes de la partie spongieuse du tibia. Lorsque le reste du péroné est trop court, ce qu'on voit le plus ordinairement, on doit le retrancher, parce qu'il devient un corps inutile et incommode pour l'usage d'une jambe de bois. Larrey recommande de conserver autant de peau qu'il est possible, et d'inciser perpendiculairement la portion qui recouvre le tibia , afin qu'elle ne soit pas ulcérée ou percée par l'os.

Lorsque le moignon est formé de cette manière, et qu'il comprend le genou et une portion de la jambe d'un doigt ou deux de largeur, le malade trouve un point d'appui solide au moyen duquel il peut marcher facilement sans bâton. Si le genou reste plié, ce moignon permet aussi l'usage d'une jambe artificielle de forme naturelle, pourvu que la longueur du moignon ne dépasse pas le diamètre du mollet de la jambe artificielle. (*Mém. de chir. mil.*, t. III, p. 386-394.) D'après un passage de Bromfield (*Chirurg. observ. and cases*, vol. 1, p. 185), rapporté par Guthrie, il paraîtrait que le premier de ces auteurs pense qu'on doit amputer le plus près possible du genou, sans s'exposer cependant à couper le ligament rotulien, de manière que le moignon ne dépasse pas le diamètre de la jambe de bois. Au reste , les remarques de Guthrie sont toutes en faveur de cette méthode; mais il avoue avec franchise qu'il ne croit pas « qu'elle réussisse aussi bien dans les hôpitaux d'une grande ville » , quoiqu'on l'ait souvent suivie avec succès dans les armées, et lorsque la section avait été faite au-dessus de la tubérosité. (*On gunshot wounds*, p. 223 et 227.) En parcourant attentivement les exemples rapportés par Larrey en faveur de la méthode dont nous venons de parler, j'ai été frappé d'un fait important qui ne la justifie pas entièrement : la plupart des moignons ne guérissaient que dans l'espace de quatre mois, et la guérison la plus prompte ne s'obtenait qu'en soixante-huit jours. (Voy. *Mém. de chir. milit.*, t. III, p. 57, 397, 398, etc.) Ainsi donc, à moins de supposer que la plaie résultant de l'amputation au-dessous du genou, suivant la méthode ordinaire, soit en général aussi longue à guérir entre les mains des chirurgiens français, cette observation n'est pas entièrement favorable à la méthode tant vantée par Larrey.

Un des avantages que l'on trouve à cette amputation, c'est de n'avoir à lier qu'un seul vaisseau, l'artère poplitée, dont la division n'a lieu qu'au-dessous du point où l'on pratique l'opération. Avant de réunir les lambeaux, Liston enlève quelquefois la crête du tibia pour empêcher qu'elle ne blesse les téguments. Il rejette le procédé de Larrey, qui consiste à emporter la tête du péroné, parce que, dit-il, dans plusieurs circonstances où il l'avait essayé, il survint le second jour un écoulement de synovie qui fut suivi d'une suppuration longue et considérable. Dans quelques cas l'articulation resta ankylosée, et un malade succomba même à la suite d'une abondante suppuration. Un assez grand nombre de dissections ont prouvé à Liston qu'en extirpant la tête du péroné on avait ouvert la capsule synoviale ou la bourse muqueuse située au-dessous du muscle poplité, et communiquant avec l'intérieur de l'articulation fémoro-tibiale. (*Elem.*, part. III, p. 391-393.) Cependant on peut recourir à cette opération lorsque le tibia est affecté dans une partie très-élevée.

Quand le malade n'a pas les moyens de se procurer une jambe artificielle, toujours plus ou moins coûteuse, Liston préfère opérer immédiatement au-dessous de la tubérosité du tibia. Si c'est la jambe droite qu'il doit amputer, il se place en dedans du membre dont il saisit la partie moyenne avec la main gauche, tandis qu'un aide soutient le pied à une hauteur convenable ; il introduit le couteau vers le côté externe du péroné, et le porte en haut, le long de cet os, dans l'étendue d'un pouce et demi ou de deux pouces ; il pénètre ensuite le membre dans une direction semi-circulaire jusqu'à la partie interne et inférieure du tibia; il porte l'instrument vers la face postérieure de cet os, et le fait sortir à la partie supérieure de l'incision près du péroné; dirigeant ensuite le couteau en bas, il forme un lambeau postérieur suffisant pour recouvrir l'extrémité des os. Avec le même couteau il dissèque les téguments antérieurs en haut, sur une surface peu étendue, et de manière à former un petit lambeau semi-lunaire; enfin, il divise les muscles inter-osseux et porte le couteau autour des os, afin de couper toutes les parties molles.

Si les malades peuvent se procurer une jambe artificielle, Liston ampute au milieu de la jambe. On doit appliquer ici les préceptes qui ont été donnés pour l'amputation pratiquée immédiatement au-dessous du genou ; en sciant le tibia obliquement en haut et en arrière, on n'aura aucune crainte de léser l'insertion du ligament inférieur de la rotule. (*Voy.* Malgaigne, *op. cit.*, p. 295.) Ainsi que le fait particulièrement remarquer cet auteur, on doit toujours s'assurer de la situation exacte de la tubérosité tibiale avant de commencer l'opération, afin d'éviter la division du ligament inférieur de la rotule, et pour ne pas ouvrir la capsule synoviale qui se trouve en arrière. La tubérosité du tibia présente une surface triangulaire dont l'angle inférieur se continue avec la crête du même os. Comme le ligament rotulien s'insère dans toute l'étendue de cette surface, Malgaigne conseille, lorsque les circonstances l'exigent, d'en retrancher même une grande partie, les connexions formées entre la rotule et le tibia par la portion qu'on épargne lui paraissant encore suffisantes. Mais je craindrais que ce procédé ne fût fréquemment suivi d'altérations et de maladies de l'articulation, et je ne crois pas convenable de l'adopter.

### DE L'AMPUTATION OBLIQUE OU OVALE DE LA JAMBE.

Le procédé de Sédillot consiste à diviser les téguments sur le côté externe de la jambe obliquement d'avant en arrière et de bas en haut. On porte ensuite le couteau de la partie postérieure vers le côté interne du membre, en le dirigeant d'arrière en avant et de haut en bas; on termine en avant par une incision transversale; la plaie présente une forme ovale et son angle antérieur est tronqué.

Le procédé de Baudens ne diffère de celui de Sédillot que parce que l'incision est ovale, et le couteau descend environ un pouce plus bas en avant qu'en arrière. « Une raison, dit Malgaigne, que personne n'a signalée, et qui me fait donner la préférence à la méthode ovale, même sur la méthode circulaire, c'est que, dans cette dernière, il est de règle de laisser sur tous les côtés les parties molles pour recouvrir une moitié du moignon. Mais les téguments de la partie postérieure atteignent plus facilement, après la rétraction, le centre de la plaie que ceux qui sont situés antérieurement; et puisque ces derniers doivent passer sur l'extrémité du tibia et être ramenés en avant pour recouvrir cet os, le but ne saurait donc être atteint qu'en donnant à la peau de la partie antérieure une plus grande étendue. (*Man. de méd. op.*, p. 293.)

La méthode ovale pour l'amputation de la jambe me paraît être la plus longue et la plus douloureuse de toutes celles qui ont été proposées jusqu'à présent. On ne sera jamais forcé d'y recourir si l'on a soin, en employant les autres méthodes, de conserver, ainsi que je l'ai indiqué précédemment, une suffisante quantité de téguments à la partie antérieure du membre.

Il me semble enfin que, dans les amputations à lambeaux de la jambe, on devrait donner plus de longueur au lambeau antérieur, et diminuer sur celui de la partie postérieure un tiers de la longueur qu'on lui donne habituellement. De cette manière la face antérieure du tibia serait plus exactement recouverte, ce qui diminuerait la fréquence de l'exfoliation. Il en résulterait encore l'avantage de pouvoir donner à la plaie moins d'étendue à la partie inférieure où le pus tend à séjourner.

### AMPUTATION DU BRAS.

La structure du bras et celle de la cuisse présentent de grands rapports : chacun d'eux ne contient qu'un seul os autour duquel les muscles sont disposés. Les couches musculaires profondes s'attachent à l'humérus, tandis que les superficielles s'étendent dans toute la longueur de cet os, sans avoir avec lui aucune adhérence. Les premières sont formées par le brachial interne et les deux courtes divisions du triceps; les secondes, par le biceps et la longue portion du triceps. L'amputation peut donc être pratiquée de la même manière au bras et à la cuisse, excepté néanmoins le cas où l'on est obligé de la faire au-dessus de l'insertion du deltoïde. Au bras, dit Graefe, l'incision des muscles doit être plus oblique de bas en haut qu'à la cuisse, dont les muscles sont plus volumineux. Par ce moyen on peut conserver deux pouces de muscles, outre ceux qui se rétractent, ce qui fournit am-

plement de quoi recouvrir le moignon lorsque le bras a dix pouces de circonférence. (*Normen für die abl. gröss. glied.*, p. 109.)

Le malade étant assis, on étend le bras, et, s'il est possible, on le place dans une position horizontale. Comme j'ai vu souvent des inconvénients produits au milieu de l'opération par la défaillance du malade, je pense, avec Graefe et quelques autres praticiens, que si les circonstances le permettent, il vaut mieux le coucher sur une table. (*Op. cit.*, p. 108.) L'opérateur, placé en dehors du membre, applique le tourniquet le plus haut possible, ou bien il fait comprimer l'artère axillaire avec les quatre doigts d'un aide placé debout derrière l'épaule. On incise ensuite les parties molles, de manière à conserver au membre la plus grande longueur possible. Après avoir appliqué le rétracteur on scie l'os avec les précautions ordinaires; on fait ensuite la ligature des artères, en ayant soin de ne pas comprendre le nerf radial dans celle qu'on applique sur l'artère brachiale. On réunit transversalement les bords de la plaie, et le malade est transporté dans son lit de manière à ce que le moignon soit un peu plus élevé que le plan sur lequel il repose.

Pour l'amputation du bras, je partage pleinement l'opinion de Guthrie, qui regarde comme inutile la dissection des téguments. Ce procédé a été depuis longtemps abandonné par Dupuytren; il suffit de les faire relever par un aide après qu'on les a divisés. (*On gunshot wounds*, p. 354.) En effet, les parties molles sont si peu tendues et si mobiles sur le fascia, que la méthode douloureuse d'Alanson, qui conseillait de les inciser, devient entièrement inutile. Aussi, au lieu de pratiquer une incision circulaire et oblique en coupant d'un seul coup jusqu'à l'os, vaut-il mieux diviser d'abord le biceps et la portion libre du triceps aussitôt après l'incision et la rétraction de la peau, et laisser ces muscles se retirer entièrement avant de couper le reste des parties molles. Après avoir incisé jusqu'à l'os, on peut en séparer les fibres musculaires supérieures dans l'étendue d'un pouce environ, et appliquer la scie le plus haut possible.

La méthode de Dupuytren, qui n'est qu'une modification de celle de Louis, me paraît être une des plus promptes et des plus avantageuses sous tous les rapports : on incise circulairement d'un seul coup les téguments refoulés en haut, le biceps et la portion adhérente du triceps; puis, appliquant le tranchant de l'instrument au niveau des couches musculaires rétractées, on divise jusqu'à l'os le brachial, le reste du triceps, etc., au moyen d'une incision circulaire tantôt oblique, tantôt perpendiculaire. Enfin on détache, dans une certaine étendue, les fibres des muscles qui adhèrent fortement à la partie de l'os située au-dessus de l'incision, afin de pouvoir appliquer la scie plus haut qu'on n'aurait pu le faire sans cette précaution. Cette méthode joint, au double avantage de l'amputation à lambeaux, la rapidité de l'exécution; elle permet aussi d'éviter la saillie de l'os.

Si la maladie forçait à faire l'amputation vers la partie supérieure du bras, et qu'il n'y eût pas de place pour appliquer le tourniquet, au lieu de placer une compresse dans l'aisselle et de la faire serrer fortement par un aide, comme le conseille Sabatier, il vaudrait mieux comprimer l'artère contre la première côte, à l'endroit où elle est croisée par ce vaisseau. Au reste, je parlerai de ce procédé en traitant de l'amputation dans l'articulation scapulo-humérale. Alors le chirurgien, armé d'un couteau droit, fait une incision transversale jusqu'à l'os, un peu au-dessus de l'extrémité inférieure du deltoïde. Deux autres incisions longitudinales, pratiquées l'une sur la face antérieure, et l'autre sur le bord postérieur du même muscle, doivent servir à former un lambeau qu'on détache et qu'on relève ensuite. Enfin on divise par une incision circulaire le reste des parties molles au niveau de la base du lambeau, et on termine l'opération comme à l'ordinaire. (Sabatier, *Méd. op.*, t. III, p. 375, etc., 2e éd.)

L'amputation du bras avec deux lambeaux, l'un postérieur, et l'autre antérieur, se pratique par choix, et non par nécessité; le premier de ces lambeaux se compose des téguments et du muscle triceps, et doit avoir environ trois pouces de longueur; le second a la même dimension, et est formé par la peau, ainsi que par les muscles biceps et brachial antérieur. On divise circulairement les fibres musculaires qui adhèrent à l'os, et on scie ce dernier. Klein préfère cette méthode à celle qu'on emploie ordinairement; il l'a mise en pratique dans neuf cas différents. Par ce moyen, l'extrémité de l'os se trouve si bien recouverte que sa saillie est impossible. (*Practische ansichten der chir. oper.*, p. 44.) Au lieu de former les lambeaux suivant la méthode précédente, Langenbeck en fait deux latéraux; il coupe les téguments de bas en haut, et recouvre l'os avec la peau. J'ai récemment employé ce procédé à l'hôpital du Nord de Londres; seulement je traversai les parties molles avec le couteau, en incisant en bas et en dehors au lieu de couper de dehors en dedans, comme le faisait Langenbeck. Cette méthode, comme la précédente, est d'une exécution prompte et facile, et permet de former un excellent moignon; l'une et l'autre présentent l'avantage d'éviter la dissection toujours douloureuse de la peau et du fascia, et de pouvoir recouvrir l'os avec les téguments et les muscles. On peut, ainsi que l'observe Velpeau, pratiquer l'opération en trois coups de couteau: un pour chacun des lambeaux, et le troisième pour la division des fibres musculaires adhérentes à l'os; on n'a plus alors qu'à scier ce dernier. Cependant, on objecte que dans les amputations à lambeaux du bras l'inflammation du moignon est généralement plus intense que dans les amputations pratiquées suivant la méthode circulaire. En effet, la forme arrondie du membre composé d'un seul os peu volumineux, le rend éminemment propre à cette dernière opération. (*Voy.* Velpeau, *Nouv. élém. de méd. opér.*, t. I, p. 425.)

Lorsque la lésion a son siége vers la partie supérieure du bras, Larrey préfère amputer dans l'articulation scapulo-humérale, plutôt que de conserver un moignon court et ne contenant que la tête de l'humérus; car, dit-il, si cet os ne peut être scié au moins au niveau de l'insertion tendineuse du deltoïde, le moignon se trouve retiré vers le creux de l'aisselle par le grand pectoral et le grand dorsal; les ligatures irritent les branches du plexus brachial; de là des douleurs vives, des tiraillements dans les nerfs, qui produisent souvent le tétanos. Le moignon reste tuméfié, et il se forme une ankylose de l'humérus avec l'omoplate; de sorte que cette portion du bras devient complétement inutile et expose le malade à des accidents. « J'ai vu, dit Larrey, beaucoup d'officiers et de soldats qui, dans ces circonstances, regrettaient qu'on ne les eût pas opérés dans l'articulation. » (*Mém. de chir. mil.*, t. III, p. 53-400.)

Guthrie dit aussi que, lorsqu'on pratique l'amputation circulaire vers l'insertion du grand pectoral, l'os fait ordinairement saillie après quelques jours de pansement. Cependant il diffère essentiellement de Larrey relativement à la nécessité d'amputer dans l'articulation, et il préfère pratiquer l'opération depuis un demi-pouce jusqu'à un pouce et demi au-dessous des tubérosités de l'humérus, suivant que le permet la nature de la maladie. On fait d'abord, à un ou deux travers de doigt au-dessous de l'acromion, deux incisions, l'une interne et l'autre externe; la première doit être dirigée verticalement le long du côté postérieur du membre, jusqu'à ce qu'elle rencontre le point inférieur de la seconde. Ainsi, la partie inférieure du bras se trouve coupée circulairement ; la supérieure, de la même manière que si on voulait amputer le bras dans l'articulation de l'épaule. On divise les muscles sans détacher la peau, et on refoule les parties molles afin de les garantir de la scie. La section de l'os étant terminée, il faut lier les artères et réunir les lambeaux de manière à former une plaie longitudinale. (*On gunshot wounds*, p. 337, etc.) Je ne doute pas que, dans de semblables circonstances, il ne faille préférer cette méthode, ou celle de Sabatier, à l'amputation du bras dans l'articulation scapuló-humérale.

### AMPUTATION DANS L'ARTICULATION HUMÉRO-CUBITALE.

Dupuytren, pénétré de l'importance qu'il y a pour le malade de conserver au membre supérieur le plus de longueur possible, substituait avec avantage la désarticulation du coude à l'amputation, toutes les fois que l'état de cette articulation et des chairs le lui permettait. L'avant-bras étant au tiers fléchi, il enfonçait un couteau à double tranchant transversalement au-devant de l'articulation, de l'une à l'autre des tubérosités de l'humérus ; ce couteau sert à tailler un lambeau aux dépens de la partie supérieure et antérieure de l'avant-bras. Après avoir relevé ce lambeau, il coupait d'un second coup la capsule articulaire et les ligaments latéraux, et il terminait l'opération en sciant l'olécrâne d'avant en arrière. Dans cette amputation ce n'est point l'artère brachiale, mais bien ses divisions cubitale et radiale qui se trouvent coupées. Les vaisseaux ouverts étant liés, on replie le lambeau d'avant en arrière sur l'extrémité de l'humérus, et il est maintenu dans cette situation au moyen de longues bandelettes agglutinatives. Lorsqu'il ne restait pas assez de parties molles pour former un lambeau antérieur qui pût recouvrir les condyles de l'humérus, Dupuytren pratiquait au coude une incision circulaire. Il divisait d'abord les téguments et l'aponévrose à trois travers de doigt au-dessous des condyles de l'humérus. Un aide relevait aussitôt ces parties, et, d'un seul coup, Dupuytren incisait jusqu'aux os les fibres musculaires au niveau de leurs bords. En remontant un peu le long de ceux-ci, et en détachant les parties molles de leur surface, il arrivait à la jointure qui doit être ouverte par la section de ses ligaments la-

téraux et de la partie antérieure de la capsule ; il terminait l'opération en sciant l'olécrâne. (Dupuytren, *Leç. or. de clin. chir.*, t. IV, p. 316.) Cet illustre chirurgien a pratiqué dix ou douze fois l'amputation du coude avec le plus grand succès. Liston recommande particulièrement cette méthode. (Voy. *Elem. of surg.*, part. III, p. 381.)

### AMPUTATION DE L'AVANT-BRAS.

La règle la plus sage relativement à l'endroit où il convient de faire l'incision, est d'emporter le moins possible du membre qu'on veut amputer ; ce fait est incontestable. Si Larrey n'a pas obtenu des résultats heureux lorsqu'il a amputé vers les parties tendineuses de l'avant-bras, il faut en attribuer la cause à sa manière de panser le moignon. Pour pratiquer cette opération, deux aides saisissent l'avant-bras, l'un par le coude, et l'autre par le poignet : on applique le tourniquet sur la partie inférieure du bras, pour arrêter la circulation dans l'artère brachiale, et on tire les téguments en haut, afin de les tendre. On fait alors une incision circulaire jusqu'au fascia, et l'on dissèque une quantité de peau suffisante pour recouvrir les os du moignon : cette peau étant relevée, on divise les muscles au niveau du repli, en tenant le couteau dirigé obliquement de bas en haut. Comme beaucoup de muscles se trouvent situés profondément entre les deux os, on ne saurait jamais prendre assez de soin pour les diviser exactement. Pour y parvenir, on introduit un couteau à double tranchant entre le radius et le cubitus. On garantit les parties molles de l'action de la scie au moyen du rétracteur. La règle générale prescrit de scier les deux os en même temps. A cet effet, on place le bras dans une forte pronation. Comme à sa partie inférieure le radius est plus volumineux que le cubitus, peut-être serait-il avantageux de le scier d'abord : ses connexions avec l'humérus le rendent d'ailleurs plus propre à soutenir le poids de la scie. (Averill's *Op. surg.*, p. 124.) Les artères dont on doit faire la ligature sont ordinairement la radiale et les deux inter-osseuses.

Graefe ampute l'avant-bras en faisant un lambeau sur la face antérieure du membre ; il coupe ensuite circulairement le reste des parties molles jusqu'à l'os. (*Normen für die ablösung grösserer gliedm.*, p. 138, etc., in-4°; Berlin, 1812.) Guthrie fait deux lambeaux, l'un sur la face antérieure, l'autre sur la face postérieure de l'avant-bras. Cependant, au-dessus de la partie moyenne du membre, il préfère l'incision circulaire.

( *On gunshot wounds*, p. 373-374.) Hennen approuve aussi l'amputation de l'avant-bras à double lambeau semi-lunaire. ( *Principles of milit. surg.*, p. 265, ed. 2.) Klein la met également en usage. (*Practische ansichten bedeutendsten operationen*, heft 1, p. 45.) Lisfranc opère suivant la même méthode, mais seulement lorsqu'il s'agit du tiers inférieur de l'avant-bras. Ces différents procédés sont plutôt un objet de choix que de nécessité; car j'ai vu pratiquer cette opération un très-grand nombre de fois au moyen de l'incision circulaire, et je ne me rappelle pas qu'elle ait été jamais suivie de fàcheux résultats. En faisant le lambeau interne, on est exposé à blesser les artères radiale et cubitale au-dessus du point où elles sont entièrement coupées, ainsi que Guthrie le reconnaît franchement. Cet accident peut donner lieu à beaucoup de difficultés.

Quant à la préférence qu'a Larrey pour amputer dans les endroits fournis de parties molles, lors même que les circonstances permettraient d'opérer beaucoup plus bas, je dirai seulement qu'aucune raison ne l'autoriserait à agir ainsi, s'il avait l'habitude, ainsi qu'on le fait en Angleterre, de réunir, dans tous les cas, par première intention.

### DE L'AMPUTATION DU POIGNET OU DANS L'ARTICULATION RADIO-CARPIENNE.

On peut pratiquer l'amputation de la main dans l'articulation du poignet, pourvu toutefois que la maladie ne s'étende pas trop haut, et qu'on puisse former un lambeau sur les téguments du dos ou de la paume de la main. Lisfranc forme deux lambeaux, l'un antérieur et l'autre postérieur. Le choix de la méthode doit être déterminé par les circonstances qui se présentent. Dans cette espèce d'amputation, on peut également pratiquer l'opération suivant la méthode circulaire. Les os scaphoïde, semi-lunaire, et cunéiforme constituent une convexité qui est reçue presque entièrement dans la concavité formée par l'extrémité inférieure du radius. Le cubitus n'a aucune connexion avec cette articulation, si ce n'est au moyen du ligament triangulaire, et seulement dans l'étendue de quatre lignes; au-dessous des apophyses styloïdes des deux os du bras, qu'on peut facilement sentir, commence l'articulation; mais, ainsi que le fait observer M. Malgaigne, il est plus difficile de bien déterminer la direction de la jointure; et si, pendant que la main est étendue, on fait subir au poignet des mouvements de flexion et d'extension, on verra ces mouvements

dans l'articulation médio-carpienne, dans laquelle le chirurgien pourrait, par erreur, faire pénétrer le couteau. M. Malgaigne pose les règles suivantes pour éviter cette méprise : 1° Si l'on étend fortement la main en arrière, le sommet de l'angle qu'elle forme avec l'avant-bras indique l'articulation radio-carpienne.

2° La saillie transversale du radius peut être sentie en avant, et l'articulation est située à environ une ligne au-dessous et cinq lignes à peu près au-dessus du pli cutané qui se trouve entre la paume de la main et l'avant-bras.

3° Le milieu de l'articulation se rencontre à environ deux lignes et demie au-dessus d'une ligne tirée exactement d'une extrémité à l'autre des apophyses styloïdes.

4° Si l'on ne peut découvrir que l'apophyse du radius, on pourra établir la position de celle du cubitus, en retenant que celle-ci descend deux lignes plus bas que la première : le milieu de l'articulation est trois ou quatre lignes au-dessus. (J. F. Malgaigne, *Man. de méd. op.*, p. 324.)

Dans l'amputation de cette partie, on doit se rappeler la saillie que font les os cunéiforme et pisiforme au-dessus du niveau des surfaces palmaires du radius et du cubitus.

L'amputation circulaire se pratique de la manière suivante : un aide tire les téguments en haut pour les tendre, et le chirurgien les divise, au moyen d'une incision faite autour du poignet, un pouce environ au-dessous des apophyses styloïdes; on incise circulairement les tendons au niveau de la peau rétractée, de manière que les os pisiforme et cunéiforme la dépassent un peu; on pénètre dans l'articulation sur l'un ou l'autre côté, en prenant pour guide l'apophyse styloïde correspondante; on dirige ensuite le couteau à travers la jointure en suivant une ligne qui correspondrait à la convexité postérieure des os scaphoïde, semi-lunaire et cunéiforme; on fait la ligature des artères radiale et cubitale. Il est rarement nécessaire de lier l'artère interosseuse. On doit donner à la plaie une direction transversale, et placer le moignon dans une position un peu déclive, afin que si la suppuration s'établit dans les gaînes tendineuses, elle ne puisse remonter dans le membre.

Dans l'amputation du poignet à double lambeau ainsi que la pratique Lisfranc, la main est mise en supination, et maintenue par un aide qui comprime en même temps les artères radiale et cubitale. L'opérateur, armé d'un couteau étroit, traverse les parties molles au niveau des apophyses styloïdes, en le dirigeant du radius vers le cubitus ou réciproquement, suivant qu'il ampute le membre droit ou le gauche. Il porte ensuite sur la face antérieure du carpe l'instrument, dont le tranchant est tourné en avant de manière à former un lambeau semi-lunaire d'environ deux pouces de longueur : on écarte ce lambeau et on en forme un autre exactement semblable sur la partie postérieure du poignet ; coupant ensuite les tendons extenseurs à peu près au niveau de l'articulation, dans laquelle on pénètre immédiatement au-dessous d'une des apophyses styloïdes, on finit la désarticulation comme dans la méthode circulaire.

Lorsque l'état des parties molles ne permet pas de faire deux lambeaux, on se contente d'en former un seul qu'on a soin alors de tenir plus long.

DE L'AMPUTATION DANS L'ARTICULATION
COXO-FÉMORALE.

L'idée seule de cette formidable opération arrêta pendant longtemps la main des chirurgiens les plus hardis. L'esprit reculait d'effroi devant une mutilation aussi étendue. On ne peut néanmoins douter que la vie ne dépende souvent de cette cruelle opération, et sans ce grand sacrifice, dans bien des cas on ne saurait sauver le malade. Quelque terrible que parût l'amputation de la cuisse dans l'articulation, soit relativement au volume de la partie qu'il fallait retrancher, soit en raison de l'immense étendue de la plaie, l'état désespéré dans lequel se présentaient certains cas permit enfin aux chirurgiens de contempler d'un œil plus calme une opération contre laquelle l'esprit se révoltait naturellement. Morand est le premier qui s'en soit occupé particulièrement. (*Opusc. de chir.*, t. I, p. 176 ; in-8°, 1768 ) Deux de ses élèves, Volner et Puthod, communiquèrent, en 1739, à l'Académie royale de chirurgie de Paris, deux mémoires sur ce sujet. En 1743, Ravaton voulut pratiquer l'amputation dans l'articulation coxo-fémorale, pour une blessure d'arme à feu qui avait fracturé le grand trochanter et le col du fémur ; mais d'autres chirurgiens s'y opposèrent. ( *Chirur. d'arm.*, p. 323, etc. ) Dans l'année 1748, Lalouette insista sur les avantages de cette opération. (*Disput. chir.*, Haller, t. V, p. 265.) Enfin, l'Académie royale de chirurgie de Paris trouva que cette question méritait d'être prise en considération. En conséquence, en 1756, elle proposa pour le concours du grand prix la question suivante : « Dans le cas où l'am-

putation dans l'articulation coxo-fémorale serait regardée comme le seul moyen de sauver le malade, déterminer si l'on doit pratiquer cette opération, et quel est le meilleur procédé à employer. » Aucun des mémoires ne fut jugé digne d'être couronné, et, en 1759, on proposa le même sujet. L'Académie décerna le prix à Barbet, qui exposa les avantages de l'opération, et détermina quelques-uns des cas où elle était indiquée. Si, par exemple, un boulet de canon ou le choc de tout autre corps contondant avait emporté ou fracassé la cuisse, de manière qu'il restât seulement quelques parties à couper pour achever la séparation du membre, il conseillait de ne pas hésiter à faire l'opération. Il la trouvait encore nécessaire pour un sphacèle qui s'étendrait à la circonférence de l'articulation, et qui aurait détruit une grande portion des parties molles environnantes. (*Voy.* Sabatier, *Méd. opér.*, t. III, p. 271, etc.) On cite aussi quelques cas dans lesquels le chirurgien a achevé la séparation des parties mortes avec le couteau ; mais ceci ne saurait être regardé comme une amputation dans l'articulation coxo-fémorale. La division de quelques fibres mortes est une chose de bien peu d'importance, en comparaison des accidents formidables qui peuvent résulter d'une opération qui consiste à extraire la tête du fémur de la cavité cotyloïde, et dans laquelle il faut couper des parties douées de vie et de sensibilité, et qui saignent abondamment.

Outre le mémoire de Barbet, il y en eut trente-trois autres présentés à l'Académie ; presque tous étaient en faveur de l'opération. En 1758, Goursaud et Moublet publièrent encore deux mémoires sur le même sujet : celui de Goursaud renfermait un nouveau mode d'exécution. (Voy. *Journ. de méd.*, an. 1759.) L'opération, dit le professeur Thompson, y est envisagée sous tous ses points de vue. (*Obs. made in the mil. hosp. in Belgium*, p. 160-163.)

Plusieurs chirurgiens modernes condamnent cette opération. Voici comment Pott s'exprime à cet égard : « Bilguer et Tissot sont, je crois, les seuls qui aient parlé de l'amputation coxo-fémorale comme d'une opération utile et préférable à celle de la cuisse. » Après une ou deux citations, il ajoute : « Je sais très-bien que l'amputation de la cuisse dans l'articulation n'est pas impraticable, bien qu'elle soit très-effrayante. Je ne dirai pas que je l'aie jamais exécutée, *mais je l'ai vu pratiquer*, et assurément je ne la ferai jamais, si ce n'est sur le cadavre. On ne peut établir aucune comparaison en-

tre cette amputation et celle de l'articulation scapulo-humérale. Dans cette dernière,
en effet, la carie peut quelquefois se borner
à l'humérus, et l'omoplate rester dans un
état parfaitement sain, ce qui n'arrive jamais dans l'articulation coxo-fémorale. La
cavité cotyloïde et les parties voisines, et
celles qui sont situées en dedans du bassin,
participent toujours plus ou moins à la maladie dont elle est affectée, etc. » (Pott, *On amput.*) Je dois faire observer ici que Pott avait
raison pour les cas dans lesquels la maladie
de l'articulation ne permettrait pas de faire
cette opération; mais il avait tort en ne
réfléchissant pas que si dans certains cas
elle n'est pas praticable, dans d'autres,
néanmoins, elle peut parfaitement convenir. Callisen avait peine à croire qu'on pût
jamais pratiquer cette opération avec quelques chances de succès. (*Syst. chir. Hod.*,
p. 418, t. II, ed. 2, 1800.) Richerand pense
qu'un chirurgien prudent doit s'abstenir de
la faire, à moins que le membre ne soit
presque détaché par la maladie ou par un
accident. (*Nos. chir.*, t. IV, p. 519, 4e éd.)

Ainsi que l'observe Thompson, c'est
une chose remarquable dans l'histoire de
la chirurgie, qu'une opération inventée en
France, et sur laquelle on a tant écrit dans
ce pays, ait été exécutée pour la première
fois en Angleterre. « J'ai appris, continue
cet auteur, que cette opération avait été
pratiquée par feu Thompson, chirurgien de
l'hôpital de Londres, et je pense que c'est
de ce fait que veut parler Pott. » (*Obs. on
mil. hosp. in Belgium*, p. 264.) Au reste,
que ce soit ou non celui auquel ce chirurgien distingué fait allusion, l'exemple qu'il
rapporte est le premier d'une opération de
cette nature. D'ailleurs, autant qu'on en
peut juger par les annales de l'art, elle avait
certainement été pratiquée dans ce pays
avant qu'elle l'eût été sur le continent. En
effet, Kerr la pratiqua sur une jeune fille de
onze à douze ans, pour une maladie de l'articulation coxo-fémorale, cas dans lequel on
ne doit jamais y avoir recours, à cause des
raisons alléguées par Pott. Après l'ablation
du membre, Kerr trouva la cavité cotyloïde
et toutes les parties contiguës à l'os innominé affectées de carie. Dans cette circonstance, on devait d'autant moins compter
sur le succès, que la malade était dans un
état de consomption. Néanmoins, malgré ces
circonstances défavorables, la jeune fille survécut encore dit-huit jours à l'opération.
L'autopsie montra toute la masse des poumons malade, et l'un d'eux entièrement réduit à l'état de suppuration. (*Voy*, Duncan's
*Med. comm.*, v. VI, p. 337, in-8º; Lond., 1779.)

La première amputation dans l'articulation
coxo-fémorale qui fut suivie de succès, a été
pratiquée par Perrault, en 1774, pour un
cas de gangrène traumatique. On trouve
dans Sabatier les détails de cette opération.
Le malade, appelé Goix, recouvra la santé
et vécut assez longtemps comme cuisinier
à Ste-Maure, où Velpeau vit son fils en 1815.
Vers l'époque à laquelle eut lieu cette amputation, un chirurgien militaire, appelé
Perret, pratiqua la même opération avec
succès. (*Voy.* Velpeau, *Nouv. élém.*, etc.,
t. I, p. 514.) Quoiqu'on eût, à Londres,
l'habitude de décrire dans les cours l'amputation dans l'articulation coxo-fémorale,
Velpeau fait remarquer avec raison que ni
en Angleterre, ni en Allemagne, on ne son-
gea en aucune manière à la mettre en pratique jusqu'à la fin du siècle dernier, époque à laquelle plusieurs chirurgiens français
y eurent recours. A. Blandin la pratiqua
trois fois : le premier malade, opéré en
fructidor an III, se rétablit parfaitement,
aussi bien que le second; le troisième vécut
jusqu'au cinquante-huitième jour. En 1798,
Mulder obtint le même succès sur une jeune
fille de dix-huit ans. (*Voy.* Velpeau, *Élém.
de méd.*, t. I, p. 514.) Larrey fit deux fois
cette opération en Egypte, et une fois à l'armée du Rhin. Ce qui l'encouragea à la pratiquer, fut d'avoir sauvé quelques-uns de
ses malades par l'amputation des deux cuisses, des deux jambes, des deux bras, ou
par l'amputation scapulo-humérale. Larrey
a eu aussi le premier le mérite de n'avoir
tenté cette opération que dans les seules
circonstances peut-être où, à l'exception
des cas de nécrose ou de maladies incurables de l'articulation, il soit convenable de
la pratiquer : par exemple, lorsqu'il y a
fracture de la tête, du col ou de l'extrémité
supérieure du fémur, par un coup d'arme
à feu, avec ou sans lésion de l'artère fémorale ; ou lorsqu'un boulet ou une bombe a
emporté le membre trop haut pour permettre l'amputation suivant la méthode ordinaire. Cet auteur pense néanmoins que
l'amputation dans l'article convient aussi
lorsque, par suite du choc d'un projectile,
le membre est attaqué ou menacé de gangrène près de son extrémité supérieure.
(*Mém. de chir. mil.*, t. II, p. 185.)

Quelque terrible que soit cette opération,
Larrey affirme que, quand elle ne réussi-
rait que bien rarement, il y aurait inhuma-
nité à ne pas la tenter s'il n'y a pas d'autre
moyen de sauver la vie du malade; il se
fonde sur l'ancienne maxime d'Hippocrate :
*Ad extremos morbos, extrema remedia.* Aux
objections qu'on peut faire contre cette opé-

ration, il répond qu'elle est plus alarmante que dangereuse. L'opération césarienne, dit-il, a été pratiquée sur la femme vivante : elle a réussi, et est encore recommandée aujourd'hui. Laumonier, de Rouen, a enlevé avec succès un ovaire squirrheux d'un volume considérable. Il y a aussi des exemples de prompte guérison après l'ablation du bras et de l'omoplate. D'ailleurs, le chirurgien peut diminuer l'étendue de la plaie produite par l'opération, et obvier aux accidents de l'hémorrhagie en faisant boucher par des aides les orifices des vaisseaux coupés, jusqu'à ce qu'il soit possible d'appliquer les ligatures. Larrey cite en faveur de cette amputation le fait rapporté par Morand : un soldat avait eu les deux jambes amputées très-haut, et les deux bras coupés si près des épaules, qu'il ne pouvait rien tenir dans le creux de l'aisselle; malgré ces mutilations, il jouissait néanmoins d'une bonne santé. (*Opusc. de chirurg.*, p. 183.) Larrey rapporte dans son ouvrage plusieurs exemples de malades, dont les uns avaient un membre entier emporté, et les autres avaient perdu plus de la moitié des deux extrémités supérieures ou inférieures, sans que néanmoins la constitution en fût troublée d'une manière très-sensible. (*Mém. de chir. mil.*, t. II, p. 182-184.) Un de ces malades vécut une semaine après l'opération, et mourut de la peste; les autres succombèrent à la suite du transport fatigant nécessité par une marche précipitée de l'armée. (Voy. *Relat. de l'expéd. de l'armée d'Orient en Egypte*, etc., p. 319, in-8°; Paris, 1803.) A la bataille de Wagram, Larrey fit l'amputation, dans l'article, sur deux soldats de l'armée impériale; ces opérations furent pratiquées dans les circonstances les plus fâcheuses, et les malades moururent au bout de quelques heures. (*Mém. de chir. mil.*, t. III, p. 349.)

Quelle que soit la méthode qu'on emploie pour l'amputation dans l'articulation coxo-fémorale, il faut toujours se rappeler que la cavité cotyloïde n'est pas assez profonde pour contenir entièrement la tête du fémur; cette partie de l'os forme un peu plus d'une moitié de sphère, maintenue si exactement par la capsule fibreuse, qu'elle se trouve pour ainsi dire étranglée, si la capsule n'a pas été divisée près du bord de la cavité cotyloïde. En mettant le membre dans l'abduction, on tend le ligament rond, qui peut alors être facilement coupé. Si, au contraire, on commence la division de la capsule par sa partie externe, la cuisse doit être ramenée dans l'adduction. Dans cette position, le ligament rond se trouve relâ-

ché et n'oppose aucun obstacle à la désarticulation, après laquelle la section en est aisément faite. L'articulation coxo-fémorale est plus superficielle à sa partie antérieure que partout ailleurs. Une ligne abaissée perpendiculairement, à partir du point de réunion du tiers moyen avec le tiers externe du ligament de Poupart, passera nécessairement au-devant de la partie antérieure de cette articulation.

Larrey opère de la manière suivante : il fait d'abord, dans le pli de l'aine, une incision sur le trajet de l'artère crurale, qu'il lie, après l'avoir séparée des parties qui l'entourent, aussi près que possible du ligament de Poupart; de manière que la ligature, placée au-dessus de l'origine des artères circonflexe et profonde, empêche l'écoulement du sang, qui, sans cette précaution, pourrait s'échapper par les branches nombreuses de ces vaisseaux. Il plonge ensuite perpendiculairement, entre les tendons des muscles qui s'attachent au petit trochanter et au col du fémur, un couteau à lame droite, de manière que la pointe aille sortir sur la face postérieure du membre, au point diamétralement opposé à celui où il est entré. Il dirige alors l'instrument obliquement, en bas et en dedans, et taille un lambeau de moyenne grandeur, aux dépens des parties molles de la portion interne et supérieure de la cuisse. Un aide relève ce lambeau vers le scrotum, et l'articulation se trouve alors mise à découvert. L'artère obturatrice est liée immédiatement, ainsi que quelques branches de la honteuse, qui se trouvent coupées en faisant le lambeau. On place la cuisse dans l'abduction. Le ligament orbiculaire, tendu par ce mouvement, est divisé à sa partie interne, et l'articulation facilement ouverte. On coupe ensuite le ligament rond, et le fémur est désarticulé. Enfin, on porte le couteau sur le côté externe du grand trochanter, pour former un second lambeau, dont les dimensions doivent être en rapport avec celles de l'interne. Pendant l'opération, Larrey lie l'artère obturatrice, plusieurs branches de la honteuse de la fessière et des ischiatiques, aussitôt qu'elles ont été divisées. On rapproche les lambeaux, qui sont maintenus dans cette position au moyen de bandelettes agglutinatives et du bandage connu sous le nom de spica de l'aine. (Voy. *Mém. de chir. mil.*, t. II, p. 186-188.)

Dans la campagne de Russie, Larrey eut occasion de pratiquer deux fois l'amputation dans l'articulation coxo-fémorale. La première fois, ce fut à Witepsk, sur un Russe qui avait eu le fémur fracassé au-dessus du grand trochanter, et les deux tiers des parties molles de cette région emportés. Après l'opération, le malade alla très-bien jusqu'au vingt-cinquième jour; la guérison était parfaite, excepté dans les deux points où se trouvaient les ligatures ; mais les provisions ayant manqué, cet homme mourut vers le vingt-neuvième jour. La seconde opération fut pratiquée sur un dragon français, après la bataille de Mozaïsk ; cet homme fut ensuite très-bien traité à Orcha par le chirurgien-major, qui écrivit à Larrey pour lui apprendre la guérison parfaite du malade. (Voy. *Mém. de chir. mil.*, t. IV, p. 26-50-51, in-8°; Paris, 1817.)

En 1812, Baffos pratiqua l'amputation dans l'articulation coxo-fémorale suivant le procédé de Larrey, avec cette différence néanmoins qu'il comprima l'artère au pli de l'aine, et qu'il ne commença pas par en faire la ligature, méthode à laquelle Larrey donne maintenant la préférence. ( Voy. *Mém. de chir. mil.*, t. IV, p. 434.) Le malade était un enfant de sept ans, atteint d'une affection de l'articulation. Il se rétablit très-bien de la plaie résultant de l'opération, mais il mourut trois mois après de l'affection scrofuleuse. A l'autopsie, on trouva la cavité cotyloïde remplie de chairs fongueuses, et l'os innominé atteint de carie. Ces altérations existant toujours dans les maladies de l'articulation coxo-fémorale, et toutes les parties affectées ne pouvant être enlevées, on ne doit jamais tenter l'opération dans ces cas. ( *Voy.* ARTICULATIONS [*Maladies des*]. )

Le procédé opératoire de Baffos est regardé par tous les chirurgiens de nos jours comme préférable à celui adopté d'abord par Larrey. On regarde comme inutile de lier préalablement l'artère vers le pli de l'aine, au lieu de la faire simplement comprimer contre le pubis. En faisant une incision pour lier l'artère et prévenir l'hémorrhagie, c'est pratiquer une double opération et causer au malade des souffrances inutiles. C'est du reste une méthode très-ancienne, proposée pour la première fois par Volther et Puthod. Je ne connais point celui qui, le premier, a indiqué la compression contre le pubis, au lieu de l'incision sur le trajet de l'artère ; mais je sais qu'Abernethy, pendant les trente dernières années de sa vie, a recommandé ce moyen dans ses leçons d'anatomie.

On rapporte que Lisfranc a pratiqué sur le cadavre l'amputation dans l'articulation iléo-fémorale, en dix secondes. Un écrivain de nos jours décrit ainsi son procédé : on pose le malade sur une table, le bassin appuyé sur le bord, et le membre est soutenu par un aide. L'opérateur, alors, tire une ligne directement le long de la cuisse, à un pouce environ de l'épine antérieure et supérieure ; il en trace une autre d'un demi-pouce à peu près, de ce point vers le pubis, de manière à former un angle droit. A l'extrémité interne de cette dernière ligne, il plonge la pointe d'un couteau long et étroit, en l'abaissant perpendiculairement en bas sur la tête du fémur. Il la dirige alors vers le côté externe de l'os, et la fait sortir à un pouce environ de la marge de l'anus. Inclinant ensuite le tranchant du couteau en dehors, afin d'éviter le grand trochanter, il forme le lambeau externe, auquel il donne quatre ou cinq pouces d'étendue, en incisant le long du membre entre les muscles et l'os. Un aide comprime l'artère fémorale, alors visible, tandis que l'opérateur enfonce le couteau dans l'angle supérieur et antérieur de la plaie, pour le faire sortir par l'angle supérieur et postérieur ; dirigeant ensuite l'instrument en bas et en dedans, il forme le lambeau interne moins grand que l'externe. Enfin, il divise la capsule fibreuse, luxe l'articulation, coupe le ligament rond, etc. (*Voy.* Averill's *Oper. surg.*; Lond., 1823, p. 158, etc.; Maingault, *Méd. opér. fol.*; Paris, 1822.) Il est évident, dit Syme, que le chirurgien, en coupant en bas et en se tenant près de l'os, ne sera jamais exposé à blesser l'artère, qui ne pourrait l'être que s'il portait le couteau en dehors. C'est là un des grands avantages que Lisfranc fait valoir en faveur de son procédé. En effet, avant que l'opérateur ne coupe l'artère, un aide peut facilement la comprimer en introduisant ses doigts dans la plaie.

La désarticulation s'opère de la manière suivante : saisissant le membre avec la main gauche, tandis qu'un aide écarte les lambeaux, le chirurgien incise la capsule dans la moitié antérieure du bord de la cavité cotyloïde. On porte ensuite le membre dans l'abduction ; la tête de l'os sort alors de la cavité, et l'opérateur coupe la partie postérieure de la capsule et le ligament triangulaire. (Voy. *Edinb. med. surg. Journ.*, n° 78, p. 41.) Walther suivit à peu près cette méthode. ( *Voy.* Graefe *and* Walther's *Journ.*, et Anderson's *Quarterly Journ.*, v. 1, p. 630.) Elle fut également mise en usage par Syme, dans un cas intéressant d'amputation dans l'articulation coxo-fémorale, pour une nécrose qui s'étendait jusqu'au col du fémur. Malheureusement, ce malade fut affecté d'une hydropisie qui le fit périr deux mois après l'ablation du membre. (*Oper. cit.*, p. 25.)

Dupuytren faisait en dedans une incision semi-lunaire à convexité, dirigée inférieurement, qui commençait auprès de l'épine iliaque antéro-supérieure, et finissait près de la tubérosité de l'ischion. Divisant d'abord la peau seulement, qui était aussitôt relevée par un aide, il coupait les muscles dans la même direction, de manière à former le lambeau externe, long de quatre ou cinq pouces. Celui-ci étant relevé, il attaquait la capsule à la manière de Larrey, traversait l'articulation et terminait en formant le lambeau interne. Dupuytren et Béclard comprimaient l'artère sur la branche horizontale du pubis, au lieu d'en faire la ligature. Ce sont là deux grandes autorités en faveur d'une méthode qui m'a toujours paru la meilleure. Langenbeck commence la première incision en dehors de l'artère fémorale, et forme le lambeau externe en la prolongeant vers la tubérosité de l'ischion; il dirige le membre dans l'adduction, luxe la tête du fémur, et porte ensuite le couteau vers la partie interne du membre, pour former le lambeau interne. (*Bib. für die chir.*, b. IV, s. 512.) Cette méthode diffère de celle de Béclard, principalement en ce que celui-ci fait des lambeaux en traversant le membre avec le couteau. La même observation s'applique au procédé de Lisfranc. Du reste, il serait inutile de décrire tous les modes opératoires, puisque toute la différence consiste à commencer de préférence par le lambeau interne plutôt que par l'externe, ou bien à transpercer le membre pour couper ensuite de dedans en dehors, au lieu de former les lambeaux en incisant de dehors en dedans.

Quelques opérateurs font aussi des lambeaux inégaux en longueur; d'autres, avec Delpech, croient que la guérison est plus facile et plus prompte quand on ne pratique qu'un lambeau interne. (*Voy.* Velpeau, *Nouv. élém.*, t. I, p. 522.)

Lorsque j'étais à l'armée de Hollande, en 1814, je servis d'aide à Cole, pour l'amputation dans l'articulation coxo-fémorale. Il choisit la méthode qu'Abernethy indiquait dans ses leçons. On comprima l'artère fémorale sur la branche du pubis, avec le manche d'une clé enveloppée de linge. La cuisse fut ensuite amputée le plus haut possible, immédiatement au-dessous des trochanters. On lia aussitôt l'artère fémorale et tous les autres vaisseaux qui donnaient beaucoup de sang; une incision fut pratiquée directement près du bord de la cavité cotyloïde, et on emporta la tête de l'os avec la plus grande facilité. Le malade perdit moins de sang que dans les amputations ordinaires; on put

réunir très-exactement les bords de la plaie, au moyen de bandelettes agglutinatives, et de manière à obtenir une ligne transversale. J'ajoute à regret que le malade mourut le lendemain de l'opération. Dans un cas de fracture de l'extrémité supérieure du fémur, causée par la mitraille, l'opération avait été différée trop longtemps; déjà tout le membre était en suppuration, et l'extrémité de la partie inférieure de l'os fracturé faisait saillie en arrière. Je pratiquai néanmoins l'amputation dans l'article, à Oudenbosch, en Hollande, peu de jours après l'attaque de Berg-op-Zoom. Il arriva dans ce cas ce qu'on observe souvent : aussitôt qu'on eut divisé les parties molles, le membre se sépara de lui-même, parce que le fémur était brisé en plusieurs fragments; la tête de l'os et les trochanters étant restés dans la plaie, faisaient saillie au dehors. Si le malade n'eût été dans un très-mauvais état, au moment où je fis la ligature des artères j'aurais enlevé la tête de l'os; mais le trouble occasionné chez le malade fut tel, qu'il ne survécut que quelques minutes à l'opération, quoique l'hémorrhagie fût très-peu abondante. Graefe donne la préférence à la méthode circulaire, qu'il croit nouvelle. (*Normen für die abl. gröss. gliedm.*, p. 118.) Veitch, qui l'a proposée aussi, trouve avantageux de laisser à l'os un prolongement d'un ou de deux pouces; ce qui peut se faire sans augmenter les douleurs, et en détachant au-dessous des premières incisions les parties molles jusqu'à l'os. Ce prolongement sert de levier pour faire sortir la tête du fémur de la cavité cotyloïde. (*Edinb. Med. and surg. journ.*, vol. III, p. 129.) Quelque ingénieux que soit ce procédé, je ne le considère pas comme une amélioration très-importante, d'abord, parce qu'il est inutile dans presque tous les cas où l'opération est nécessaire, l'os étant tellement fracturé, qu'il se trouve déjà divisé. Dans l'opération que j'ai vu faire à Cole, la tête du fémur fut facilement extraite de la cavité en pratiquant une incision sur elle, en coupant les ligaments, et en saisissant l'os par la partie saillante. D'ailleurs, dans toutes les plaies d'armes à feu qui réclament cette amputation, l'os est ordinairement fracturé trop haut pour qu'on puisse suivre le conseil de Veitch. Il faut néanmoins en excepter les cas rares dans lesquels la gangrène s'empare de la plaie et étend au loin ses ravages. Afin que la tête de l'os sorte plus facilement de la cavité, Graefe (p. 123) conseille de diviser le ligament transversal qui complète le bord antérieur et inférieur de la cavité. Mais on n'aura jamais de peine à désarticuler la tête du fémur, si l'on a soin de diviser la capsule près des bords de la cavité cotyloïde.

Sir Astley Cooper pratiqua cette opération en commençant l'incision immédiatement au-dessous du ligament de Poupart, un peu en dehors de l'artère fémorale. Cette incision, prolongée obliquement en bas et en dehors, allait se terminer à la partie postérieure de la cuisse, vers le point où se réunissent ses tiers postérieur et moyen. De là, le couteau fut dirigé obliquement, en haut et en dedans, dans un sens opposé, jusqu'au point de départ de la première incision, de manière à décrire une courbe elliptique ; il coupa ensuite l'artère, et en fit aussitôt la ligature ; il divisa les muscles, lia une autre artère, et fit sortir la tête de l'os de la cavité cotyloïde. Le malade ne perdit environ que douze onces de sang.

Scoutteten a proposé une méthode qui n'a pas encore été mise en usage (Velpeau, *Nouv. élém.*, t. I, p. 525), quoiqu'elle ressemble beaucoup à celle de sir A. Cooper, relativement à la direction des incisions. Après avoir couché le malade sur le côté du corps opposé à celui où l'opération doit être pratiquée, on comprime l'artère fémorale. Le chirurgien, se tenant derrière le membre, place le pouce ou l'indicateur de la main gauche sur le grand trochanter, vers lequel il introduit perpendiculairement la pointe d'un couteau tenu de la main droite ; il abaisse alors graduellement le manche de l'instrument, et prolonge l'incision en avant et en dedans, à quatre travers de doigt au-dessous de l'aine. Il porte ensuite le couteau autour du membre, et, incisant aussi profondément que possible, il le fait arriver enfin vers le point où il avait commencé l'incision. Comme toutes les parties molles sont rarement divisées dans cette première section, on est généralement obligé d'appliquer une seconde fois le couteau avant de compléter leur division. Pour arriver à la capsule, on maintient les bords de la plaie écartés, et on coupe les fibres musculaires qui pourraient rester. Aussitôt que la capsule est mise à découvert, on l'incise perpendiculairement sur la tête du fémur. On abaisse alors un peu le membre, en le portant en dehors ; ce mouvement force l'os à quitter la cavité, d'où il sort complétement après la section du ligament rond. L'opérateur élève ensuite le fémur, pour en faire saillir la tête ; après quoi, il coupe le reste de la capsule et des fibres musculaires, et termine enfin la séparation du membre. Si l'on fait l'opération à gauche, le chirurgien doit se tenir au-devant du membre. (*Voy.* Scoutteten, *Méth. ovale, ou nouv. méth. pour amp. dans les articulations*; Paris, 1837, in-4°.)

Liston préfère former deux lambeaux, l'un antérieur et l'autre postérieur. Il fait placer le malade sur une table solide, de manière que le bassin dépasse un peu les bords. On lie, avec une serviette, le membre sain au pied de la table, ce qui donne plus de facilité au chirurgien, et lui fait employer un aide de moins. Le membre malade est soutenu par un aide, tandis qu'un autre comprime l'artère fémorale sur la branche horizontale du pubis. On plonge alors horizontalement le couteau dans le membre en lui imprimant un mouvement circulaire, de manière à couper le plus possible de parties molles ; on forme le lambeau en incisant en bas. Au moment où le couteau passe au-devant de la jointure, l'aide imprime au membre un mouvement de rotation, en dehors si c'est le droit, et en dedans si c'est le gauche, afin de faciliter la sortie de l'instrument.

Après qu'on a formé ce lambeau le membre est abaissé et ramené dans l'abduction forcée ; l'opérateur ouvre l'articulation, coupe le ligament rond et divise le reste de la capsule ; le couteau est ensuite porté derrière le grand trochanter, pour former rapidement le lambeau postérieur. Après avoir traversé les chairs pour la formation du lambeau antérieur, le chirurgien donne au couteau une espèce de mouvement de scie ; c'est à ce moment que l'aide, chargé de la compression, porte la main dans la plaie, immédiatement derrière le dos du couteau ; il saisit fortement l'artère fémorale avant qu'elle ne soit divisée, et la tient ainsi pendant tout le reste de l'opération ; cet aide relève en même temps le lambeau. Aussitôt que le membre est amputé on lie les vaisseaux sanguins le plus promptement possible, ou l'on termine enfin par la ligature de l'artère fémorale, qui ne donnera jamais de sang si l'aide continue à la tenir entre ses doigts. (*Voy.* Liston's *Elem.*, part. III, p. 395.) Les méthodes de Plantade, de Manec et d'Aashmead (*Voy.* Velpeau, *Nouv. élém.*, t. I, p. 520) ne sont toutes que des modifications de celles qui précèdent. Plantade fait le lambeau principal en avant ; il paraît avoir été l'un des partisans les plus zélés de cette méthode, qu'il recommanda dès 1806.

Il y a maintenant beaucoup d'exemples de succès obtenus dans la pratique de l'amputation coxo-fémorale. Ainsi que je l'ai déjà fait observer, la première qui réussit fut celle que pratiqua Perrault en 1774.

Blandin et Mulner l'ont également faite avec bonheur. Brownrigg la pratiqua aussi avec succès, en Angleterre, le 12 décembre 1812. Dans ce cas, le fémur avait été fracturé par un coup d'arme à feu reçu à Mérida le 12 décembre 1811. Le malade qui avait subi cette opération s'était parfaitement rétabli, et vivait encore, il y a peu de temps, à Spalding, dans le Lincolnshire. D'autres opérations semblables ont été faites avec le même succès par Larrey, à Witepsk ; par Guthrie, sur un prisonnier français dans les Pays-Bas ; et par sir Astley Cooper, qui la pratiqua pour une affection de la partie supérieure du fémur. Comme, dans ce cas, le malade avait antérieurement subi l'amputation, on ne peut, sans doute, regarder l'opération de sir A. Cooper comme une ablation subite de la quatrième partie du corps environ. Mais quelle différence cette circonstance apporte-t-elle dans les chances de l'opération ? La même observation peut s'appliquer à une amputation récemment pratiquée par Mayo sur une jeune fille ; la malade se rétablit parfaitement bien. On s'était décidé à faire l'opération pour la soustraire à des souffrances intolérables causées par une affection nerveuse du moignon.

En 1824, Delpech pratiqua l'amputation dans l'articulation coxo-fémorale, pour une nécrose du fémur ; au mois de septembre suivant, le malade était entièrement guéri. (Voy. *Rev. med.*) Mott, de New-York, la fit aussi le 7 septembre 1824 ; la plaie était complétement cicatrisée le 20 novembre. Dans ce cas, il avait été déterminé à la pratiquer pour une fracture grave de la partie supérieure du fémur, suivie d'abcès et de maladie de l'os. (Voy. *Philadelphie, journ.* n° 9, vol. V, *new series*.) Le malade n'avait que dix ans : cet âge était très-avantageux pour le succès de cette opération. Car, à cette époque de la vie, les chances favorables sont toujours plus grandes que chez les adultes, non-seulement parce que la force médicatrice de la nature est plus développée dans le premier âge, mais en raison aussi des moindres dimensions de la plaie. En 1828, M. Orton pratiqua aussi l'amputation dans l'article avec un plein succès ; la maladie, qui s'était d'abord manifestée au genou, s'était étendue à presque tout le fémur. Cette affection fut suivie d'abcès considérables et de la luxation de l'articulation fémoro-tibiale ; la jambe était fléchie et retirée au-dessous de la cuisse. (Voy. *Med. chir. trans.*, vol. XIII, p. 605.) Wedemeyer et Bryce ont exécuté cette opération et obtenu des résultats heureux.

Mais, quoique cette opération ait été pratiquée par des chirurgiens habiles, elle compte néanmoins beaucoup d'insuccès. Guthrie, Emery, Brownrigg, Larrey, Graefe, Brodie, Carmichael (*Trans. of the assoc. physicians*, vol. III), Bleick, Cole, Dupuytren, Gensoul, Clot, Roux, Delpech, Pelletan, Dieffenbach, Syme. Velpeau et Walther, ont eu la douleur de voir périr au moins un de leurs malades à la suite de cette terrible amputation. Les relevés prouvent que les guérisons ont été de six sur vingt. Dans l'espace de dix ans on compte près de vingt cas de guérison bien authentiques. (*Voy.* Velpeau, *Nouv. élém. de méd. opér.*, t. I, p. 515 : Chelius, *Handb. der chir.*, t. II, p. 763.)

De quelque manière que cette opération soit exécutée, on ne peut donc espérer de la voir réussir souvent ; cependant, comme il est positif que si l'on se prive de ce moyen, quelquefois suivi de succès, certaines maladies doivent infailliblement entraîner la mort, il est important de connaître les circonstances dans lesquelles il faut la mettre en usage. Je crois, avec Thompson, que cette opération est particulièrement indiquée, et qu'on doit la pratiquer sans retard lorsque la tête ou le col du fémur a été fracturé par une balle, par la mitraille ou par un éclat de bombe. Plusieurs jours après l'attaque de Berg-op-Zoom, on transporta dans des fourgons, à l'hôpital d'Oudenbosch dont j'avais alors la direction, huit ou dix malades auxquels on aurait dû pratiquer de suite l'opération ; mais aucun de ces malheureux ne survécut dix jours au transport. Depuis que j'exerce la profession de chirurgien, je n'ai jamais vu de douleurs aussi intolérables et une suppuration aussi abondante ; il s'écoulait de chaque membre au moins trois ou quatre pintes de pus par jour. Si l'amputation dans l'article avait été faite immédiatement après l'accident, peut-être aurait-on pu sauver quelques-uns de ces malades. Au reste, je suis certain qu'il n'y avait pas d'autre chance de salut pour eux. Larrey regarde l'opération comme nécessaire lorsque la cuisse a été maltraitée vers sa partie supérieure, lorsque le fémur a été fracassé près de l'articulation, et que les parties molles se trouvent lacérées dans une étendue très-considérable. L'opération peut seule offrir quelque lueur d'espérance ; mais, dans ces cas, elle est souvent infructueuse ; car, comme le fait observer Thompson, ces plaies produisent, dans toute la constitution, un trouble qui doit faire périr promptement le malade. (*Obs. made in the mil. hosp. in Belgium*, p. 274.)

Les cas que j'ai été à même de voir à Merxham, lors du bombardement de la flotte française dans ce port, m'ont convaincu de la vérité de ces observations. Une bombe éclata entre les jambes d'un soldat des gardes : ce projectile déchira les deux tiers de la partie supérieure droite de la cuisse, fracassa la branche ascendante de l'ischion et l'extrémité supérieure du fémur, et lacéra le périnée et le scrotum. Il n'y eut point d'hémorrhagie, mais là suppuration de la plaie fut immense. Ce malheureux, dont les cheveux s'étaient dressés par une espèce d'ébranlement nerveux, tomba, au bout d'un quart d'heure, dans un état d'insensibilité complète, et mourut vingt minutes après l'accident. Cependant, il y a beaucoup de malades qui, après des lésions très-graves de la partie supérieure de la cuisse, sont moins abattus, et survivent plusieurs semaines. Dans ces cas, l'on doit évidemment tenter l'opération. Guthrie cite plusieurs exemples de cette nature. (*On gunshot wounds,* p. 134, etc.) L'opération dans l'article peut encore être avantageusement pratiquée lorsque la partie supérieure du fémur est affectée de maladies graves et incurables. Syme et sir Astley Cooper ont récemment obtenu plusieurs succès de ce genre. Mais il faut néanmoins excepter les cas où l'articulation était affectée de scrofule ou de toute autre maladie s'étendant au bassin. Carmichael a fait l'amputation sur une jeune fille de dix-neuf ans, atteinte d'un ostéo-sarcome ; elle mourut cinq jours après l'opération. ( *Voy. Trans. of the king's and queen's college of physicians*; Ireland, vol. II, p. 357, etc. ; et vol. III, p. 158.) Mott opéra pour une fracture de l'extrémité supérieure du fémur, qui avait été suivie d'une maladie de l'os et d'abcès énormes Chez le malade opéré par Delpech, il y avait nécrose du fémur.

L'utilité de l'opération dans les cas désespérés est aujourd'hui généralement reconnue. Ainsi que le remarque Velpeau, une fracture comminutive, un ostéo-sarcome, un spina-ventosa, les maladies incurables de la partie supérieure du fémur, la gangrène, enfin toutes les affections s'étendant au bassin, lorsqu'elles sont assez graves pour exiger l'ablation du membre, sont autant de cas dans lesquels on doit recourir à l'amputation dans l'articulation coxo-fémorale, pourvu toutefois que la cavité cotyloïde et les os du bassin soient restés sains. Elle devient indispensable pour les plaies d'armes à feu du tiers supérieur de la cuisse, compliquées de fractures de l'os. (Voy. *Nouv. élém. de méd. opér.*, t. I, p. 516.)



Mayo l'a enfin pratiquée une fois, ainsi que nous l'avons vu, pour une affection névralgique du moignon.

## AMPUTATION DANS L'ARTICULATION SCAPULO-HUMÉRALE.

La tête de l'humérus représente à peu près la moitié d'une sphère, dont un tiers à peine est reçu dans la cavité glénoïde ; la capsule extrêmement lâche de cette articulation contient les deux autres tiers ; les surfaces articulaires sont maintenues en contact, particulièrement par les muscles deltoïde, sus et sous-épineux, petit rond et sous-scapulaire. La jointure se trouve considérablement fortifiée par le tendon de la longue portion du biceps, et par le ligament coraco-huméral, qui s'étend de l'acromion à la partie supérieure de l'humérus. Au-dessus de l'articulation, on voit une espèce d'arcade fibro-osseuse, formée par l'acromion, l'apophyse coracoïde et le ligament acromio-coracoïdien ; cette arcade fait une saillie de plus d'un pouce au-delà de la cavité glénoïde, et descend plus bas en avant qu'en arrière. (*Voy.* Malgaigne . *Man. de méd. opér.*, p. 328.) Si nous examinons l'épaule de haut en bas, nous trouvons le muscle deltoïde recouvert par les téguments, quelques fibres du peaucier et une aponévrose mince ; puis un tissu cellulaire lâche, les tendons des sus et sous-épineux, ceux du sous-scapulaire et du petit rond, le ligament accessoire, la capsule fibreuse, et enfin le tendon de la longue portion du biceps. Plus bas, nous voyons la longue portion du triceps, le plexus brachial, les vaisseaux axillaires, et, sous la peau, les muscles grand dorsal, grand pectoral et grand rond. On peut sentir, immédiatement au-dessus de l'espèce de coussin formé par l'épaule, la saillie de l'acromion ; celle de l'apophyse coracoïde, située un peu plus en dedans, est également sensible. Entre ces deux points osseux, se trouve un espace triangulaire qu'il importe beaucoup au praticien de connaître : il est borné en dehors et en bas par la tête de l'humérus ; supérieurement, par la clavicule et l'acromion, ou plutôt par le ligament acromio-coracoïdien, et en dedans par l'apophyse coracoïde elle-même. C'est vers ce point qu'on peut pénétrer dans l'articulation, sans que les os y mettent obstacle. C'est aussi la connaissance de cette disposition qui a suggéré à Lisfranc l'idée d'une de ses méthodes pour l'amputation de l'épaule. Lorsque le bord postérieur de l'aisselle est réfléchi vers l'omoplate, on peut, ainsi que l'observe Velpeau, introduire le couteau au-dessous de l'acromion, et le faire pénétrer dans la partie supérieure et externe de l'articulation. L'acromion est beaucoup plus saillant chez certaines personnes que chez d'autres ; quelquefois, cette apophyse est si déprimée, que sa face humérale forme une cavité assez profonde. Dans l'enfance, l'acromion est cartilagineux, et Velpeau a pu facilement le détacher sur deux adultes chez lesquels il paraissait être comme une épiphyse provenant de l'épine de l'omoplate. (Velpeau, *Nouv. élém.*, t. I, p. 428.) Le trajet des artères circonflexes, celui du nerf de même nom, la position du ligament coraco-huméral, et surtout l'origine et le trajet du tendon de la longue portion du biceps entre la capsule fibreuse et la membrane synoviale dans la coulisse bicépitale de l'humérus ; la manière dont la capsule s'attache à cet os immédiatement au-dessous de son col anatomique, et l'angle obtus formé par la réunion de sa tête avec la diaphyse de l'humérus ; enfin, cette tête, qui exige une incision en rapport avec sa forme orbiculaire, pour la prompte division de la capsule fibreuse, sont autant de points d'anatomie chirurgicale sans la connaissance desquels l'opérateur ne saurait pratiquer avec habileté et discernement l'amputation scapulo-humérale.

Les principales méthodes proposées pour cette amputation sont au nombre de quatre : 1° celle avec un seul lambeau ; 2° celle avec deux ; 3° la méthode ovale (Scouttelen) ; 4° celle par incision circulaire. (Alanson, Sanson, etc.) Une observation d'une très-grande importance, c'est qu'on ne saurait suivre exclusivement la même méthode pour tous les cas qui nécessitent cette amputation, parce qu'il arrive souvent que les parties molles se trouvent détruites ou tellement lésées autour de l'articulation, que le chirurgien est obligé de ménager de la peau et des muscles partout où il peut en trouver. Dupuytren était entièrement d'accord sur ce point avec les chirurgiens de l'armée anglaise.

Il est douteux que l'opération pratiquée en 1686 par Laroque fût réellement une amputation dans l'articulation scapulo-humérale ; peut-être n'était-ce que la séparation d'un membre gangréné, qui s'effectua naturellement ; elle fut seulement un peu aidée par le chirurgien. Ledran est le premier, je crois, qui ait pratiqué une opération de cette nature dont tous les détails nous soient bien connus. Il s'agissait d'un cas dans lequel la carie et l'exostose s'étendaient depuis le milieu jusqu'au col de l'humérus. Afin de se rendre d'abord maître du sang, Ledran introduisit une aiguille droite armée d'un fil sous l'artère, d'avant en arrière, à la partie supérieure du bras, et le plus près possible de l'aisselle et de l'os. Il noua sur une compresse la ligature renfermant les vaisseaux, les chairs environnantes et la peau qui les recouvrait. Armé d'un couteau droit et à lame étroite, Ledran incisa transversalement la peau, le deltoïde et le ligament qui enveloppe la tête de l'humérus. Un aide, élevant le bras du malade, luxa la tête de l'os pour la faire sortir de la cavité glénoïde. Cette manœuvre permit au chirurgien de glisser facilement le couteau entre l'os et les chairs. Le dirigeant ensuite de haut en bas, il eut soin d'en tenir constamment le tranchant incliné vers l'os. De cette manière, il divisa graduellement toutes les parties molles, jusqu'au-dessous de la ligature. Le lambeau étant très-large, Ledran fit, avec une aiguille courbe, une seconde ligature qui renfermait une grande quantité de chairs, dont il emporta les parties surabondantes avec la première ligature, devenue alors inutile. Au bout de deux mois et demi, la guérison fut complète. (*Obs. de chir.*, t. I, p. 315 ; Paris, 1731 ; et *Traité des opér.*, p. 365.) Ledran fils, qui publia ce fait remarquable, ne dit pas si cette opération était nouvelle. Il paraît, d'après les *Recherches critiques sur l'origine, etc., de la chirurgie en France*, et d'après les notes de La Faye sur Dionis, qu'elle avait été pratiquée par Morand père.

Garengeot conseillait de faire la ligature avec une aiguille courbe et à bords tranchants. Afin d'avoir une plaie moins étendue, il incisait transversalement le deltoïde à deux ou trois doigts au-dessous de l'acromion, de manière à former un lambeau. Il en taillait ensuite un autre dans l'aisselle, mais plus inférieurement ; et après avoir lié de nouveau les artères, il rapprochait les deux lambeaux. (*Traité des opér. de chir.*, t. III, p. 350 ; *Mém. de l'Acad. de chir.*, t. II, p. 261.)

La Faye apporta encore de plus grandes améliorations à cette méthode. Le malade était assis sur une chaise, et avait le bras tenu dans une position horizontale ; ce chirurgien faisait, avec un couteau ordinaire, une incision jusqu'à l'os sur le muscle deltoïde, à quatre travers de doigt au-dessous de l'acromion. Deux autres incisions, l'une en avant et l'autre en arrière, descendaient perpendiculairement sur la première et produisaient un large lambeau en forme de trapèze, qui était disséqué et relevé jusqu'en haut vers l'épaule. L'opérateur divisait ensuite les deux portions supérieures du biceps, les tendons des sus et sous-épineux, du petit rond, du sous-scapulaire, et le ligament capsulaire. L'aide qui soutenait l'extrémité inférieure du bras, lui faisant exécuter un mouvement de bascule, la tête de l'os se trouvait très-facilement luxée. La Faye dirigeait alors son incision de haut en bas, le long de la face interne de l'humérus, jusqu'à ce qu'il fût parvenu à l'artère, qu'il liait aussitôt le plus près possible de l'aisselle ; il terminait la séparation du membre à un travers de doigt au-dessous de la ligature. Abaissant ensuite le lambeau sur la cavité glénoïde, il faisait le pansement de la plaie. (Voy. *Nouvelle méth. pour faire l'opér. de l'amp. dans l'articul. du bras avec l'omop.*, par M. La Faye, dans les *Mém. de l'Acad. de chir.*, t. V, p. 195, éd. in-12.) Il est curieux de voir la coïncidence qui existe entre les opinions de La Faye et celles de Larrey. Ce dernier, quoique contraire à la réunion par première intention, l'admet néanmoins pour l'amputation dans l'articulation scapulo-humérale. La Faye, qui craignait d'appliquer le lambeau sur le moignon après l'amputation de la jambe, n'hésitait pas à le faire lorsqu'il s'agissait de l'articulation scapulo-humérale.

La méthode de La Faye est encore regardée comme une des meilleures lorsque l'état des parties molles permet d'y avoir recours. Mais il serait peu logique d'admettre qu'un seul procédé pût convenir aux différents états dans lesquels peut se trouver le membre, par suite soit d'accident ou de maladie. Larrey fait lui-même une observation semblable au sujet des plaies s'étendant aux parties supérieures du bras, avec fracture de l'os et lésion des parties molles. Dans ce cas, dit-il, il serait impossible de former un lambeau antérieur et un postérieur, puisque, dans ces points, les chairs ont été détruites. Si c'est le deltoïde qui se trouve emporté, le procédé de La Faye est impraticable. (*Mém. de chir. mil.*, t. II, p. 167.)

Les avantages du procédé de La Faye sont bien manifestes. Comme on n'applique qu'une seule ligature, le malade n'a pas autant à souffrir, et le lambeau qui tient à l'acromion étant assez large pour couvrir toute la surface de la plaie, on le maintient plus aisément sur le moignon que les deux lambeaux pratiqués plus bas par Garengeot; aussi le pus s'écoule-t-il plus facilement.

En 1774, Alanson pratiqua de la manière suivante l'amputation dans l'articulation scapulo-humérale : un aide comprimant avec ses doigts l'artère sous-clavière, Alanson fit, sur les téguments, une incision circulaire à trois travers de main environ au-dessous de l'acromion. Il divisa ensuite obliquement le deltoïde et les muscles postérieurs jusqu'au ligament capsulaire; puis le tendon du biceps et le ligament capsulaire sur la partie antérieure et postérieure de l'articulation. Après avoir lié une des artères circonflexes qui donnait beaucoup de sang, il divisa le grand pectoral, le reste de la capsule et toutes les autres parties, excepté les nerfs et les vaisseaux sanguins. Avant de couper les artères, il plaça des ligatures temporaires, qui furent enlevées après la séparation complète du membre et l'application des ligatures permanentes. Enfin, il rapprocha les bords de la plaie de manière à former une ligne transversale. Graefe semble ignorer qu'Alanson ait pratiqué l'amputation au moyen de l'incision circulaire dirigée obliquement de bas en haut; car il en parle comme d'une opération nouvelle. Un malade opéré par Alanson, d'après cette manière, fut entièrement guéri en trois semaines. Graefe se sert d'un couteau large vers sa pointe, avec lequel il prétend faire, d'un seul coup, à travers les muscles, une incision oblique tout autour du membre. Il a soin de faire comprimer l'artère au moyen du compresseur de Mornheim, appliqué au-dessous de la clavicule, et par les doigts d'un aide au-dessus de cet os. (Voy. *Normen für die abl. gröss. gliedm.*, p. 110, etc.) Pour démontrer la possibilité de faire d'un seul coup, avec son couteau, une incision oblique et uniforme, Graefe injecta le cadavre d'une femme, pratiqua l'opération et fit dessiner le moignon d'après nature. (Voy. *pl.* 2 de son livre.) Cornuau et Velpeau ont aussi proposé des modifications pour l'amputation circulaire dans l'articulation de l'épaule. Après avoir fait tirer les téguments par un aide, Cornuau les divise à quatre pouces au-dessous de l'acromion; puis il coupe transversalement, d'un seul coup, les muscles depuis le coraco-brachial jusqu'au tendon du grand rond; ces muscles étant relevés, il ouvre l'articulation, à travers laquelle il passe le couteau de haut en bas, près du col de l'humérus; il fait ensuite une seconde incision transversale qui vient aboutir aux extrémités de la première, et termine en divisant l'artère : la plaie présente une forme circulaire. Cette méthode peut être avantageuse lorsque les parties molles ne sont pas trop altérées.

Velpeau, qui nous assure avoir essayé

sur le cadavre toutes les méthodes à incision circulaire, pense qu'aucun procédé n'est plus expéditif à donner une plaie plus régulière et ne favorise autant la réunion par première intention, que celle de Cornuau. Velpeau préfère disséquer les téguments dans l'étendue de deux pouces et les renverser ensuite, sans toucher à l'artère, puis couper les muscles, d'après le procédé de Cornuau, le plus près possible de l'articulation, à travers laquelle il porte le couteau; il termine en divisant le triceps et l'artère, qu'il a fait préalablement saisir par un aide. (*Voy.* Velpeau, *Nouv. élém.*, t. I. p. 430.)

En 1760, P.-H. Dahl publia, à Gottingue, une dissertation latine sur l'amputation dans l'articulation scapulo-humérale. Dans cet écrit, l'auteur proposait l'usage d'un tourniquet dont la pelote devait être disposée de manière à comprimer l'artère sous-clavière au-dessous de la clavicule, et dispenser d'une ligature temporaire. Camper avait remarqué qu'en portant l'omoplate en arrière, et en comprimant avec le doigt l'artère axillaire entre la clavicule, l'apophyse coracoïde et le grand pectoral, on pouvait suspendre à l'instant les battements du pouls. Le tourniquet de Dahl est évidemment construit d'après ces observations. Il consiste en une plaque d'acier, courbe et élastique; à son extrémité la plus courte est attachée une pelote qu'on peut, au moyen d'une vis, faire avancer ou reculer à volonté. Cet instrument embrasse l'épaule d'arrière en avant, tandis que la pelote comprime l'artère au-dessous de la clavicule entre les bords du deltoïde et du grand pectoral. La longue extrémité de la plaque d'acier qui descend derrière l'épaule est fixée au corps par une espèce de baudrier. On abaisse la pelote jusqu'à ce que les pulsations de l'artère soient suspendues.

Cependant, des expériences ultérieures ont démontré qu'on peut se passer de cet instrument, et arrêter l'écoulement du sang en employant l'anneau d'une clef recouvert de linge ou seulement avec le doigt, comme le préfèrent quelques opérateurs, pour comprimer convenablement l'artère à l'endroit où elle sort entre les scalènes, un peu au-dessous de la partie moyenne de la clavicule. De cette manière l'artère se trouve pressée entre la clef ou les doigts et la première côte, sur laquelle elle passe. Dans quelques procédés opératoires que nous décrirons bientôt, on se dispense de toute espèce de compression, soit au-dessus, soit au-dessous de la clavicule.

Quelques praticiens, oubliant que le malade est placé, après l'opération, dans une position horizontale, ont craint qu'en suivant le procédé de La Faye, le lambeau inférieur n'empêchât l'écoulement du pus. Ce fut pour obvier à cet inconvénient que Desault proposa de faire deux lambeaux, l'un extérieur et l'autre postérieur. L'artère axillaire était comprimée au-dessus de la clavicule, vers le point où elle sort entre les scalènes; tandis qu'on écartait de l'humérus les téguments et les parties molles de l'extrémité supérieure et interne du bras. On plongeait un couteau entre celles-ci et les autres parties molles situées en arrière, afin de former un premier lambeau. Le bras étant porté en arrière, on faisait la ligature de l'artère; on ouvrait l'articulation, et la tête de l'os sortait de sa cavité. Le couteau était ensuite porté en bas et en arrière pour pratiquer le lambeau postérieur, les incisions se rencontrant ainsi dans l'aisselle. (*Voy.* Sabatier, *Méd. opér.*, t. III, p. 393-399, 2ᵉ éd.)

Larrey, qui a eu souvent l'occasion d'amputer dans l'articulation scapulo-humérale, emploie les mêmes procédés que Desault; mais, dans le principe, il commençait par le lambeau externe ou postérieur, parce que, de cette manière, le chirurgien peut lier l'artère humérale avec plus de sûreté, puisqu'après avoir terminé l'opération il n'a plus à s'occuper que de l'hémorrhagie. Le malade étant assis sur un tabouret, on lève le bras et on comprime l'artère axillaire au-dessus de la clavicule. Les téguments et les autres parties molles de l'extrémité supérieure et externe du bras sont écartés de l'humérus pour former le lambeau externe. On peut alors couper facilement les tendons du muscle sous-épineux et du petit rond, et ouvrir le côté externe de l'articulation. Le bras est ensuite porté en dedans pour être luxé en arrière. Puis on incise les tendons du sus-épineux et du biceps; et, aussitôt que la tête de l'humérus est sortie de la cavité glénoïde, on porte le couteau sur le côté interne de la tête et du col de l'os, en le rasant. Le lambeau interne est taillé de la même grandeur que le premier; il comprend une portion des muscles deltoïde, grand pectoral, biceps, coraco-brachial, les nerfs et les vaisseaux du bras. On saisit l'artère avec les pinces et on en fait la ligature, ainsi que celle des autres vaisseaux qui pourraient donner beaucoup de sang. Larrey introduit un peu de charpie entre les lambeaux, qu'il rapproche ensuite à la manière ordinaire. (Voy. *Mém. de chir. mil.*, t. II, p. 170.) L'usage de mettre de la charpie pour empêcher la réunion par première intention me paraît devoir être blâmé. Lorsque Larrey publia sa *Campagne d'Égypte*, il fit mention de dix-neuf malades opérés de cette manière; de ce nombre, treize avaient été guéris. Mais, dans la suite, ses collègues et lui pratiquèrent, suivant le procédé ci-dessus, l'amputation dans l'articulation scapulo-humérale sur plus de cent malades; parmi eux, quatre-vingt-dix obtinrent leur guérison. (*Mém. de chir. mil.*, t. IV, p. 432, in-8°; Paris, 1817.)

Dans des opérations plus récentes, Larrey adopta une amélioration qui consiste à faire une incision longitudinale, s'étendant de l'acromion à un pouce environ au-dessous du col de l'humérus, de manière à couper en deux parties égales le deltoïde jusqu'à l'os. « Cette incision, dit-il, facilite et rend plus régulier le reste de l'opération. De cette incision partent celles qui servent à former les lambeaux. Après l'avoir pratiquée, ajoute Larrey, je fais tirer par un aide la peau du bras vers l'épaule, et je forme les lambeaux antérieur et postérieur par deux coupes obliques de dedans en dehors et en bas, de manière à comprendre dans cette section les tendons du grand dorsal et du grand pectoral. Les vaisseaux axillaires ne se trouvant pas à la portée de la pointe du couteau, on n'a pas à craindre de les blesser. Les adhérences celluleuses de ces deux lambeaux étant coupées, on les fait relever par l'aide, qui comprime en même temps les deux artères circonflexes coupées; toute l'articulation se trouve alors mise à découvert. D'un troisième coup de couteau, porté circulairement sur la tête de l'humérus, on divise la capsule articulaire et les tendons qui l'avoisinent. La tête de l'os est un peu écartée, et on glisse le couteau à sa partie postérieure, pour terminer de ce côté la section des attaches tendineuses et ligamenteuses. L'aide applique immédiatement les premiers doigts de ses deux mains sur le plexus brachial, pour comprimer l'artère et empêcher l'écoulement du sang; puis on détourne le tranchant du couteau en arrière, et l'on coupe, au niveau des angles des deux lambeaux et au-devant des doigts de l'aide, tout le faisceau des vaisseaux axillaires. Le malade ne perd pas de sang, et, sans interrompre la compression, on découvre facilement l'artère axillaire, dont on fait immédiatement la ligature, après l'avoir saisie avec une pince à disséquer, et l'opération se termine enfin par la ligature des circonflexes. » (*Mém. de chir. milit.*, t. IV, p. 428; Paris, 1817.) Ces mo-

difications heureuses ne sont pas les seules adoptées par Larrey; il préfère maintenant réunir les deux lambeaux au moyen de deux ou trois bandelettes agglutinatives. Il a également cessé d'interposer de la charpie entre les bords de la plaie. (P. 429.) Il faut aussi observer que Larrey n'attache pas une très-grande importance à ce qu'on fasse d'abord le lambeau externe; car, d'après la manière dont il décrit l'opération, il est impossible de dire par quel lambeau il faut commencer. Ce chirurgien a également changé d'opinion sur un point important; c'est-à-dire qu'au lieu de préférer le procédé de La Faye dans quelques circonstances déterminées, il affirme que la méthode décrite précédemment peut s'appliquer à la plupart des cas qui se présentent aux chirurgiens militaires, parce que, en général, dans toutes les plaies d'armes à feu où le bras est mutilé au point d'exiger l'amputation, le centre du deltoïde est emporté ou entièrement détruit; tandis qu'il reste toujours sur les côtés assez de parties molles pour former les lambeaux; ensuite, parce que, dans les cas fort rares où les parties latérales de l'épaule sont détruites, le milieu restant intact, il n'y aurait aucun avantage à opérer suivant le procédé de La Faye. Larrey pense d'ailleurs que le lambeau ainsi détaché tomberait en putrilage, ou serait bientôt désorganisé. Cet auteur préfère maintenant diviser les parties molles en deux portions égales, et donner aux lambeaux la même forme que s'ils n'avaient éprouvé aucune altération. Il vaut mieux, suivant lui, ne pas faire de lambeaux, que d'en pratiquer lorsqu'ils ne se trouvent pas exactement adaptés aux parties. Ainsi, quand toutes les chairs de l'épaule ont été emportées, il a vu des chirurgiens tailler sur celles de l'aisselle des lambeaux pour recouvrir la cavité glénoïde. Mais ces lambeaux, dit-il, étaient constamment frappés de gangrène; des hémorrhagies survenaient, et le malade succombait. (P. 430-431.) Quelques-unes de ces observations prouvent évidemment une partialité en faveur d'une méthode particulière; car, qui peut douter que quand les parties latérales de l'épaule sont souvent intéressées par une balle qui pénètre d'avant en arrière (ce qui arrive souvent, et non rarement, comme l'affirme Larrey), on ne doive donner la préférence au procédé de La Faye, ou bien à la même méthode légèrement modifiée par la forme circulaire donnée au lambeau? Je puis ajouter qu'après la bataille de Waterloo, Collier et moi avons opéré avec un plein succès suivant le procédé de La Faye;

tandis qu'un malheureux soldat, amené trop tard pour subir l'opération, mourut des suites d'une suppuration très-abondante ; l'épaule offrait une lésion semblable à celle du premier ; le milieu du deltoïde était intact, et les ouvertures que la balle avait faites correspondaient, l'une à la partie antérieure, l'autre à la partie postérieure de l'articulation. S'il fallait d'autres arguments pour prouver l'erreur dans laquelle tombe Larrey en voulant appliquer à tous les cas sa méthode, ou plutôt celle de Desault, je pourrais blâmer ce qu'il dit de la désorganisation du lambeau, lorsqu'il n'est pas séparé en deux portions. N'est-ce pas en effet un singulier expédient de vouloir diviser ce lambeau pour le ménager, et d'ajouter par conséquent à la lésion que lui avait fait éprouver antérieurement le boulet ? Cependant, les cas nombreux que j'ai été à même d'observer, et ceux dont j'ai eu connaissance, prouvent évidemment que le procédé de Larrey est excellent dans quelques circonstances, et que celui de La Faye réussit très-bien dans d'autres. Ainsi, Klein fut obligé de pratiquer l'amputation dans l'articulation sur un soldat prussien qui avait déjà eu le bras amputé ; l'os faisait une saillie de trois pouces, et la gangrène d'hôpital commençait à se manifester. Klein employa le procédé de La Faye ; le bras fut emporté en une minute, et le moignon guérit en dix-huit jours. (Voy. *Pract. ansich. chir. oper.*, h. I, p. 1-10, in-4° ; Stuttgard, 1816.) Le même chirurgien a pratiqué cinq autres amputations secondaires de la même manière ; mais un des malades mourut à la suite d'une hémorrhagie, et un autre de la gangrène d'hôpital. Au reste, Klein et la plupart des chirurgiens militaires regardent comme absurde l'idée de vouloir appliquer une seule méthode à tous les cas. (P. 12.) Après l'assaut de St-Sébastien, neuf amputations furent faites dans l'article avec un plein succès ; chez sept de ces malades, le deltoïde servit de lambeau. (*Voy.* Guthrie, *On gunshot wounds*, p. 108.)

Après la bataille de Waterloo, je mis en usage le procédé de La Faye, avec cette différence néanmoins que je ne coupai l'artère brachiale qu'en achevant de séparer le membre ; je ne fis par conséquent la ligature des vaisseaux qu'au moment où je pouvais m'occuper entièrement de l'hémorrhagie ; seulement, je liai l'artère circonflexe aussitôt après la formation du lambeau externe. Le procédé qui consiste à glisser la lame du couteau sous le deltoïde en croisant l'humérus, et à tailler le lambeau en dirigeant l'instrument de haut en bas et de dedans en dehors, jusqu'à ce qu'il sorte en divisant la peau, joint au mérite d'une prompte exécution, celui d'avoir obtenu le suffrage d'un grand nombre de chirurgiens distingués. (Klein, Dupuytren, Lisfranc, etc.) Mingault a donné une excellente planche lithographiée pour servir à l'explication de cette méthode. (Voy. *Méd. opér.*, p. 24, fol., pl. 4, fig. 17 ; Paris, 1812.)

Lorsque l'état des parties molles permet de choisir le mode opératoire, Guthrie pense que le procédé de Larrey est le plus avantageux ; mais il insiste particulièrement pour qu'avant l'opération, et même avant la compression de l'artère sous-clavière, on élève le bras blessé ou le moignon, de manière à former presque un angle droit avec le corps. En effet, si l'élévation du bras n'avait lieu que pendant le temps même de l'opération, on pourrait être forcé d'apporter quelques modifications à la méthode qu'on s'était proposé de suivre. Guthrie commence la première incision immédiatement au-dessous de l'acromion, et la prolonge, par une ligne courbe, en bas et en dedans, jusqu'un peu au-dessous du pli antérieur de l'aisselle ; cette incision ne comprend que les téguments. La seconde est pratiquée extérieurement de la même manière, mais elle s'étend assez bas pour découvrir la longue portion du triceps vers le bord inférieur du deltoïde. La troisième incision commence au même point que la première, divise le deltoïde jusqu'à l'os, en suivant le bord de la peau rétractée, et met à découvert l'insertion du grand pectoral, qui se trouve également divisé. On relève le lambeau, et la tête de l'os est alors mise à nu. La quatrième incision divise en dehors le deltoïde jusqu'à l'os ; après avoir relevé le lambeau postérieur, on aperçoit le sous-épineux et le petit rond, qui se rendent de l'omoplate à la grande tubérosité de l'humérus. Les lambeaux interne et externe étant alors relevés, on porte la tête de l'os un peu en dehors ; ayant coupé le petit rond et le sous-épineux, on pénètre dans l'articulation ; ou divise ensuite le ligament capsulaire, le muscle sus-épineux et la longue portion du biceps. Le côté interne de la capsule est coupé, en même temps que le sous-scapulaire, près de son insertion sur la petite tubérosité de l'humérus. Divisant la longue portion du triceps, on achève enfin, par un dernier coup de couteau, la section du reste des parties molles, en y comprenant l'artère axillaire, les veines et les nerfs. (*On gunshot wounds*, p. 274-276.) Larrey, d'après sa dernière méthode, ne prend aucune précaution pour arrêter l'écoulement du sang dans le premier temps de l'opération ; il se contente de faire comprimer l'artère axillaire par les doigts d'un aide, et seulement au moment où il va la diviser.

Quelques chirurgiens français modernes se sont dispensés, avant Larrey, de la compression de l'artère axillaire, en suivant une méthode qui la rendait inutile ; Richerand, par exemple, décrit un procédé à peu près semblable à celui de La Faye ; mais, après avoir taillé aux dépens du deltoïde, coupé les tendons et luxé la tête de l'os, il dissèque les parties molles sur le côté interne de l'humérus, de manière à ce qu'un aide intelligent puisse saisir le lambeau en plaçant les quatre derniers doigts sur la peau de l'aisselle, et arrêter le cours du sang en appuyant sur l'artère axillaire avec le pouce appliqué sur la plaie. L'opérateur, n'ayant plus alors à craindre l'hémorrhagie, termine l'incision du lambeau interne ou inférieur. (Richerand, *Nosog. chir.*, t. IV, p. 509-511, 4ᵉ éd.)

Dupuytren pratiquait l'amputation scapulo-humérale de deux manières. Suivant la première méthode, le bras du malade étant tenu élevé à angle droit avec le tronc, l'opérateur, placé en dedans du membre, élevait d'une main le muscle deltoïde, sous lequel il plongeait un couteau à double tranchant d'avant en arrière et au niveau de la saillie de l'acromion. Il dirigeait ensuite l'instrument le long de la tête de l'humérus, continuait l'incision de haut en bas, entre cet os et le deltoïde, et le faisait sortir en achevant le lambeau externe ou supérieur. L'opération se terminait à peu près comme celle de Richerand, excepté cependant que Dupuytren faisait saisir le lambeau par un aide qui comprimait l'artère jusqu'à ce qu'il l'eût coupée et liée.

D'après la seconde méthode, que Dupuytren préférait à la première toutes les fois que l'état des parties molles permettait de l'employer, il formait deux lambeaux, l'un antérieur, l'autre postérieur. Le bras étant relevé jusqu'à former un angle droit avec le tronc, cet opérateur portait le talon d'un couteau inter-osseux au-dessous et un peu en avant du sommet de l'acromion. De ce point, il coupait d'un seul trait et d'une main assurée toutes les chairs de la partie postérieure de l'épaule jusqu'au bord postérieur de l'aisselle, qu'il comprenait dans la section. Il relevait ce premier lambeau, qui laisse à découvert la partie postérieure de l'articulation. Le coude étant alors incliné en avant contre le thorax, afin de rendre saillante la tête de l'humérus, il incisait

les tendons et la capsule articulaire. On luxe l'os, et, après en avoir contourné la tête d'arrière en avant, l'instrument est ramené de haut en bas le long de son côté antérieur pour former le second lambeau ; on achève de détacher celui-ci après qu'un aide, l'ayant saisi à sa base, a comprimé l'artère qu'il renferme. A moins que le chirurgien ne soit ambidextre, il doit se placer au-devant du malade pour opérer le bras droit, et commencer par le lambeau antérieur. Dupuytren regardait ce procédé comme le plus simple et le plus avantageux. En effet, les deux lambeaux s'étendent dans la direction du plus grand diamètre de la plaie, et leur mutuelle apposition est aussi exacte que facile. Rassemblées en un seul faisceau dirigé en bas, les ligatures forment une espèce de conducteur et de gouttière dans laquelle le pus s'écoule au-dehors. La cicatrice qui résulte de l'opération est linéaire et promptement formée ; on n'a presque jamais à craindre les abcès axillaires, si fréquents en suivant l'autre méthode. Enfin, cette manière d'opérer demande aussi beaucoup moins de temps que celle de Larrey. (Voy. *Leç. or. de clin. chir.*, t. IV, p. 326.) On ne doit pas oublier qu'après l'amputation scapulo-humérale, la partie la plus déclive de la plaie est déterminée par la position qu'on donne au malade lorsqu'il a été porté dans son lit. Ainsi, si l'on a fait un lambeau antérieur, et l'autre postérieur, le malade doit être couché la poitrine élevée ; si c'est au contraire un lambeau supérieur, et si la plaie forme une ligne transversale, on doit moins élever l'épaule du malade.

Lisfranc a proposé une autre méthode pour l'amputation du bras dans l'article. Supposez, par exemple, qu'on ait à opérer le bras gauche : le malade étant placé sur un siége élevé, on fait comprimer l'artère contre la première côte par un aide, tandis qu'un autre tire le bras en avant. L'opérateur est placé derrière le malade, armé d'un long couteau inter-osseux ; il le plonge dans les parties molles au niveau du bord interne du grand dorsal vis-à-vis le milieu de l'aisselle, et le dirige obliquement en haut et en devant jusqu'à ce que sa pointe atteigne la face inférieure de l'acromion. Coupant alors de haut en bas, et de dedans en dehors, il forme un lambeau aux dépens de la partie supérieure et postérieure du bras ; cette incision comprend toute la largeur du deltoïde et une partie du grand dorsal. Le lambeau étant relevé par un aide, on pénètre dans l'articulation d'arrière en avant, et l'on fait un second lambeau en incisant de haut en bas, et de dedans en dehors, sur le côté interne du bras. Si l'on opère à droite, le malade doit être assis sur une chaise basse ; on plonge le couteau inter-osseux de haut en bas, vis-à-vis le point où la clavicule se joint à l'acromion. Le chirurgien élève la main à mesure que l'instrument marche en bas et en arrière, et jusqu'à ce qu'il sorte vers le bord interne du grand dorsal ; on taille ensuite le lambeau, en terminant l'opération comme il a été dit précédemment. (*Voy.* Averill's *Oper. surg.*, p. 135 ; et Lisfranc et Champesme, *Nouv. procéd. opér. pour l'amput. du bras dans l'artic. scapulo-humérale* ; Paris, 1815.) En parlant de ce procédé, Richerand ajoute : « En l'employant on parvient à désarticuler l'humérus et à séparer le bras en aussi peu de temps qu'un habile découpeur en met à enlever l'aile d'une perdrix. » (P. 514.)

Pajet a proposé, il y a longtemps, un procédé qui depuis a été renouvelé par Dorsey ; il consiste à faire d'abord une incision perpendiculaire jusqu'à l'insertion du muscle deltoïde, puis à écarter les bords de la plaie afin de diviser la capsule et les tendons ; la tête de l'os étant luxée, on glisse le couteau entre elle et les parties molles, qu'on divise d'un seul coup, de haut en bas et de dedans en dehors. (*Voy.* Velpeau, *Nouv. élém. de méd. op.*, t. I. p. 435.)

Scoutteten opère sur le bras gauche de la manière suivante : le chirurgien saisit d'abord avec la main gauche le milieu du bras, qu'il écarte du corps de quatre ou cinq pouces. De la droite, il applique immédiatement au-dessous de l'acromion un scalpel, qu'il fait pénétrer jusqu'à la tête de l'humérus ; abaissant ensuite l'instrument, il fait une première incision qui s'étend en bas jusqu'à la distance de quatre pouces du sommet de l'acromion, et dans laquelle il divise le tiers postérieur du deltoïde et la plus grande partie des fibres de la longue portion du triceps jusqu'à l'os. Dirigeant ensuite le couteau en bas sur le côté interne du membre, et au-devant du muscle biceps, il commence, au niveau du point où s'est terminée la première, une seconde incision, qui se prolonge en dedans et en haut jusqu'à l'acromion, où elle se termine en se joignant à la première. Ces deux incisions forment un angle, composé en grande partie de téguments, et dont la base se trouve à la partie antérieure. Pour découvrir plus facilement l'articulation, l'opérateur détache de l'os une petite portion du deltoïde. On peut aussi faire écarter les bords de la plaie, afin que l'opérateur puisse voir et diviser le ligament capsulaire et les tendons du sus-épineux, sous-épineux et petit rond,

qui s'insèrent à la grande tubérosité de l'humérus, ainsi que celui du sous-scapulaire, qui s'attache à la petite tubérosité du même os. L'opérateur, qui a toujours tenu le bras du malade, lui imprime un mouvement de rotation, de manière à lui faire présenter l'un après l'autre les tendons des muscles précédents, qu'il coupe successivement, ainsi que la capsule. Aussitôt que ces différentes parties ont été divisées, la tête de l'humérus abandonne facilement la cavité glénoïde ; alors on luxe l'os en le poussant un peu en haut, et en inclinant en même temps les condyles vers le côté interne et le plus près possible de l'os. Lorsqu'on est arrivé près de l'artère, il faut la faire saisir et comprimer par un aide avant de terminer la section des téguments. En procédant ainsi, on n'a pas à craindre l'hémorrhagie. S'il s'agit du membre droit, l'opération doit être pratiquée de la même manière, excepté pourtant que la première incision se fait au côté interne du bras, et qu'elle se prolonge jusqu'à l'acromion. Scoutteten trouve qu'un seul aide est suffisant, et que la compression de l'artère sous-clavière est inutile. (Scoutteten, *Méth. oval. ou Nouv. méth. pour amput. dans les artic.* ; Paris, 1827, in-4°.)

On doit enlever les fragments détachés de l'omoplate lorsqu'elle a été blessée ; si l'acromion offre des pointes et des aspérités, il faut le scier, ainsi que le faisait Faune il y a longtemps. (Voy. *Mém. de l'Acad. de chir.*, t. VI, p. 114.) Larrey fut obligé, dans un cas, d'emporter plus des deux tiers de l'omoplate et l'extrémité humérale de la clavicule. (*Mém. de chir. mil.*, t. IV, p. 432.) Il me semble qu'on ne doit pas établir comme règle générale de scier une partie de l'acromion et de l'apophyse coracoïde. (*Voy.* Fraser, *on the shoulder-joint operation*, in-8° ; Lond., 1813.) Non-seulement cette méthode a l'inconvénient de prolonger l'opération, mais encore d'intéresser des parties auxquelles il ne faut pas toucher. (*Voy.* Guthrie, *on gunshot wounds*, p. 285-286, etc.) L'usage de racler le cartilage lorsqu'il n'est pas affecté n'offre pas plus d'avantages.

L'amputation dans l'articulation scapulo-humérale a été remplacée par une opération préférable, même dans le cas où la première pouvait paraître nécessaire ; lorsqu'il s'agit, par exemple, d'une fracture grave de la tête de l'humérus, par une arme à feu, d'une carie de cette partie de l'os, etc. Boucher démontra que les plaies étendues de l'articulation sont traitées avec succès par l'extraction des fragments et des esquilles. (*Mém. de l'Acad. de chir.*, t. II, p. 287-461.) On rapporte encore quelques exemples dans lesquels la tête et le col de l'humérus ayant été, chez des enfants, entièrement séparés du corps de l'os, on obtint la guérison en pratiquant des excisions pour extraire ces portions d'os devenues corps étrangers. Le premier cas de ce genre a été cité par Thomas, de Pézénas, qui, en 1740, enleva sur un enfant de quatre ans la tête de l'humérus qu'il avait trouvée détachée du corps de l'os, en faisant une incision pour extraire quelques séquestres. On peut lire les détails de cette observation dans l'excellent ouvrage de Guthrie. (*On gunshot wounds*, p. 215, etc.) White est encore allé plus loin : il pratiqua une incision profonde à la partie supérieure du bras, luxa la tête de l'humérus, dont il avait reconnu la carie, la fit saillir à travers cette ouverture, et l'enleva avec la scie. Il commença son incision vers l'orifice d'un trajet fistuleux situé immédiatement au-dessous de l'acromion, et la prolongea jusqu'à la partie moyenne de l'humérus; il mit ainsi toute cette portion d'os à découvert. Saisissant alors le coude du malade, il poussa le bras en haut pour faire sortir à travers la plaie la tête de l'os de sa cavité; puis la prenant aussitôt de la main gauche, il la retint jusqu'à ce qu'il eût achevé, avec une scie ordinaire, la section, qu'il pratiqua après avoir appliqué préalablement un morceau de carton entre l'os et la peau. Le malade ne perdit pas plus de deux onces de sang par une petite artère qui entourait en partie l'articulation, et qui avait été coupée : la ligature en fut faite très-facilement. Au bout de cinq ou six semaines, la portion d'os qui était restée avait acquis beaucoup de fermeté, et le jeune homme pouvait soulever un poids assez grand. Deux mois après, il se détacha du corps de l'humérus une large pièce d'os, dont on fit aisément l'extraction au moyen de pinces. A la suite de cette exfoliation, et quatre mois après l'opération, le malade fut parfaitement rétabli. Ce bras ne s'était raccourci que d'un pouce environ : non-seulement le jeune homme pouvait l'élever à la hauteur qu'il voulait, mais les mouvements de rotation s'exécutaient même aussi bien qu'auparavant; la forme du membre n'éprouva aucune altération. Pour maintenir le membre dans une même situation, White n'employa ni attelles, ni machine, ni bandage, pendant le temps que dura le traitement; il ne pansa jamais le bras dans le lit; mais aussitôt que le malade le put, il le fit tenir debout et asseoir sur une chaise. C'est à

ces précautions que White attribua la conservation de la mobilité du bras. « Comme cette opération, dit cet auteur, est la première de ce genre qui a été pratiquée, ou du moins rendue publique, j'ai pensé être utile à la science en en donnant la description. Gooch, chirurgien de mérite, rapporte à la vérité trois cas de têtes d'os sciées pour des luxations compliquées. Dans le premier de ces cas, on scia les extrémités inférieures du tibia et du péroné; dans le second, celle du radius; dans le troisième, la tête de la seconde phalange du pouce; mais toutes ces opérations diffèrent beaucoup de celle dont il est ici question. Cette résection me paraît bien préférable à l'amputation du bras dans l'article, qu'on pratique généralement pour la carie de la tête de l'humérus; car la conservation du membre est toujours de la plus haute importance, et tout chirurgien honorable doit la désirer, surtout lorsque, comme dans le cas cité précédemment, on peut lui conserver aussi toute la liberté de ses mouvements, et lorsque la guérison est aussi prompte, et le danger infiniment moindre que dans l'autre opération. En effet, quoique souvent l'amputation soit nécessaire, et qu'on la pratique pour l'ordinaire sans beaucoup d'inconvénients lorsqu'on ne retranche qu'une partie du membre, il n'en est pas de même lorsqu'on l'emporte tout entier : le danger est alors beaucoup plus grand, et la perte irréparable. » White conclut en proposant une opération semblable, au lieu de l'amputation dans l'article, pour retrancher la tête du fémur; on rapporte qu'elle fut tentée sur une jeune fille, et qu'elle réussit complétement. (*Voy.* Joann. Mulder, *Oratio de meritis P. Camperi*, etc., p. 81; *Cases in surg.*, by C. White, p. 57; *Or. phil. transact.*, vol. LIX. 1769.) Mon ami M.-A. White, médecin de l'hôpital de Westminster, a obtenu le même succès, en 1818, sur un jeune enfant qui avait eu une luxation du fémur par suite d'une maladie de l'articulation coxo-fémorale; la tête de l'os se trouvait située dans la fosse iliaque externe, et le membre affecté croisait l'autre. On observait plusieurs ouvertures fistuleuses dans les muscles fessiers, et le malade était tellement amaigri, que la tête du fémur paraissait très-superficielle. White, voyant que l'articulation avait déjà perdu sa conformation naturelle, et que la mort était inévitable si l'on ne faisait rien pour enlever la partie malade du fémur; considérant aussi que, lors même que la vie pourrait être conservée, le membre ainsi disposé en travers serait un embarras continuel pour ce malade, résolut de pratiquer l'opération. Assisté de Travers, il mit à découvert la tête et le col du fémur, et, après avoir scié l'os immédiatement au-dessous du petit trochanter, il souleva avec l'élévateur la portion détachée, dont il fit l'extraction. Aussitôt après la section de l'os, on put donner au malade la position la plus convenable. Au bout d'un an, l'enfant avait obtenu une guérison complète : il se forma une nouvelle articulation qui, à l'aide d'un soulier à talon élevé, lui permit de bien marcher et d'exécuter tous les mouvements propres au membre. Cet enfant vécut encore plusieurs années, et mourut de phthisie pulmonaire. La nouvelle articulation qui s'était formée a été conservée dans le musée du Collége royal de chirurgie, à Londres. B. Brodie a pratiqué une opération semblable, mais j'en ignore les détails et les résultats. Longtemps après la publication de l'observation de White (1767), Vigaroux fit connaître l'histoire d'un jeune homme sur lequel il fit, en 1788, la résection de la tête de l'humérus ; mais ce fut malheureusement sans succès : le malade, âgé de dix-sept ans, succomba peu de temps après l'opération. ( Voy. *OEuv. de chir. prat.*, par Vigaroux fils ; Montpell., 1812.)

Bent a inséré dans le soixante-quatrième volume des *Transactions philosophiques* un cas semblable à celui rapporté par White. Ce dernier chirurgien n'avait fait une incision que depuis l'acromion jusqu'au milieu du bras. Bent, ne pouvant parvenir à la tête de l'os par celle qu'il avait pratiquée de la clavicule à l'attache du grand pectoral, enleva une portion du deltoïde vers son insertion sur ce dernier os, et une autre vers le point où ce muscle s'insère sur l'humérus. On trouve dans le soixante-neuvième volume du même ouvrage, page 6, l'exemple d'une troisième opération du même genre, qui fut couronnée de succès. Plus tard, Bromfield indiqua plusieurs règles propres à faciliter la pratique de semblables opérations. (*Chir. obs. and cases.*)

Je regarde les faits rapportés par White et Bent comme de la plus haute importance. Ces chirurgiens sont les premiers qui aient mis en usage un procédé qui dispense de l'une des opérations les plus effrayantes de la chirurgie, et dans laquelle il faut, pour ainsi dire, mutiler le malade. Ces exemples ne peuvent manquer d'intéresser particulièrement les chirurgiens de l'armée et de la marine, qui ont si souvent l'occasion de mettre à profit l'instruction qu'ils renferment. Pendant que Larrey était chirurgien en chef des armées françaises en Egypte, il fit usage de ce procédé pour des plaies d'ar-

mes à feu ; les succès qu'il obtint furent des plus satisfaisants. Par ce moyen, il conserva des membres que l'on aurait cru devoir amputer dans l'article, en suivant les préceptes ordinaires et les opinions reçues. Si l'on réfléchit que non-seulement on évite une opération très-dangereuse, mais que, par ce moyen, on conserve un membre qui ne peut être remplacé, on reconnaîtra certainement que la méthode indiquée et pratiquée par White ne saurait jamais être trop appréciée, puisque la plupart des chirurgiens pensaient autrefois que l'amputation du membre était nécessaire, lorsque l'extrémité supérieure du bras avait été fracturée par une balle. Dans ce cas, dit Larrey, il est inutile d'agrandir l'entrée ou l'issue de la balle, parce qu'il ne serait pas prudent d'ouvrir, par ce moyen, un passage assez large pour extraire la tête de l'os. Cependant elle devient alors corps étranger, ayant perdu sa connexion avec le reste de l'humérus ; son séjour détermine dans l'articulation de l'inflammation, des abcès, la nécrose, etc. Larrey semble vouloir insinuer que la tête de l'humérus, une fois détachée, ne peut pas se réunir ; cette assertion est certainement très-inexacte, ainsi que j'ai eu l'occasion de m'en convaincre dans plusieurs cas où l'humérus avait été fracturé très-haut ; la réunion se fit sans aucun inconvénient. Les symptômes fâcheux sur lesquels il insiste tant, et qu'il attribue à la séparation de la tête de l'humérus, ne sont que les effets de la blessure elle-même. Aussi, lorsque la tête de l'os n'est simplement que détachée, si elle n'est point réduite en esquilles non plus que les parties voisines, si les parties molles ne sont pas plus maltraitées qu'elles ne le sont par le passage d'une balle, et si l'articulation n'a pas été intéressée, je doute de la nécessité de recourir immédiatement à l'extraction de l'os ou à l'amputation dans l'articulation scapulo-humérale ; mais lorsque l'os est brisé en esquilles, les choses sont ordinairement bien différentes, et l'on doit employer la pratique de Larrey. A l'appui de ces assertions, je puis citer l'opinion de Guthrie : il dit, en parlant de l'extraction de la tête de l'os, qu'une fracture complète de l'humérus, à un pouce au-dessous de sa tête, n'exige pas toujours l'extraction de cette partie (quoiqu'il y ait évidemment séparation) ; car il y a des exemples de guérison parfaite dans des cas de cette nature traités comme les autres fractures compliquées ; seulement il y avait alors ankylose presque complète. (*On gunshot wounds*, p. 329.) Cependant, Guthrie préfère l'amputation dans l'article lorsque le corps de l'os est brisé en esquilles ou qu'il est fendu dans une grande étendue. Sous ce rapport, il a parfaitement raison. L'autre opération paraît être indiquée surtout lorsque les ravages sont bornés à la tête et à la partie supérieure de l'os. Cet auteur conseille d'élargir la plaie lorsque la balle a traversé le membre sans blesser gravement l'os, et que les ouvertures déjà faites ne permettent pas l'introduction du doigt pour explorer l'état des parties. Néanmoins on pourrait objecter qu'il ne faut opérer cette dilatation qu'après s'être bien assuré de l'existence de la fracture et de la nécessité d'extraire immédiatement les fragments. Au reste. quel que soit le moyen que l'on choisisse, il faudra suivre le traitement antiphlogistique le plus rigoureux; et, s'il se forme des abcès, on pratiquera des ouvertures pour l'écoulement du pus.

« J'ai été assez heureux, dit Larrey, d'éviter l'amputation dans l'article à dix malades, en faisant l'extraction immédiate et complète de la tête de l'os ou de ses fragments. J'opère de la manière suivante : je pratique au milieu du deltoïde une incision parallèle à ses fibres, et je la prolonge le plus bas possible; je fais écarter les bords de la plaie pour mettre à découvert l'articulation, dont la capsule se trouve ouverte dans cette première incision. A l'aide d'un bistouri boutonné je coupe avec facilité les insertions des tendons des muscles sus-épineux, sous-épineux, petit rond, sous-scapulaire et de la longue portion du biceps; faisant ensuite sortir avec la main, ou au moyen de l'élévateur, la tête de l'os à travers la plaie du deltoïde, je relève l'humérus vers la cavité glénoïde, dans laquelle je le fixe convenablement à l'aide d'une écharpe et d'un bandage. Des dix malades auxquels j'ai fait l'extraction de la tête de l'humérus, suivant la méthode que je viens de décrire, l'un mourut de la fièvre d'hôpital; deux autres succombèrent à la suite du scorbut; le quatrième mourut de la peste; les autres recouvrèrent une santé parfaite. Chez quelques-uns de ces malades le bras s'ankylosa avec l'épaule; tandis que chez d'autres il se forma une articulation artificielle qui leur permettait d'opérer des mouvements. » (Voy. *Mém. de chir. mil.*, t. II, p. 175.) Morel a publié un cas de cette nature, dans lequel l'opération fut couronnée d'un plein succès. (Voy. *Medico-chir. trans.*, vol. VII, p. 161.)

Guthrie pense qu'il ne suffit pas de pratiquer une simple division sur le deltoïde et le ligament capsulaire, et d'extraire les fragments de l'os; mais il insiste sur l'utilité d'emporter en même temps une portion considérable du ligament capsulaire, afin d'empêcher que la maladie ne persiste dans l'articulation. Comme il est impossible de connaître d'avance l'état de l'os, qui peut se trouver fendu plus ou moins loin au-dessous de la fracture, il conseille de faire l'incision nécessaire à l'extraction des esquilles de la tête de l'os, dans un endroit où elle puisse être avantageuse, si l'amputation dans l'article devenait indispensable. Guthrie indique aussi la manière de faire sortir la tête de l'humérus de sa cavité, et d'en pratiquer ensuite la section; mais l'utilité d'une semblable méthode ne me paraît pas très-bien démontrée, à moins qu'il ne veuille parler des cas où il se trouve à extraire des esquilles ou des aspérités de l'extrémité supérieure de l'os. (*On gunshot wounds*, p. 333-335.) Pour moi, je crois qu'il est surtout convenable d'enlever les fragments et les esquilles de l'os; mais quant à la section de sa tête, c'est un procédé auquel, à mon avis, on ne doit avoir recours que dans les cas indiqués par White et Syme. (*Edinb. med. and surg. jour.*, n°88, p. 49.) Dans ceux que Syme a rapportés, la tête de l'humérus était malade. On pratiqua, dans l'épaisseur du deltoïde, une incision perpendiculaire qui s'étendait de l'acromion jusqu'au point où ce muscle s'insère sur l'humérus. Une autre incision semblable fut faite en haut et en arrière, à partir de l'extrémité inférieure de la première, afin de former un large lambeau à la partie postérieure du deltoïde. « Ce lambeau ayant été relevé, dit Syme, l'articulation fut mise à découvert, ce qui me permit d'isoler la tête de l'os au moyen du doigt, et de couper les attaches des muscles scapulaires aux tubérosités. Après avoir ramené le bras en avant, je fis sortir facilement la tête de l'humérus en la saisissant avec la main gauche, et je pus en opérer la section sans léser les autres parties. (*Op. cit.*, p. 51.) On enleva aussi avec les tenailles une portion de l'acromion qui était malade. On peut conclure des observations précédentes que, s'il s'agit seulement d'extraire des esquilles, une seule incision perpendiculaire suffit; mais, lorsque l'articulation est affectée et que la section de l'os devient nécessaire, il sera beaucoup plus facile de pratiquer l'opération suivant le procédé de Syme. Le malade pour lequel ce chirurgien l'employa se rétablit parfaitement, et l'épaule conserva la faculté de faire mouvoir le bras dans toutes les directions.

Walther fut le premier qui démontra sur le cadavre la possibilité d'amputer l'omoplate. Dans un cas où cet os adhérait très-fortement à une tumeur, Haymann en enleva la plus grande partie avec un plein succès. (*Voy.* Walther, *in journ. für chir.*, t. V, p. 274; Haymann, *vol. cit.*, p. 569; et Chelius, *handb. der chir.*, t. II, p. 759.) Pour plus de détails sur le retranchement des os et l'extraction des portions d'os malades, voyez Os (*section des*); (*articulations des*).

### AMPUTATION DES DOIGTS ET DES AUTRES PARTIES DE LA MAIN.

L'amputation partielle ou totale des doigts se fait au moyen d'un ou de deux lambeaux; elle se pratique également par la méthode à incision ovale ou circulaire. On y a fréquemment recours, soit primitivement, soit consécutivement, pour des lésions ou des maladies très-diverses, telles que les fractures comminutives, l'*onychia maligna*, la nécrose, etc. Tous les bons praticiens pensent avec Sharp qu'on doit, en général, faire cette opération dans les articulations, quoiqu'il y ait des cas dans lesquels on puisse la pratiquer ailleurs et couper la phalange avec les tenailles. Ainsi, il arrive quelquefois que la troisième ou la seconde phalange se trouve enlevée par une violence extérieure, et que l'extrémité de la première est mise à nu. Dans ces cas, au lieu d'emporter la totalité de la seconde ou de la première, suivant les circonstances, il suffit souvent d'enlever avec les tenailles la portion dénudée, et de ménager un lambeau assez grand pour recouvrir l'extrémité de la partie qui reste. Il est quelquefois avantageux, dit Liston, de conserver la plus grande portion possible de la première phalange, lorsqu'une maladie de l'articulation de cette phalange avec la seconde, ou de l'extrémité de celle-ci, rend l'amputation nécessaire. On pratique alors deux lambeaux demi-circulaires en coupant de dehors en dedans sur les faces palmaire, dorsale ou latérales; on fait ensuite la section de l'os au moyen d'une petite scie ou de tenailles. (*Elem.*, etc., part. III, p. 374.) Lorsque la lésion n'a pas atteint l'articulation, ou si elle ne s'étend pas au-delà, il vaut mieux scier l'os que d'opérer dans l'articulation voisine. (*Voy.* Guthrie, *On gunshot wounds*, p. 384.)

### AMPUTATIONS DES TROISIÈME ET SECONDE PHALANGES.

Les dernières phalanges sont faiblement soutenues en avant par le ligament antérieur, et en arrière par le tendon du muscle extenseur; mais, sur les côtés, elles se trou-vent solidement établies par les ligaments latéraux; ce sont donc ceux-ci qu'il faut diviser pour mettre l'articulation aisément à découvert. L'intervalle articulaire forme une ligne à peu près transversale qui se trouve au niveau du pli cutané palmaire, entre la troisième et la seconde phalange; mais dans l'articulation de la deuxième avec la première, elle est à une ligne au-dessous du pli palmaire. (*Voy.* J.-F. Malgaigne, *Man.*, etc., p. 305.) L'opération se pratique à peu près de la même manière dans ces deux articulations. On la fait, soit avec un seul lambeau taillé aux dépens de la face palmaire du doigt, et assez grand pour recouvrir toute la plaie, soit avec deux lambeaux, dont le plus long est formé avec la face palmaire, et le plus court avec la face dorsale du doigt. L'opérateur, saisissant le doigt, le fléchit; puis, au moyen d'un bistouri étroit, il pratique une incision semi-circulaire transversalement sur la saillie que forme l'articulation, ou, comme le conseille Malgaigne, à une demi-ligne au-dessous; on divise d'un même coup la peau et la partie postérieure de la capsule. Dans le cas contraire, l'opérateur peut séparer l'un après l'autre les ligaments latéraux; traversant ensuite la jointure, il termine l'opération en taillant, aux dépens de la face palmaire du doigt, un lambeau plus long que l'autre, et destiné à recouvrir la plus grande partie de la plaie. (*Voy.* Dupuytren, *Leç. or. de clin. chir.*, t. IV, p. 305; et Malgaigne, *Man.*, etc., p. 306.) Quand il s'agit d'enlever les deux phalanges, l'incision pratiquée sur la face dorsale doit se terminer au point où finit le pli cutané palmaire.

Une autre méthode, attribuée à Lisfranc, consiste à attaquer la jointure vers la face palmaire. On fléchit tous les doigts, excepté celui qui doit être amputé; on plonge, au-dessous du pli transversal indiqué sur la peau, si l'on ampute la dernière phalange, et à l'origine de ce pli, si l'on doit enlever celle du milieu, un bistouri à lame étroite, dont le tranchant est tourné vers l'opérateur. On enfonce alors le couteau à travers le doigt sur les faces latérales et antérieure de l'os, vers lequel l'instrument est dirigé dans une étendue de six lignes. On le fait sortir ensuite de manière à former un lambeau semi-lunaire; puis, le portant de nouveau vers la base du lambeau, on divise le ligament antérieur. En suivant ce procédé, il n'est pas nécessaire de couper séparément les ligaments latéraux; car ils le sont le plus souvent avec le ligament antérieur; le couteau qui les a divisés d'un seul coup traverse l'articulation. On divise enfin les tissus sur la face dorsale sans faire de lambeau postérieur. Par cette méthode on obtient un lambeau plus régulier et plus fort, et l'on exécute l'opération avec une plus grande précision ; seulement le tendon du muscle extenseur reste souvent trop long ; il faut alors en enlever avec des ciseaux la partie la plus saillante.

La méthode circulaire pour amputer les doigts est la plus ancienne. Le doigt étant tenu dans l'extension, on fait une incision circulaire à trois ou quatre lignes au-dessus du pli indiqué sur la face palmaire. On dissèque la peau en arrière aussi haut qu'il est nécessaire, et on ouvre l'articulation, soit en avant, soit en arrière, comme dans l'opération à lambeaux déjà décrite. On peut aussi, si la maladie ou la lésion le permet, tirer fortement les téguments en haut, avant de pratiquer l'incision. Par ce moyen, on évitera la dissection des parties molles sous-jacentes.

En général, après l'amputation des dernières et des secondes phalanges, l'hémorrhagie cesse aussitôt que les bords de la plaie ont été rapprochés au moyen de bandelettes adhésives. Il n'est pas nécessaire d'employer de ligatures.

### AMPUTATIONS DANS LES ARTICULATIONS MÉTACARPO-PHALANGIENNES.

Les articulations des os métacarpiens avec les phalanges constituent des énarthroses, et sont maintenues par des ligaments lâches. Si l'on fléchit les phalanges, on observe des saillies formées par les têtes des os du métacarpe ; la jointure se trouve ordinairement située à dix ou douze lignes au-dessus de la commissure digitale.

La main étant en pronation, et les autres doigts écartés de celui qu'on veut amputer, on donne, comme l'indique Lisfranc, un angle de quarante-cinq degrés à la phalange, et l'on commence l'incision sur la tête de l'os métacarpien trois lignes au-dessous de l'articulation, en la prolongeant en bas sur le côté du doigt jusqu'au niveau de la commissure ; on a soin de diviser aussi complétement que possible le tendon extenseur. Dirigeant alors l'incision vers la face palmaire de l'articulation, on forme le premier lambeau, qu'il faut relever ; on pénètre ensuite dans le côté de la jointure mis à nu, les ligaments sont coupés, et l'opération se termine par la formation du second lambeau, qui, comme le premier, finit à la commissure digitale.

Liston conseille de pratiquer cette amputation de la manière suivante : l'opérateur, assis en face du malade, saisit le doigt avec la main gauche, de manière à pouvoir le porter dans toutes les directions ; tenant le couteau perpendiculairement, la pointe élevée, il l'applique sur la saillie articulaire et le dirige obliquement en haut, de manière à ouvrir ce côté de l'articulation. Portant alors le doigt du malade vers le côté opposé, il sépare entièrement les surfaces articulaires avec la pointe de l'instrument, et jamais avec la lame, afin d'éviter les coupures de la peau. Après la séparation de la phalange, on passe derrière elle la lame du couteau, en la dirigeant en bas et en dehors, pour former un lambeau semblable au premier. On réunit ces deux lambeaux, et l'on rapproche l'un de l'autre les doigts voisins de celui qui vient d'être amputé. Ce moyen suffit le plus souvent pour empêcher l'hémorrhagie ; cependant on est quelquefois obligé de faire la ligature de l'une ou des deux artères collatérales. (*Voy.* Liston's *Elem.*, part. III, p. 375.)

Lorsqu'on pratique cette opération sur l'index, c'est le lambeau externe qui doit être le plus grand ; quand il s'agit du petit doigt, il faut donner plus d'étendue au lambeau interne. (*Voy.* Malgaigne, *Man.*, etc., p. 310.) Au lieu de couper obliquement les téguments, Dupuytren préférait les diviser perpendiculairement et faire une incision demi-circulaire de la face dorsale à la face palmaire du doigt. Il formait ensuite, sur le côté opposé, un autre lambeau de même forme que le premier. Ce chirurgien avait observé que quand on retranche le doigt annulaire ou le médius, en conservant la tête de l'os du métacarpe qui correspond, les doigts voisins restent écartés à leur base, tandis qu'ils sont rapprochés obliquement à leur extrémité, ce qui rend leurs mouvements très-difficiles et augmente beaucoup la difformité. Pour obvier à ces inconvénients, au lieu de se borner à enlever la phalange, Dupuytren faisait relever les lambeaux au-delà de l'articulation et emportait avec la scie la tête de l'os du métacarpe. (Voy. *Leç. or.*, etc., t. IV, p. 309.) Je sais que depuis longtemps Astley Cooper suit ce procédé. On peut aisément obtenir ce résultat au moyen de pinces incisives. L'extension de la maladie à une des articulations métacarpo-phalangiennes, oblige aussi quelquefois à enlever avec le doigt une plus ou moins grande portion de l'os du métacarpe. Si l'altération se borne à l'extrémité digitale de l'os, le procédé opératoire qui vient d'être décrit suffira ; mais, ainsi que le fait observer Liston, s'il s'agit d'emporter une portion considérable de l'os, il faut laisser intacte la face palmaire. « Pour remplir cette indication, on applique le couteau sur la ligne moyenne de la face dorsale du doigt, au-dessus du point malade, et on l'abaisse directement en bas jusqu'auprès de l'articulation; puis, afin de former des lambeaux latéraux, on pratique une incision divergente de la première. Les téguments sont disséqués en arrière sur le trajet de la plaie, de manière à mettre complétement à nu l'os autour duquel on passe le tranchant du bistouri, et qu'on coupe ensuite, au point convenable, avec les pinces incisives. La section de cet os peut être faite avant la séparation des parties molles de la face inférieure. On facilite alors cette partie de l'opération en soulevant l'extrémité de l'os qui vient d'être retranchée. » (*Voy.* Liston's *Elem.*, p. III, p. 377.)

### AMPUTATION DU POUCE.

Si l'os du métacarpe n'a subi d'altération que vers son extrémité antérieure, on peut se contenter d'enlever la partie affectée au moyen des pinces incisives, soit qu'on ait eu recours à l'incision circulaire, soit qu'on ait employé la méthode à lambeaux. (*Voy.* Velpeau, *Nouv. élém. de méd. opér.*, t. I, p. 389.) Mais on pratique plus souvent la désarticulation du premier os métacarpien avec le trapèze. L'os métacarpien du pouce est presque sous-cutané à ses parties externe et postérieure, mais à sa face palmaire il se trouve recouvert d'une couche épaisse de muscles. L'articulation a une direction oblique correspondant à une ligne qui croiserait l'articulation du petit doigt; elle est entourée d'une capsule lâche qu'on peut très-aisément ouvrir dans ses deux tiers postérieurs. Les tendons du long abducteur du pouce et du court extenseur sont situés sur sa face superficielle; son côté cubital est traversé, vers la paume de la main, par l'artère radiale, qui va former l'arcade palmaire profonde. Le tendon du long extenseur se trouve situé en arrière, et celui du long fléchisseur au-devant de cette articulation. On détermine facilement sa situation en passant le doigt indicateur sur sa face dorsale ou sur ses côtés, et d'avant en arrière; elle se trouve immédiatement derrière le premier tubercule osseux. (*Voy.* Velpeau, *Op. cit.*, p. 390.) Plusieurs méthodes ont été proposées pour l'amputation du pouce. Suivant la première, l'opérateur porte ce doigt dans l'abduction, et fait, d'un seul coup, une in-

cision jusqu'au carpe, en rasant avec l'instrument le bord cubital de l'os métacarpien qu'on veut enlever. Il ouvre alors l'articulation de cet os avec le trapèze en tournant le tranchant du couteau en dehors. Divisant les tissus fibreux avec la pointe de l'instrument, afin de ne pas *hacher* la peau, il luxe le pouce en dedans, forme un lambeau, d'arrière en avant, en dirigeant le couteau vers le côté externe de l'os et le faisant sortir à quelques lignes au-delà de l'articulation métacarpo-phalangienne. Si l'on a ouvert l'artère radiale, il faut en faire la ligature; dans le cas contraire, il suffira, pour arrêter l'hémorrhagie, de recouvrir exactement la plaie avec le lambeau, qu'on soutiendra au moyen de bandelettes agglutinatives, et surtout en appliquant à sa base une compresse et un bandage. Le second procédé consiste à faire tenir le pouce par un aide, tandis que l'opérateur saisit avec les doigts de sa main gauche le plus possible de parties molles en les attirant en dehors, et les traverse d'arrière en avant avec un couteau droit dont la lame étroite est dirigée vers le côté radial de l'articulation. Le chirurgien, formant alors un lambeau, qu'un aide tient relevé, saisit le pouce, passe de dehors en dedans le couteau à travers la jointure, luxe l'os, et divise la commissure à sa partie moyenne. Cette méthode conduit aux mêmes résultats que la première; mais, étant plus difficile, elle ne doit pas lui être préférée.

Troisième méthode. Velpeau a souvent amputé le pouce de la manière suivante : On pratique sur la face dorsale du pouce une incision qui s'étend de l'apophyse styloïde du radius jusqu'à la commissure du pouce et du doigt indicateur. Les téguments, le tendon du long extenseur, et une portion du premier inter-osseux, sont divisés de manière à mettre à nu l'articulation. Pendant qu'un aide écarte les bords de la plaie, le chirurgien ouvre la capsule, luxe l'os, qui est alors enlevé; on a soin de conserver sur la face palmaire autant de parties molles qu'il est nécessaire pour recouvrir complétement la plaie. Par ce moyen, la paume de la main n'est nullement intéressée.

La quatrième manière d'amputer le pouce est par la méthode ovalaire, pour laquelle on opère d'abord, comme dans la méthode précédente, deux incisions qui commencent à la partie externe de l'articulation du premier métacarpien avec le trapèze; elles passent, l'une derrière, l'autre devant le pouce, et viennent se réunir au bas de la commissure de ce doigt avec l'indicateur.

On fait ensuite pénétrer dans l'articulation la pointe d'un couteau qui la traverse d'une extrémité à l'autre. Il ne reste plus alors qu'à détacher de l'os les fibres qui peuvent encore lui adhérer. Lorsque les bords de la plaie sont rapprochés, la cicatrice représente une ligne droite. (*Voy.* Velpeau, *Op. cit.*, p. 392.) Cette méthode a été décrite par Lassus, Béclard, etc.

### AMPUTATION DES PHALANGES DU POUCE.

Cette amputation ne réclame aucune description particulière; elle se pratique de la même manière que celle des seconde et dernière phalanges des doigts.

### AMPUTATION DU DOIGT MÉDIUS, OU DE CE DERNIER ET DU DOIGT ANNULAIRE EN MÊME TEMPS, ET DE LA TOTALITÉ DES OS DU MÉTACARPE QUI LEUR CORRESPONDENT.

Il y a quelques années, Langenbeck enleva, pour la première fois, par la méthode ovalaire, le doigt médius avec le grand os et l'os métacarpien correspondant. Pour trouver l'articulation, il tire une ligne directement en travers de l'extrémité supérieure du métacarpe du pouce jusqu'à l'os métacarpien du doigt qu'il veut extirper. De ce point il fait partir deux incisions, dont l'une est dirigée vers la commissure digitale interne, et l'autre vers la commissure externe. Il réunit ces deux incisions.

Pendant qu'un aide écarte les bords de la plaie, l'opérateur coupe avec la pointe du couteau les ligaments de l'articulation, et, de la main gauche, il luxe l'os. Introduisant ensuite le couteau à plat, sous l'extrémité supérieure de l'os métacarpien, il divise toutes ses connexions du côté palmaire depuis le carpe jusqu'à la base du doigt. (*Voy.* Langenbeck's *Bibl.*, t. I, p. 575, et *pl.* III, *fig.* 1.) Mais souvent il est difficile de savoir si la maladie est limitée à l'os métacarpien; car, dans le cas où le carpe se trouverait affecté, l'opération n'atteindrait pas le but qu'on s'était proposé, ainsi qu'on l'a observé chez un des malades opérés par Langenbeck.

### AMPUTATION DU PETIT DOIGT AVEC UNE PARTIE OU LA TOTALITÉ DE L'OS MÉTACARPIEN CORRESPONDANT.

Pour pratiquer cette opération, on forme un lambeau en faisant pénétrer le couteau sur le côté interne de l'articulation ou de la partie vers laquelle on veut faire la section de l'os, et en le portant un peu au-delà du niveau de la commissure opposée. On ouvre l'articulation, et, après avoir isolé l'os des parties molles, on achève de le séparer par la division de la commissure. Si l'on ne doit enlever qu'une portion de l'os du métacarpe, on se sert des pinces; cet instrument est le meilleur pour en opérer la section.

Les chirurgiens modernes n'amputent jamais la main entière lorsqu'il reste l'espérance d'en conserver quelques parties utiles. Ainsi, chez un soldat frappé par la mitraille qui avait brisé les os métacarpiens du petit doigt et de l'annulaire, et rasé le médius en déchirant les téguments de la paume et du dos de la main, Guthrie parvint à conserver les deux premiers doigts et le pouce, bien que dans la partie malade il fût impossible de former des lambeaux réguliers pour recouvrir les plaies. (*On gunshot wounds*, p. 382.) Au printemps de l'année 1835, aidé par Liston, à l'hôpital du Nord, à Londres, je réussis également à conserver la main et deux doigts à une personne qui avait eu cette partie lacérée, et pour ainsi dire broyée, par l'action d'une machine. Je me bornai à enlever le pouce et les deux doigts blessés.

Suivant le principe qui veut qu'on emporte la plus petite portion possible de l'extrémité supérieure, au lieu de couper la main tout entière, on pratique quelquefois l'amputation simultanée de tous les doigts dans l'articulation métacarpo-phalangienne, soit avec un, soit avec deux lambeaux.

### AMPUTATION DE QUELQUES PARTIES DU PIED.

Il peut arriver que les phalanges des orteils et une portion seulement des os métatarsiens soient affectées de carie. Dans ce cas, il n'est point nécessaire de couper la jambe; mais il faut se borner à enlever la partie malade. Les pinces incisives de Liston seront extrêmement utiles, s'il devient nécessaire de pratiquer la section d'une phalange ou d'un os métatarsien. Après cette opération, le talon et le reste du pied sont encore d'une grande utilité; et, suivant le rapport de Sharp, qui en a vu un exemple, on obtient même la guérison complète de la plaie. (*Op. of surg.*, chap. XXXVII, ed. 3.) Hey partage l'opinion de Sharp, qui conseille de ne pas emporter le pied pour une carie des os métatarsiens, les autres parties de la jambe étant demeurées saines, puisque le reste du pied peut être très-utile pour la marche, quand l'articulation tibio-tarsienne n'a pas été détruite.

Hey a proposé une nouvelle méthode pour

amputer les os du métatarse : les essais répétés ont entièrement rempli son attente. Par le mot *nouveau*, j'entends parler d'un procédé décrit avant Hey, mais qui n'avait pas encore été mis en pratique. En effet, la première opération de ce genre est attribuée à Turner, qui la fit vers l'an 1787. (*Voyez* Hutchison's, *Pract. obs.*, p. 70.) Hey trace d'abord une ligne transversale sur la face dorsale du pied, afin d'indiquer le point de réunion des os du métatarse avec ceux du tarse. A un demi-pouce environ de cette ligne, du côté des orteils, il pratique une incision sur les téguments et les muscles qui recouvrent les os métatarsiens. De chaque extrémité de cette première incision il en fait une autre, et la dirige le long des côtés interne et externe du pied jusqu'aux orteils, qu'il désarticule d'avec les os du métatarse. Il sépare ensuite les téguments et les muscles formant la plante du pied, de la face inférieure de ces os, qu'il rase le plus près possible pour terminer promptement l'opération, et ménager un lambeau épais. Ayant séparé les quatre petits os métatarsiens, il scie la partie saillante du premier cunéiforme, qui supporte le gros orteil. Hey lie alors les artères, et applique le lambeau formé aux dépens de la plante du pied contre les téguments qui restent à la face supérieure, en les maintenant en contact au moyen de quelques points de suture. La cicatrice étant formée à l'extrémité supérieure du pied, elle ne se trouve point exposée à être déchirée; tandis que la place qu'occupaient les orteils est recouverte par des parties molles si épaisses (celles qui appartenaient à la plante du pied), qu'elle n'a point à souffrir d'un choc modéré. (*Voyez Pract. obs. in surg.*, p. 535, etc.)

Lorsque l'os métatarsien du gros orteil se trouve seul affecté, Hey conseille, au lieu de le scier, de le séparer du cunéiforme. Il est difficile d'exécuter une telle opération sans emporter une partie des téguments et des muscles, et sans pratiquer une incision longitudinale et transversale. On peut néanmoins éviter ces inconvénients en suivant la méthode de Hey, ou celle de C. Bell. Pour enlever l'os métatarsien du gros et du petit orteil, Bell recommande de porter le bistouri autour de la racine de l'orteil, en prolongeant l'incision sur le côté du pied. Disséquant ensuite le lambeau en arrière, il faut séparer l'os du métatarse de celui qui l'avoisine, et détacher sa tête d'avec le tarse. (*Operative surgery*, v. I, p. 390.) On a abandonné l'usage d'emporter l'os métatarsien du gros et du petit orteil en conservant le doigt. Liston a vu pratiquer cette

opération sans aucun résultat satisfaisant. (*Elem.*, etc., part. III, p. 398.) Hewson ayant enlevé le premier os du métatarse en conservant le gros orteil, la plaie se cicatrisa, et le malade fut renvoyé de l'hôpital de Meath parfaitement guéri; mais il revint au bout de quelques mois, se plaignant de ne pouvoir se servir de son pied, à cause de la position particulière du gros orteil, qui s'était déplacé et se trouvait situé transversalement sous les second et troisième orteils; ceux-ci présentaient des ulcérations vers les points où ils étaient en contact avec le premier. Du reste, ce malade n'avait jamais recouvré la faculté de mouvoir ce doigt du pied. (*Voy.* Rynd, *in Dub. journ. of med. science*, v. VIII, p. 297.) Dupuytren rejetait la méthode ordinaire par laquelle on ampute le gros orteil dans l'articulation métatarso-phalangienne; parce que, disait-il, après l'opération, la tête du premier métatarsien forme, à la partie interne du pied, un angle très-saillant qui s'oppose au recollement des lambeaux; et lorsque le malade est guéri, la chaussure, ne se trouvant plus soutenue par la continuité de l'orteil, exerce sur cette tête de l'os une pression qui peut occasionner des excoriations, etc. Au lieu de désarticuler le gros orteil, Dupuytren préférait donc pratiquer l'amputation dans la continuité de l'os métatarsien. Chez les malades que ce chirurgien a opérés de cette manière, il n'a jamais observé le renversement du pied en dedans, ainsi qu'on le voit après l'enlèvement de la tête de cet os, qui fournit au métatarse et à tout le pied un large point d'appui en dedans et en avant. (*Voy. Leç. or. de clin. chir.*, t. IV, p. 336.)

Il me semble que le meilleur moyen pour exécuter l'une ou l'autre de ces deux amputations est de traverser les parties molles et de faire un lambeau au côté interne de l'orteil, de désarticuler la phalange d'avec l'os du métatarse, ou bien de couper ce dernier avec les pinces incisives de Liston; puis d'extirper l'os, en détachant les parties molles qui l'entourent, et en divisant la commissure. Dupuytren employait un procédé plus compliqué, et ne se servait point des pinces incisives, qui facilitent beaucoup l'opération. La méthode que je recommande pour l'amputation du gros orteil est également applicable à celle du petit doigt, avec l'extraction partielle ou totale de l'os métatarsien correspondant.

Pendant les campagnes d'hiver, la gangrène attaque souvent, en partie ou en totalité, les pieds et les orteils. Si elle ne s'étend pas au-delà des orteils ou du milieu du pied, on doit alors se contenter d'emporter seulement la partie gangrenée. Lors de la première entrée de l'armée française en Hollande, après la révolution, il se rencontra plusieurs cas où Paroisse se borna à enlever les os du métatarse, et quelquefois ceux du tarse. Tous ceux qui, malades par suite du froid, furent opérés de cette manière, se rétablirent; ils marchaient avec plus ou moins de facilité, suivant l'étendue de la partie du pied qu'on avait retranchée. (*Opusc. de chir.*, p. 218.)

L'opération de Chopart, qui consiste à amputer le pied vers la jonction des deux moitiés du tarse, est très-importante et mérite d'être décrite : elle se pratique dans les articulations presque parallèles du calcanéum avec le cuboïde, et de l'astragale avec le scaphoïde. De cette manière, on conserve le talon, dont le malade peut se servir pour marcher. Cette amputation est facile à exécuter : après avoir appliqué le tourniquet, l'opérateur fait sur la peau qui recouvre le coude-pied une incision transversale à deux pouces de l'articulation tibio-tarsienne. Divisant ensuite la peau, les muscles et les tendons extenseurs, pour découvrir la convexité du tarse, il pratique de chaque côté une petite incision longitudinale, commençant au-dessous et un peu au-devant de la malléole, et se prolongeant jusqu'aux extrémités de la première : l'aide qui soutient la jambe retient le lambeau ainsi formé; il est inutile de le disséquer et de le renverser, car le tissu cellulaire qui, à cet endroit, unit la peau avec l'aponévrose est si lâche, qu'on le refoule aisément au-dessus du point où l'on doit ouvrir l'articulation, formée par la réunion du calcanéum avec le cuboïde, et de l'astragale avec le scaphoïde. L'opérateur peut y pénétrer avec la plus grande facilité, surtout s'il a soin de prendre pour guide l'éminence formée par l'attache du muscle tibial postérieur au côté interne du scaphoïde. L'articulation du cuboïde avec le calcanéum se trouve à peu près sur la même ligne transversale, mais un peu plus obliquement en avant. Quand les ligaments sont coupés, le pied tombe, l'articulation s'ouvre en arrière. On saisit alors un couteau étroit, et l'on taille, sur les parties molles situées sous le tarse et le métatarse, un lambeau assez long pour recouvrir entièrement les os dénudés. Il est maintenu dans cette position au moyen de trois ou quatre bandelettes agglutinatives, qui s'étendent du talon jusqu'à la partie antérieure et inférieure de la jambe. On doit faire sur le coude-pied la ligature de la continuation de l'artère tibiale antérieure, et des artères plantaires interne et externe, dans l'épaisseur du lambeau formé par les parties molles de la plante du pied. On coupe l'une des extrémités de chaque ligature, et on laisse passer les autres entre les bandelettes vers le point le plus rapproché et le plus convenable.

Walter et Graefe ont donné des règles très-exactes pour pratiquer cette opération. On fait d'abord une incision qui commence à un demi-pouce au-dessus de la malléole externe, et qui se prolonge d'avant en arrière le long du bord du pied dans l'étendue de deux pouces ; on pratique ensuite une autre incision semblable à la première, et commençant à un pouce au-dessous de la malléole interne : fléchissant le pied sur la jambe, on fait, à deux travers de doigt de l'extrémité antérieure du tibia, une ligne transversale qui réunit les deux premières. On forme ensuite un lambeau en disséquant de bas en haut jusqu'à l'endroit où commencent les incisions latérales, ou jusqu'à la ligne qui correspond à l'articulation de l'astragale avec le scaphoïde, et du calcanéum avec le cuboïde. Un aide relève le lambeau et arrête l'hémorrhagie en appliquant les doigts sur l'orifice des vaisseaux qui donnent le plus de sang : on porte fortement l'extrémité du pied en bas, de manière à tendre les ligaments qui unissent ensemble les os du tarse ; après avoir divisé les ligaments du calcanéum et du cuboïde, on fait la section de ceux qui se trouvent entre l'astragale et le scaphoïde, en imprimant au pied un léger mouvement de torsion en dehors. Enfin, l'on termine en incisant régulièrement les parties molles de haut en bas, et en dirigeant le couteau de manière à faire un lambeau aux dépens des chairs qui forment la plante du pied. (*Voy.* Abhandl, *Aus dem gebiete verpact. med.*, etc.; Landshut, 1810, b. I, p. 152; et Graefe, *Normen für die abl. gröss. gliedm.*, p. 142.)

Il est quelquefois nécessaire de pratiquer entièrement le lambeau avec les parties molles de la plante du pied, lorsque celles du dos se trouvent affectées de gangrène, ou détruites par toute autre cause, ainsi que Klein l'a observé chez un de ses malades. (*Practische ansichten bedeudendsten chir. operat.*, t. I, p. 28.) Richerand regarde même en général comme avantageux de ne pas laisser la ligne de la cicatrice à l'extrémité du moignon, lieu où elle est le plus exposée aux violences extérieures. (*Nosog. chir.*, t. II, p. 502, etc. 4ᵉ éd.) Klein et Langenbeck blâment aussi l'usage de disséquer le lambeau sur le coude-pied, comme le conseillent Walther et Graefe. Chopart lui-même, ainsi que nous l'avons déjà dit, se borne à refouler les téguments sans les détacher des parties sous-jacentes. Si l'extrémité des tendons fléchisseurs des orteils dépasse beaucoup la surface interne du lambeau inférieur, on doit les exciser, ainsi que Klein le recommande d'une manière particulière. Je regarde comme très-judicieux l'avis qu'il donne de faire usage des bandelettes agglutinatives, au lieu de suture, pour maintenir en contact les bords de la plaie. (*Op. cit.*, p. 33-34.) J'ai vu plusieurs personnes qui avaient subi l'opération de Chopart, et qui marchaient parfaitement bien. Mon ami Copland Hutchison m'a récemment présenté un Nègre sur lequel il avait pratiqué cette même amputation, et qui pouvait marcher presque sans boiter.

Je mentionne ces faits, parce que Dupuytren me paraît s'être trop fortement élevé contre le procédé de Chopart lorsqu'il dit que l'ablation d'une partie du tarse prive le malade d'un point d'appui dont il a également besoin pour la marche et la station. ce qui rend le membre presque inutile. Il ajoute aussi que les attaches des muscles jambiers antérieur et postérieur, antagonistes des jumeaux et du soléaire, se trouvent divisés; il en résulte un renversement considérable du pied en arrière. Dupuytren ayant en outre observé des accidents inflammatoires et nerveux à la suite de cette manière d'opérer, préférait beaucoup l'amputation partielle du pied dans les articulations tarso-métatarsiennes. Cet auteur insistait aussi pour que l'on ne portât point le couteau plus en arrière, à moins que la nature des lésions ne l'exigeât impérieusement.

On fait remonter à 1720 l'origine de l'amputation tarso-métatarsienne : ce qu'il y a de certain, c'est qu'elle a été exécutée par Percy en 1789, et par Hey en 1799. (Voy. *Clin. chir.*, t. IV, p. 346.)

Whatton rejette les deux méthodes précédentes d'amputation partielle du pied, et toutes les fois que les circonstances le permettent, il conserve une plus grande portion du membre. Dans un cas il pratiqua, sur la face plantaire du pied, une incision qui, commencée à la base du quatrième orteil, et prolongée vers l'extrémité du cinquième os métatarsien, alla se terminer près de la malléole externe ; une autre incision semblable, commençant et se terminant vers les mêmes points que la première, fut pratiquée sur la face dorsale. Après avoir relevé les lambeaux, il porta le couteau entre les deux derniers os du métatarse, jusqu'au cuboïde. On trouva le bord externe du calcanéum malade, et on l'emporta avec l'instrument. Par une seconde section, on enleva de la même manière l'orteil voisin et l'os du métatarse ; on laissa ainsi trois orteils et les os métatarsiens correspondants. L'hémorrhagie fut si abondante qu'on ne fit le pansement qu'après avoir transporté le malade dans son lit. Au bout de trois mois, la guérison était parfaite, et, quelque temps après, le membre paraissait jouir de toute l'intégrité de ses mouvements. (Voy. *Dubl. journ. of med. science*, vol. VIII, p. 193.) Dunn m'a communiqué, il y a quelques années, les détails d'un cas dans lequel il extirpa le cuboïde et le troisième os cunéiforme. Un mois après il emporta chez le même malade le scaphoïde et les deux autres os cunéiformes, ainsi que les extrémités malades des os métatarsiens du second et du troisième orteil. Il survint une hémorrhagie si abondante, que le malade tomba en syncope. On l'arrêta d'abord en appliquant de la charpie et une bande roulée ; mais elle reparut, et il devint nécessaire de faire la ligature de l'artère. Au bout de cinq mois, ce jeune homme fut complétement guéri ; il pouvait marcher sans douleur et seulement avec une très-légère claudication. (Voy. *Med. chir. trans.*, vol. II, p. 337, etc.) D'après une note insérée dans le Mémoire de Dunn, il paraît que C. Hutchison évita d'amputer le pied d'un officier en enlevant quelques fragments de deux os du tarse et de trois du métatarse, qui avaient été fracturés par une balle. (P. 346 ; et Hutchison's *Pract. obs. in surg.*, in-8° ; Lond., 1816.) Je partage entièrement l'opinion de Hutchison quand il dit que, dans les maladies très-étendues du pied, l'amputation partielle de la partie affectée est généralement plus avantageuse que l'extirpation des os malades. Mais, comme chez l'individu opéré par Dunn, tous les os du tarse, excepté le calcanéum ; étaient affectés, l'amputation partielle devenait impossible. Il ne restait donc plus que l'excision des os malades ou l'amputation au-dessus des malléoles.

BIBLIOG. AND REFER.—*Celsus.* De Re Medicâ, lib. 7. OEuvres de Paré, livre xii, chap. 50 et 53. *James Yonge*, Currus Triumphalis è Terebintho, 8vo. Lond. 1679. *R. Wiseman*, Chir. Treatises, 4to. Lond. 1692. *Sharp's* Operations of Surgery, chap. xxviii ; and Critical Inquiry into the present State of Surgery, chap. viii. *Ravaton*, Traité des Plaies d'armes à feu, Paris, 1768. *Bertrandi*, Traité des Opérations de chirurgie, chap. xxiii. Le Dran's Obs. de chir. Paris, 1731 ; et Traité des Opérations de chirurgie, Paris, 1742 ; and the English Translation with the additions of *Cheselden*, by *Gataker*, Lond. 1749. Nouvelle Méthode pour faire l'Opération de l'Amputation dans l'articulation du bras avec l'omoplate, par M. *de La Faye*. *P. H. Dahl*, Disc. de humeri Amputatione ex articulo. Gott. 1760, Histoire de l'Amputation, suivant la méthode de Verduin et Sabourin, avec la Description d'un nouvel instrument pour cette opération, par M. *de La Faye*. *P. H. F. Verduin*, Dis. Epistolaris de Nova Artuum decurtandorum Ratione, 12mo. Amst. 1696. Moyens de rendre plus simple et plus sûre l'amputation à lambeau, par M. *de Garengeot*. Obs. sur la Résection de l'os après l'amputation de la cuisse, par M. *Veyret*. Mémoire sur la Saillie de l'os, après l'amputation des membres, où l'on examine les causes de cet inconvénient, les moyens d'y remédier, et ceux de le prévenir, par M. *Louis*. Second Mémoire sur l'Amputation des grandes extrémités, par M. *Louis*. The foregoing Essays are in Mém. de l'Acad. de Chirurgie, tom. v. édit. 12mo. *R. de Vermale*, Obs. et Remarques de chirurgie pratique, Manheim, 1767. Essai sur les Amputations, dans les articles, par M. *Brasdor*, t. xv. Mém. de l'Acad. de Chir. *J. U. Bilguer*, De Membrorum Amputatione rarissime administranda aut quasi abroganda, 4to. Halæ Magd. 1761. *White's* Cases in Surgery, 1770. *Bromfield's* Chir. Obs. and Cases, vol. i. chap. 2, 8vo. 1773. *O. Halloran's* Complete Treatise on Gangrene, etc., with a new Method of Amputation, 8vo. Dublin, 1765. *Alanson's* Practical Obs. on Amputation, ed. 2. 1782. *J. L. Petit*, Traité des Maladies Chir. t. iii. Paris, 1774, or the later edition, 1790. *R. Mynor's* Practical Thoughts on Amputation, Birmingh. 1785. *T. Kirkland*, Toughts on Amputation, etc. 8vo. Lond. 1780. *Loder*, Comment. de Nova Alansoni Amputationis Methodo, Progr. 1. 7. Jen. 1784; or Chir. Med. Beobachtungen, 8vo. Weimar, 1794. *Mursinna*. Neue Med. chir. Beobacht. Berlin, 1796; *P. F. Walther*, Abhandl. aus dem Gebiete der Prakt. Medicin, besonders der Chirurgie und Augenheilkunde, b. i. Landshut, 1810; *Kern*, Ueber die Handlungsweise bey der Absetzung der Glieder. Wien, 1814. *W. Frazer*, An Essay on the Shoulder-joint Operation, 8vo. Lond. 1815. *J. P. Roux*, Mémoire et Obs. sur la Réunion immédiate de la plaie après l'amputation, 8vo. Paris, 1814. *J. F. D. Evans*, Practical Obs. on Cataract and closed Pupil, and on Amputation of the Arm at the Shoulder, etc. 8vo. Lond. 1815. *J. H. Brunninghausen*, Erfahrungen und Bemerkungen über die amputation, 8vo. Bamb. 1818 *Lahgenbeck*. Bibl. für die Chirurgie, b. i. p. 462, etc. 8vo. Gott. 1816. *P. G. Van Hoorn*, De iis, quæ in partibus Membri, præsertim osseis, amputatione vulneratis notanda sunt. 4to. Lugd. 1803. *Graefe*, Normen für die Ablosung grosserer Gliedm. 4to. Berlin, 1815. *Klein*, Practische Ansichten bedeutendsten Chir. Op. b. 1. 4to. Stutt. 1816. *A. C. Hutchison*, Practical Obs. in Surgery, 8vo. Lond. 1816; and further Obs. on the proper Period for amputating in Gunshot Wounds, etc. 8vo. Lond. 1819. *John Hennen*, Principles of Military Surgery, 2 ed., 8vo. Lond. 1820. *Pott's* Remarks of Amputation. *Sabatier*, Médecine Opératoire, tom. iii, ed. 2. *Hey's* Practical Obs. in Surgery, ed. 2. Remarques et Observations sur l'Amputation des membres, OEuvres Chir. de Desault, par *Bichat*, t. ii, *P. J. Roux*, De la Résection, ou du Retranchement des portions d'os malades, soit dans les articulations, soit hors des articulations, 4to. Paris, 1842. Vermistche Chirurgische Schriften. von *J. L. Schmucker*, band i. Operative Surgery, by *Sir C. Bell*, vol. i. *Richerand*, Nosographie Chir. t. iv. *Pelletan*, Clinique Chir. t. iii. *Gooch's* Chirurgical Works, various parts of the three volumes. *Larrey*, Relation Chir. de l'armée d'Orient en Egypte et Syrie; ou Mém. de Chir. militaire. *G. J. Guthrie* on Gunshot Wounds, 8vo. Lond. 1815; a publication which cannot be too attentively studied by every surheon who wishes to know when, as well as how, to amputate in cases of gunshot injury. *Roux*, Parallèle de la Chirurgie anglaise avec la Chirurgie française, p. 336, etc. Paris, 1815. *John Thomson*, Report of Obs. made in the military hospitals of Belgium, 1817. *C. Averill*, Operative Surgery. Lond. 1823. *Syme*, in Edinb. Med. and Surgical Journ. No. 78. *Maingault*, Méd. Opératoire, fol. Paris, 1822; contains excellent lithographic plates, illustrative of amputation. An English editon of this work has been published by Mr. *Wm, Sands Cox*, of Birmingham. *Velpeau*, Nouv. Elém. de Méd. Opératoire, t. i. 8vo. Paris, 1852; a book containing very extended views of the whole subject. *J. F. Malgaigne*, Manuel de Méd. opératoire, 12mo. Paris, 1834; a treatise replete with valuable directions. *Dupuytren*, Leçons Orales de Clinique chir, t. iv. 8vo. Paris, 1834. *R. Liston*, Elements of Surgery, part. iii. 8vo. Lond. 1332; the Description of flat-amputation is particularly interesting. *M. J. Chelius*, Handb. der Chirurgie, b. ii. 1827. *H. Scoutteten*, la Méthode Ovalaire, ou Nouvelle Méthode pour amputer dans les articulations, 4to. Paris, 1827.

**AMIDON** (*amylum*). L'amidon est quelquefois employé en lavements. On en fait usage à l'hôpital de Saint-Barthélemy, d'après la formule suivante :

℞ Mucilage d'amidon.....}    64 grammes.  
   Eau distillée... ........}     
   Teinture d'opium......   1,50 gramme.  
Mêlez.

Lorsqu'on se sert du lavement amylacé avec le laudanum pour combattre la rétention d'urine, il est important qu'il soit retenu pendant un certain temps, afin de rendre son action plus efficace. On obtiendra plus facilement ce résultat si l'on a soin de n'injecter que cent grammes environ de fluide mucilagineux.

**AMYGDALES.** *Voy.* TONSILLES.

**ANASTOMOSE** (de *ana*, à travers, et de στομα, *bouche*.) Les anatomistes et les chirurgiens ont donné ce nom aux communications des vaisseaux sanguins entre eux, ou à leur ouverture les uns dans les autres. Non-seulement ces communications assurent au sang une circulation libre et facile, mais elles diminuent encore les dangers de la gangrène. C'est particulièrement dans la maladie appelée anévrisme que l'on reconnaît toute l'importance de cette disposition du système vasculaire; on peut aussi l'apprécier toutes les fois qu'il existe une oblitération, soit dans les veines, soit dans l'artère principale du membre. (*Voy.* ANÉVRISME.)

La nature a été si prévoyante à cet égard, que, même lorsque l'aorte thoracique est entièrement oblitérée, les vaisseaux destinés à transmettre le sang aux extrémités inférieures peuvent encore remplir cette fonction. On s'est convaincu de cette vérité par l'observation d'un cas dans lequel cette même oblitération, suite de maladie, s'était opérée graduellement; ce qui avait permis aux vaisseaux anastomotiques de prendre plus de développement. Cette circonstance est sans doute bien différente de celle dans laquelle on opère subitement la ligature de l'aorte. Cependant quelques expériences faites sur des chiens, par sir Astley Cooper (si toutefois on peut conclure de ces expériences qu'elles seraient les mêmes sur l'homme), et trois opérations dans lesquelles A. Cooper (*Surgical essays*, part. I, p. 101), James (*Med. chir. trans.*, vol. XVI) et Murray ont fait la ligature de l'aorte abdominale, tendent à prouver que le sang peut encore, après cette opération, passer aux extrémités inférieures en quantité suffisante pour y entretenir la nutrition. C'est du moins la conclusion qu'on peut raisonnablement tirer des observations remarquables dont nous nous appuyons, en admettant toutefois que la ligature, placée au-dessus de la bifurcation de l'aorte, soit le seul obstacle à l'arrivée du sang vers les extrémités inférieures. Cooper ne fit, en effet, la ligature de l'aorte abdominale que parce qu'il regardait cette opération comme le seul moyen pour prévenir les suites funestes de l'hémorrhagie chez un homme affecté d'un anévrisme énorme de l'artère iliaque externe, qui commençait à s'ouvrir, et s'étendait trop haut pour que l'on pût essayer d'autres moyens. Quoique le malheureux malade n'ait pas été sauvé (et l'on doit reconnaître qu'il y avait peu de chance d'obtenir un meilleur résultat), ce cas n'en a pas moins prouvé ce fait très-important, que, malgré l'oblitération subite de l'aorte abdominale, le sang n'en continue pas moins à se rendre dans les extrémités inférieures, *pourvu néanmoins qu'il n'existe pas d'autres obstacles capables de l'en empêcher.* En effet, la circulation avait cessé dans le membre du côté duquel se trouvait l'anévrisme, tandis qu'elle s'opérait dans le membre du côté opposé, qui avait même conservé sa chaleur naturelle. Nous reviendrons plus tard sur ce sujet. (*Voy.* Aorte.)

Hodgson a fort bien décrit les changements qui s'opèrent dans le système artériel du membre, lorsqu'au moyen d'une ligature on a intercepté le cours du sang dans l'artère principale. « Le sang, dit-il, rencontrant un obstacle à son cours dans son canal ordinaire, est poussé avec plus de force et en plus grande quantité dans les branches qui naissent au-dessus du siége de l'obstruction. L'afflux extraordinaire du sang détermine dans ces ramifications une dilatation remarquable. Les vaisseaux les plus déliés, au moyen desquels elles s'anastomosent avec les ramifications correspondantes, provenant des branches qui naissent au-dessous de l'oblitération, se trouvent, par la même cause, assez dilatés

pour permettre au sang de passer librement dans les troncs inférieurs du membre. D'abord la circulation continue à s'effectuer ainsi à travers une infinité d'artérioles qui s'anastomosent entre elles. Bientôt quelques-uns de ces vaisseaux se dilatent plus que les autres ; à mesure qu'ils augmentent de volume, les plus petits s'affaissent graduellement, et enfin quelques grandes communications constituent des canaux permanents à travers lesquels circule le sang destiné à la nutrition : c'est là un des modes par lesquels s'établit la circulation collatérale. Mais des inosculations plus directes et plus ostensibles s'établissent dans quelques circonstances ; de telle sorte que lorsqu'un canal est obstrué, le sang passe immédiatement en plus grande quantité dans l'autre, afin d'alimenter la partie à laquelle il se rend. Alors, la dilatation des branches collatérales n'est point nécessaire ; en pareil cas, la circulation continue toujours à se faire à travers les troncs correspondants. Ces grandes anastomoses se rencontrent particulièrement aux extrémités du corps, où l'impulsion que le sang reçoit du cœur est naturellement diminuée. Ainsi l'artère radiale communique librement avec la cubitale, la tibiale antérieure avec la postérieure, et la carotide interne avec les artères vertébrales. Il y a donc deux modes de communication entre les artères : les anastomoses des plus petites ramifications, et les anastomoses directes des troncs. » (*Voy.* Hodgson, *On the diseases of art. and veins*, p. 234 ; *voy. aussi* Inosculation.) La meilleure histoire des inosculations relatives à l'anévrisme se trouve dans le *Traité de l'Anévrisme*, par Scarpa, particulièrement dans l'édition italienne enrichie d'excellentes gravures.

**ANCHILOPS** (de ἄγχι, *près*, et de ὤψ, *œil*.) (*Voy.* Ægilops.)

**ANÉVRISME ou anévrysme** (de ἀνευρύνειν, *dilater*). On appelle anévrismes les tumeurs formées par une dilatation anormale d'une portion d'une artère, et celles qui résultent d'une collection de sang artériel épanché dans le tissu cellulaire par suite de rupture ou de plaie des tuniques du vaisseau, sans issue au dehors. (*Voy.* Guthrie, *On diseases of the arteries*, p. 46.) Suivant cette définition, les anévrismes sont de deux sortes : on a nommé *vrais* ceux de la première espèce, et *faux* ceux de la seconde. Quelques auteurs modernes ont admis une autre forme d'anévrisme existant lorsque les tuniques externes d'une artère étant affaiblies, soit par une violence extérieure, soit par une maladie, la tunique interne fait en quelque sorte hernie par l'ouverture de l'externe, de manière à former une tumeur distendue par le sang ; cette troisième espèce a été nommée *anévrisme mixte interne* ou *aneurysma herniam arteriæ sistens*. Elle a été reconnue par W. Hunter. Quelques expériences délicates faites par Haller sur les artères mésentériques des grenouilles, paraissent avoir fait croire à l'existence de cette forme d'anévrisme, qui n'a pas été universellement admise. Ce n'est pas qu'on révoque en doute l'exactitude des faits avancés par Haller, mais on ne peut pas toujours voir une analogie complète entre les résultats des expériences faites sur les animaux et ceux de l'observation des maladies chez l'homme.

Quand Haller assure qu'en séparant la tunique musculaire des artères de leur tunique interne, on peut, à volonté, produire un anévrisme sur les grenouilles ; et lorsque Hunter déclare qu'une semblable opération rend l'artère plus résistante que jamais, à cause de l'inflammation adhésive qui se développe, ne peut-on pas se demander, en songeant au caractère et à la véracité de ces deux hommes célèbres, si leurs expériences ont été faites exactement de la même manière ? Mais, dit Wilson, quand nous réfléchissons que Haller s'opposait à ce qu'on en réunît les parties, tandis que Hunter favorisait leur réunion, nous ne devons plus avoir de peine à expliquer la différence de leurs conclusions. (*Voy.* Wilson's *Anat., pathology*, etc., *of the vascul. syst.*, p. 378.) Quoi qu'il en soit, tout en ayant égard aux expériences faites sur certains animaux, je regarde comme entièrement prouvé par Hunter, Home et Scarpa, que, chez l'homme, l'anévrisme n'est point la suite de l'espèce d'affaiblissement causé par l'incision et même par l'enlèvement de la tunique externe d'une artère saine, que la plaie soit ou non réunie.

Ce fait du moins semble bien établi pour la plupart des artères ; mais il paraît douteux qu'il en soit de même relativement à l'aorte, dont la membrane est plus élastique que celle des autres artères. En effet, en 1804, Dubois et Dupuytren présentèrent à la Faculté de médecine de Paris une préparation qui offrait la tunique interne de l'aorte faisant hernie à travers la moyenne sous la forme d'un sac rempli de sang. (Voy. *Dict. des sciences méd.*, art. ANÉVRISME ; et Breschet, *Traduction de l'ouvrage de Hodgson*, p. 130.) Depuis cette époque, Breschet a continué ses recherches,

et s'est assuré de l'existence des anévrismes mixtes dans d'autres artères que l'aorte. Ainsi, dans le premier cas rapporté par lui, on observait une saillie herniaire de la tunique interne de l'artère poplitée à travers la tunique fibreuse ; cette tumeur était recouverte par la tunique externe. (*Mém. sur l'anév.*, p. 83.) Un second malade était affecté d'un anévrisme mixte, situé vers le point où se termine l'artère iliaque gauche. (P. 93.)

Par la dénomination d'anévrisme *mixte*, Monro père entendait l'état d'un anévrisme vrai lorsque son kyste a percé et que le sang, ainsi qu'on le voit fréquemment, s'est répandu dans le tissu cellulaire adjacent. Outre ces variétés, l'*anévrisme variqueux* ou *veineux*, et l'anévrisme par *anastomose*, constituent des affections généralement regardées comme se rapportant au sujet qui nous occupe. Cependant elles ne peuvent rentrer dans la définition commune de l'anévrisme.

L'anévrisme peut donc être défini : Une tumeur, remplie de sang fluide ou coagulé, produisant ordinairement des pulsations, et communiquant avec l'artère qui lui fournit du sang par une ouverture que présente le sac dont elle est enveloppée. Lisfranc le définit ainsi : « Une tumeur formée par le sang artériel et communiquant avec une artère. » Cet auteur divise les anévrismes en *traumatiques* et *spontanés*, selon qu'ils sont produits par une plaie ou par une maladie des tuniques artérielles. (*Voy. De l'oblitér. des artères dans les anév.*, p. 6.)

Il est évident qu'avant la découverte de la circulation du sang, on ne pouvait avoir une idée exacte de la maladie connue maintenant sous le nom d'anévrisme. Ce ne fut qu'après Aristote qu'on commença à établir quelque différence entre les tumeurs des veines et celles des artères. A cette époque reculée, ces deux ordres de vaisseaux n'avaient pas encore été distingués l'un de l'autre. Rufus, le premier, indiqua la diversité de leurs fonctions. Mais, jusqu'à Galien, on n'eut point de connaissances précises sur l'anévrisme. Ce médecin pensait que toute tumeur de cette nature est produite par anastomose ou par rupture. Quoiqu'il ait décrit les symptômes de ces maladies, il n'indique pas à quels caractères particuliers on peut reconnaître si elles sont dues à l'une ou à l'autre de ces causes. Paul d'Egine distingue deux espèces d'anévrismes, qui sont, dit-il, ordinairement accompagnés d'extravasation et de rupture. Vésale, qui, le premier, appliqua l'anatomie à l'étude des maladies, a décrit l'anévrisme provenant de la rupture de l'aorte *dilatée*. C'est, je crois, le premier exemple de cette forme d'anévrisme. (Bon., *Sepul. anatom.*, lib. IV, sect. 2.) Dans la suite, Nuck indiqua d'une manière plus spéciale les circonstances qui présentent à la fois rupture et dilatation de l'artère. (*Oper. chir.*, etc.; Lugd., 1692.) Mais Fernel enseigna le premier que les anévrismes étaient toujours des artères dilatées. (*Univ. med. de extern. corp. aff.*, lib. VII, cap. III; Venet., 1564.) Cette opinion fut adoptée par Forestus, Diemerbroek et plusieurs autres; mais enfin, Lancisi, Frieud, Guattani, et Morgagni, prouvèrent l'inexactitude des observations d'après lesquelles on voulait rapporter tous les anévrismes à la seule dilatation des tuniques des vaisseaux. En un mot, comme le dit Hodgson, ces auteurs établirent que l'anévrisme peut dépendre, soit de la rupture, soit de la dilatation des tuniques d'une artère, soit enfin de ces deux circonstances réunies, la dilatation ayant précédé la rupture. (*On the dis of art*; etc.; in-8°, Lond. 1815; le même ouvrage traduit en français par Breschet, Paris 1819.)

Cette dernière opinion fut véritablement celle qui régna sans contestation dans toutes les écoles jusqu'au moment où Scarpa, penchant vers les idées de Sylvaticus (*De aneurysmate tract.*; Venetiis, 1600; in-4°), osa révoquer en doute l'exactitude de la doctrine généralement admise sur la dilatation de toutes les tuniques artérielles. Cependant, d'après la discussion si précise de ce point litigieux par mon ami Hodgson et d'autres auteurs, et d'après plusieurs préparations de la collection huntérienne (*Voy.* Guthrie, *On dis. of arteries*), la vérité des idées de Morgagni et des auteurs célèbres cités plus haut, peut être regardée comme établie sur des preuves incontestables. Mais Scarpa ne prétend pas que les artères ne soient jamais sujettes à des dilatations morbides; il donne, au contraire, une description particulière de cette affection, qu'il a soin de distinguer de l'anévrisme.

Avant d'exposer d'une manière plus spéciale la doctrine de Scarpa sur la formation des anévrismes, ainsi que les principaux faits qu'on peut opposer à quelques-uns des principes de cet illustre auteur, il me paraît convenable de faire connaître les diverses espèces de cette maladie, ses symptômes ordinaires, et quelques faits pathologiques importants.

Lorsqu'une partie quelconque d'une artère est dilatée, la tumeur qui en résulte est ordinairement appelée *anévrisme vrai* (pourvu toutefois que cette dilatation soit accompagnée de circonstances particulières qui la distinguent d'une autre espèce de dilatation, qui, ainsi que je le dirai, ne doit probablement pas être considérée comme anévrismatique). Le diamètre de l'artère a augmenté de volume seulement dans une petite portion de son trajet, et la tumeur a des limites déterminées: ou bien, le vaisseau se trouve dilaté dans une étendue considérable; alors la tumeur est oblongue et se confond avec les parois de l'artère d'une manière tellement insensible, qu'on ne peut indiquer exactement ses limites. Le premier cas est le plus commun; il se nomme *anévrisme vrai circonscrit*; le second, *anévrisme vrai diffus*. Mais, ainsi que je le dirai plus loin, Scarpa considère cette dernière forme comme un exemple de dilatation qui diffère de l'anévrisme sous plusieurs rapports. Lorsque le sang, par suite de blessure ou de rupture, s'échappe d'une artère dans le tissu cellulaire adjacent, et que l'ouverture faite à la peau s'est refermée, on donne à la tumeur le nom d'*anévrisme faux*. Alors le sang s'amasse, distend le tissu cellulaire, et se condense de manière à former une tumeur circonscrite et à limites distinctes; ou bien il s'infiltre dans les aréoles du tissu cellulaire adjacent, suit d'une extrémité à l'autre du membre le trajet des gros vaisseaux, et donne ainsi naissance à une tumeur oblongue et irrégulière. Le premier cas est appelé *anévrisme faux circonscrit*; le second, *anévrisme faux diffus*. (Richter's *Anfangsgr.*, t. 1.)

Lorsqu'un sac anévrismal est formé sur une artère dilatée, les parois du vaisseau sont quelquefois plus minces qu'à l'ordinaire; plusieurs portions de ces parois peuvent se dilater sous forme de sac, ou même se greffer sur la tumeur primitive, les points les plus saillants offrant toujours les parois les plus minces. Ce genre d'anévrisme est quelquefois désigné sous le nom d'*anévrisme sacciforme*. On en voit dans la collection huntérienne un exemple remarquable, et qui sert en même temps à démontrer l'existence d'un anévrisme s'ouvrant par ulcération dans l'artère pulmonaire. (*Voy.* Guthrie. *On dis. of arter.* p. 59.)

Breschet divise l'anévrisme par dilatation en quatre espèces, dont les noms sont tirés de la manière dont les parois du tube artériel sont distendues: 1° l'anévrisme vrai *sacciforme*; 2° l'anévrisme vrai *fusiforme*; 3° l'anévrisme vrai *cylindrique*, subdivisé en anévrisme des grosses et des petites artères: ce dernier est celui que J. Bell appelait *anévrisme par anastomose*, et Dupuytren, *tumeurs érectiles*; 4° l'anévrisme vrai *variqueux*, ou *aneurisma cyrsoideum*. Dans l'anévrisme sacciforme, le vaisseau présente, sur un point de sa circonférence, un petit sac formé par l'extension des tuniques artérielles. Cet anévrisme se rencontre le plus souvent sur l'aorte ; on le voit quelquefois sur les carotides et les artères iliaques, et même sur celles des membres ; les tuniques interne et moyenne ne possédant qu'un certain degré d'extensibilité, l'anévrisme sacciforme n'excède pas ordinairement le volume d'une noisette, quoique Breschet en ait observé sur l'aorte de la grosseur d'un œuf de poule. (*Voy.* Breschet, *sur différentes espèces d'anévrisme*, p. 12, etc.)

Dans l'anévrisme vrai *fusiforme*, la dilatation s'étend à la circonférence entière de l'artère ; et toutes les tuniques y participent. Le diamètre du vaisseau, après s'être élargi par degrés, et toujours davantage dans une certaine étendue de son trajet, diminue ensuite dans la même proportion, jusqu'à ce qu'il soit revenu à son diamètre normal.

L'anévrisme *cylindroïque* de Breschet pourrait être regardé comme une variété du fusiforme. Cependant, d'après les recherches de cet auteur, l'artère est quelquefois uniformément dilatée dans l'étendue d'un ou de deux pieds, quoique la forme cylindrique soit parfaitement conservée. Breschet a observé cette disposition dans les artères des membres, dans celles du cerveau et des cavités splanchniques. (*Op. cit.*, p. 25.)

Dans l'anévrisme vrai *variqueux*, Breschet n'a pas seulement rencontré les artères dilatées, mais il les a vues tortueuses et quelquefois parsemées de petites tumeurs sacciformes ; les parois des vaisseaux sont minces et flasques, tandis que dans l'autre espèce d'anévrisme elles semblent plutôt épaissies.

Telle est la classification des anévrismes vrais par Breschet ; elle joint au mérite de la nouveauté celui d'embrasser les anévrismes par anastomose et les diverses espèces de tumeurs érectiles.

Les symptômes de l'anévrisme vrai circonscrit se développent de la manière suivante : le malade s'aperçoit d'abord d'un battement inaccoutumé, perceptible dans certaines situations ; en y faisant attention, il découvre vers ce point une petite tumeur pulsative, disparaissant en grande partie lorsqu'on la comprime, mais reparaissant aussitôt que la compression a cessé. Quand on enlève la main qui pressait la tumeur, on sent une espèce de frémissement particulier dû au passage du sang dans le sac anévrismatique. Si l'on comprime l'artère au-dessous de la tumeur, celle-ci devient plus volumineuse et plus tendue. En général, un anévrisme spontané se développe très-lentement ; il acquiert à peine, dans une année, la grosseur d'un œuf, et rarement celle d'une orange aplatie. (Guthrie, *op. cit.*, p. 108.) Dans le principe, ordinairement il n'est accompagné ni de douleur, ni de changement de couleur à la peau ; les pulsations sont isochrones à celles des artères. La tumeur une fois perceptible, elle augmente de plus en plus de volume, et atteint enfin un volume considérable. A mesure qu'elle se développe, ses pulsations deviennent plus faibles ; elles cessent même d'être sensibles quand elle s'est beaucoup accrue ; on ne peut les distinguer alors qu'au moyen du stéthoscope. On a attribué la diminution des pulsations à ce que les tuniques artérielles perdent de leur élasticité et de leur dilatabilité. A mesure qu'elles se distendent, une cause plus influente encore est la coagulation du sang déposé par lames sur la face interne du sac ; ce qui s'observe particulièrement pour les anévrismes volumineux, dans lesquels une certaine quantité de sang n'est plus soumise à l'influence de la circulation. Lorsque le sac renferme du sang à cet état, la tumeur ne disparaît plus qu'en partie par la pression. Cette formation d'un caillot lamellé dans le sac anévrismal est une circonstance de la plus haute importance ; car, ainsi que l'a fort bien indiqué Hodgson, dans la plupart des cas, c'est par elle que s'opère la cure spontanée de l'anévrisme. « Une des circonstances qui, dans le principe, accompagnent ordinairement le développement de cette maladie, est, dit cet auteur, cette coagulation du sang, qui, plus tard, doit produire la guérison. Le sang qui pénètre dans le sac laisse, en général, sur sa face interne une couche de coagulum, et les dépôts successifs de la partie fibrineuse diminuent peu à peu la cavité de la tumeur. Enfin, cette substance finit par remplir le sac ; le dépôt continue à se faire dans l'artère malade, et forme une masse solide qui s'étend jusqu'aux branches voisines du vaisseau artériel. La circulation se trouve ainsi empêchée dans le tronc principal ; le sang passe dans les branches collatérales, un autre mode de circulation s'établit, et la tumeur disparaît, etc. » (*On the dis. of arter.*, etc., p. 114.) Peut-être y a-t-il quelque chose de vrai dans la conjecture de Kreisig. Il pense qu'une certaine quantité de lymphe est exsudée de la surface interne de la cavité elle-même. Cet auteur avoue néanmoins que les lames concentriques profondes paraissent s'être déposées les dernières, circonstance qui contredirait ses idées ; quoique cependant d'autres raisons lui paraissent propres à confirmer son opinion. (Traduction allemande de Hodgson, p. 124.)

Lorsque l'anévrisme n'est pas dû à la dilatation, mais bien à la rupture des tuniques internes du vaisseau, le malade, en rappelant ses idées, trouve le moment auquel se sont manifestés les premiers symptômes ; cette époque est ordinairement celle à laquelle il a éprouvé un effort. Cette tumeur peut aussi avoir été indiquée par une douleur aiguë persistante, soit avec un certain degré de claudication, ou laissant un tel sentiment de malaise, qu'il forçait le malade à porter souvent la main vers le même point où l'on découvrait ensuite une tumeur pulsative. De quelque nature que soit l'anévrisme, s'il est situé dans le jarret, le malade botte d'abord légèrement ; puis la jambe finit par rester dans une flexion permanente. Quand la tumeur commence à comprimer les nerfs, les veines et les vaisseaux absorbants, la jambe et les orteils deviennent extrêmement douloureux, et le membre s'œdématie. (*Voy.* Guthrie, *On dis. of arteries*, p. 109.)

On croit généralement que les pulsations sont produites par le sang qui est poussé dans la tumeur à chaque contraction du cœur. Cependant cette opinion est contestée par un auteur célèbre, qui se demande si les pulsations des anévrismes proviennent véritablement de l'entrée d'une colonne considérable de sang dans la cavité, et si la distension de la tumeur en est la suite. Il la rejette complétement lorsque les anévrismes ne communiquent avec le canal artériel que par une ouverture étroite, ou quand ils sont remplis de caillots lamelleux. L'anévrisme, dit-il, comme toute autre tumeur dans le voisinage d'une artère, est plutôt agité par les battements du cœur, qui, en donnant l'impulsion à la colonne sanguine, détermine une expansion de tout le système artériel. (Kreysig, *Traduct. allem.* de Hodgson. p. 143.) Mais je ne partage point avec ce médecin distingué une opinion qui me paraît réfutée par les faits ; puisque, toutes les fois qu'il arrive un changement quelconque propre à diminuer ou à arrêter l'afflux du sang dans le sac, les pulsations diminuent en proportion ou cessent même complétement. Ainsi, en parlant des pulsations des anévrismes dans lesquels on rencontra beaucoup de sang coagulé,

Kreysig aurait dû dire qu'un tel dépôt affaiblit les pulsations, puisque les couches de sang coagulé qui s'accumulent dans la tumeur servent à la nature pour opérer la guérison. C'est, comme le dit Hodgson, « le moyen par lequel le mouvement circulatoire cesse d'avoir lieu dans le sac, dont la rupture entraînerait la perte du malade. » (*Voy.* Hodgson, *On dis. of the art. and veins*, p. 126.) A mesure que la poche anévrismale augmente de largeur, l'abord du sang dans l'artère est diminué au-dessous de la tumeur.

Le pouls y devient petit et faible, et le membre souvent froid et œdémateux. A la dissection, on trouve l'extrémité inférieure de l'artère plus petite et plus resserrée que dans l'état normal. La pression de la tumeur sur les parties adjacentes peut aussi produire divers symptômes, tels que l'ulcération, l'absorption de l'os, etc. Quelquefois, dit Richter, une contusion ou une secousse accidentelle détache de la surface interne du kyste une portion de caillot qui empêchait la circulation de se faire dans le sac. Cet auteur avance même que ce caillot peut être entièrement poussé dans l'artère au-dessous de la poche, de manière à amener d'importants changements.

L'anévrisme est dangereux lorsqu'il est sur le point de se rompre. Cet accident produit une hémorrhagie qui devient quelquefois mortelle en quelques secondes. En général, dans l'anévrisme externe il est possible de prévoir cette terminaison fatale, parce que la tumeur, au moment de céder, devient tendue, élevée, mince et d'une couleur pourpre foncé. (Richter's *Anfang.*, band. I.)

Il y a quelques années, j'ai vu, à l'hôpital Saint-Barthélemy, un anévrisme volumineux de l'artère axillaire s'ouvrir, non par suite d'ulcération, mais par la chute d'une petite escharre qui se détacha du sommet bleuâtre de la tumeur. Cet accident fut suivi d'une hémorrhagie abondante, à laquelle le malade succomba. Peu de temps après avoir observé ce fait, j'eus occasion de voir s'opérer la rupture d'un anévrisme inguinal : la tumeur offrit un point plus saillant, s'amincit, s'enflamma, et il se forma sur ce point une escharre d'un pouce environ de diamètre. Lorsque la partie morte eut cédé, il se manifesta une hémorrhagie abondante, qu'on arrêta momentanément par la pression, mais qui bientôt reparut avec plus de violence et occasionna la mort du malade.

Nous pouvons donc conclure que les anévrismes externes ne s'ouvrent point par ulcération, mais bien par la formation et la chute des escharres. Dans les premières éditions de mon ouvrage j'indiquai ce fait, qui, jusque-là, n'avait jamais été signalé. J'ai la satisfaction de voir qu'il s'accorde entièrement avec les opinions de plusieurs auteurs distingués, et particulièrement avec celles de Burns. (*On dis. of the heart*, p. 225 ; et Boyer, *Traité des mal. chir.*, t. II., p. 98.) Les anévrismes internes se rompent d'une manière différente. D'après mes recherches, je pense que Burns fut le premier qui la fit connaître ; comme il l'a observé, ils s'ouvrent ordinairement par rupture, et non par gangrène du kyste. (*On dis. of the heart*, p. 225.) Mais Hodgson exposa plus en détail le mode suivant lequel se rompent les anévrismes internes et externes. D'après cet auteur, lorsque le sac se prononce à l'extérieur, il ne s'ouvre presque jamais par déchirure ; mais l'extrême distension de la peau et des parties qui la revêtent détermine la gangrène ; et quand l'escharre vient à se séparer, le sang s'échappe de la tumeur. On observe les mêmes phénomènes lorsqu'elle s'étend à l'intérieur d'une cavité tapissée par une membrane muqueuse, comme l'œsophage, les intestins, la vessie, etc. Dans ce cas, l'anévrisme s'ouvre ordinairement encore par la séparation d'une escharre formée sur sa partie la plus distendue, et non par déchirement. Mais quand le sac fait saillie dans une cavité tapissée par une membrane séreuse, comme la plèvre, le péritoine, le péricarde, etc., la gangrène n'attaque pas ces membranes. La distension ayant aminci extrêmement les parois de la tumeur, elles se rompent par une crevasse ou fente à travers laquelle le sang fait irruption. (*On the dis. of arteries*, p. 85.) Cependant j'ai examiné, après la mort, un anévrisme de l'œsophage qui s'était ouvert par ulcération. Quelquefois aussi la membrane muqueuse de la trachée-artère peut être perforée par la même cause. Les planches de Cruveilhier présentent aussi un exemple d'ulcération commençante. (Voy. *Anat. path.*, liv. III, pl. 3 et 4.)

Lorsque l'anévrisme est très-volumineux, les artères collatérales qui naissent au-dessus de la tumeur s'accroissent sensiblement. Boyer assure qu'en disséquant l'extrémité inférieure d'un malade, que Desault avait opéré huit mois auparavant pour un anévrisme poplité, il trouva dans l'épaisseur du grand nerf sciatique une artère dont le diamètre égalait celui de la radiale au poignet : elle provenait de l'artère ischiatique et descendait jusqu'à la partie postérieure du genou, où elle s'anastomosait avec les artères articulaires supérieures. Avant l'opération, Boyer avait remarqué aussi sur le même sujet, qu'une des branches de l'articulaire supérieure avait acquis un tel volume qu'on pouvait aisément sentir ses pulsations sur le condyle interne du fémur. (*Op. cit.*, p. 83.) L'augmentation du calibre des artères collatérales, au-dessous du point malade, assure la répartition d'une égale quantité de sang au-dessus de la tumeur, lorsque le passage d'un fluide par l'artère est entravé, ou lorsqu'il se trouve entièrement interrompu par suite d'une opération pratiquée pour la cure de la maladie. A une période avancée de l'anévrisme, on trouve la peau très-amincie, et pour ainsi dire confondue avec le sac anévrismal. Les mailles du tissu cellulaire environnant sont ou remplies de sérosité, ou complétement oblitérées par adhésion. Les muscles adjacents, soit qu'ils recouvrent la tumeur, soit qu'ils se trouvent sur l'un de ses côtés, sont distendus, déplacés, atrophiés, et quelquefois même confondus avec les autres parties. Il en est de même des gros cordons nerveux situés aux environs de la tumeur : poussés hors de leur place naturelle, ils sont diminués de volume, adhèrent quelquefois à la surface extérieure du sac, et subissent de très-grands changements. Enfin, les cartilages et les os eux-mêmes participent au désordre que l'anévrisme produit dans toutes les parties environnantes : ils sont détruits graduellement, et finissent par disparaître tout à fait, absolument comme les os du crâne dans les tumeurs fongueuses de la dure-mère. (*Voyez* DURE-MÈRE.) Quelquefois même les cartilages du larynx et les anneaux de la trachée-artère se trouvent détruits : ce conduit est perforé, et le sang pénètre dans son intérieur : l'anévrisme peut aussi s'ouvrir dans l'œsophage. (Boyer, *Traité des mal. chir.*, t. II, p. 99.) Mais, ainsi que je l'indiquerai plus bas, la pression d'une tumeur anévrismale produit plus vite l'absorption des os que celle des cartilages. L'anévrisme de l'aorte ou de l'artère sous-clavière peut occasionner la luxation de l'extrémité sternale de la clavicule. (Gutrie, *On dis. of the art.*, p. 63.) En général, lorsque l'anévrisme est récent et peu volumineux, il ne cause pas beaucoup de douleur, et n'entrave que faiblement les fonctions du membre ; mais quand il a pris un grand accroissement, il détermine plusieurs complications : ainsi le tiraillement du nerf saphène, suite d'un anévrisme fémoral, produit souvent une douleur aiguë qui se répand dans tout le trajet de ce nerf jusqu'au gros orteil; la distension du nerf sciatique par l'anévrisme poplité occasionne quelquefois une douleur excessive qui s'étend à toutes les parties auxquelles ce nerf se distribue ; cette douleur n'est pas toujours calmée par les applications opiacées. La compression des veines et des vaisseaux lymphatiques entraîne l'œdème, le froid et l'engourdissement du membre. Enfin, la pression longtemps continuée de l'anévrisme sur les os voisins détermine leur destruction. (Boyer, p. 105, t. II.)

Dans l'anévrisme vrai, les tuniques de l'artère ne restent pas toujours dans le même état : les changements qu'on observe dépendent du degré de la tumeur. Au commencement de la maladie, le cylindre vasculaire, ou seulement une portion de sa circonférence se trouve dilatée; mais, en général, cette période dure peu de temps, surtout pour les artères de moyenne grosseur, dont la tunique fibreuse offre moins de résistance que celle des artères plus volumineuses; l'aorte, par exemple, qui présente une tunique jaunâtre, ferme et très-élastique. Cette différence de résistance dans la tunique fibreuse de l'aorte et des branches qui en naissent, explique, ainsi que l'a fait observer Breschet, la rareté de l'anévrisme vrai dans les petites artères et dans celles de moyenne grosseur, et leur fréquence dans le tronc principal du système artériel. Enfin, par suite de la distension toujours croissante, les tuniques interne et moyenne, douées d'une élasticité moins grande, se rompent, tandis que l'externe résiste et se dilate de plus en plus par l'effort latéral du sang.

Le deuxième degré de l'anévrisme vrai est celui pour lequel on consulte le plus souvent le médecin, parce qu'alors la tumeur, prenant un accroissement plus rapide, attire plus fortement l'attention. Dans cette période, si l'artère n'est pas recouverte par une membrane séreuse, qui finit elle-même bientôt par céder, le malade est en danger, et succombe souvent au moment où la tumeur s'ouvre. L'examen des sujets morts dans ces circonstances a fréquemment donné des notions erronées. Si diverses tumeurs de ce genre n'eussent pas été trouvées à des degrés différents sur le même individu, on aurait sans doute été disposé à adopter l'opinion de Scarpa; suivant lui, l'anévrisme ne consiste pas dans la dilatation des tuniques artérielles. (Breschet, *Trad. franç. de l'ouvrage de Hodgson*, p. 128-129.)

Le changement de l'anévrisme circonscrit en anévrisme diffus est indiqué par la diminution subite, ou par la cessation des pulsations de la tumeur, symptôme souvent précédé d'une sensation de déchirure ou de rupture dans quelque partie du membre, qui devient de suite très-douloureux ; la température du pied s'abaisse brusquement, et la tumeur, qui s'accroît rapidement, devient en même temps plus diffuse. A la vérité, ces deux derniers changements peuvent bien ne pas être fort évidents lorsque le membre est déjà très-œdémateux, ou quand la rupture du sac anévrismal a eu lieu dans un endroit profond, et que le sang s'est répandu dans le tissu cellulaire inter-musculaire, et sous le fascia; mais néanmoins, il y a toujours, dans ce cas, un point de la jambe ou du pied marqué par une couleur bleuâtre; et, comme la distension du tissu cellulaire par le sang et l'accroissement de l'obstacle à la circulation dans le membre disposent à la gangrène, le pouls du malade s'accélère. Alors on a beaucoup plus à redouter la gangrène que lorsque le sac anévrismal se rompt, et que le sang, au lieu de se répandre dans une étendue considérable du tissu cellulaire, s'accumule et reste dans un endroit circonscrit. Dans une observation communiquée par M. Lawrence à la Société médico-chirurgicale, on voit que l'épanchement du sang, suite de la rupture d'anévrisme de l'artère fémorale, était si considérable que, lorsqu'on eut enlevé les caillots au moyen d'une incision pratiquée quelque temps après la ligature de l'artère, on pouvait circonscrire presque entièrement le fémur avec le doigt. Cependant, malgré cette énorme quantité de sang et une suppuration abondante, le malade se rétablit. (Voy. *Med. chir. trans.*, vol. XVI, p. 321.)

Lorsque le sac anévrismal s'est rompu de la manière que nous avons indiquée, il est évident que le sang, poussé par les contractions du cœur dans l'intérieur de la tumeur, ne peut plus en produire la distension subite et complète, puisqu'une certaine quantité de ce fluide s'en échappera pour se répandre dans le tissu cellulaire, ou s'accumulera hors de la cavité anévrismale. Cependant, en général, les pulsations ne sont d'abord qu'affaiblies, et plusieurs jours s'écoulent avant qu'elles ne cessent entièrement. L'augmentation du sang coagulé et de la fibrine déposés dans le sac anévrismal, contribue encore à diminuer les pulsations : cette augmentation est le résultat nécessaire du ralentissement progressif du cours du sang à travers la tumeur, à mesure que l'obstacle à la circulation dans le membre prend de l'accroissement ; lorsqu'on met en doute si la diminution ou la cessation des pulsations tient aux causes précitées, ou au sac lui-même, qui se serait rempli de sang coagulé sans se rompre ; ou bien, enfin, au passage de l'anévrisme de l'état circonscrit à l'état diffus (condition qui peut faire espérer une guérison complète), il faut recourir au stéthoscope, au moyen duquel on perçoit, dans le premier cas, le son du jet du sang dans le sac ou le bruit de soufflet. Ce signe, joint aux autres symptômes qui ont été indiqués, ne laisse aucun doute sur la nature de l'anévrisme. (Voy. *Med. chirurg. trans.*, vol. XVI, p. 320.)

L'anévrisme *faux* est toujours accompagné de la rupture ou de la perforation de la tunique interne du vaisseau, et ordinairement de la déchirure simultanée de cette tunique et de la fibreuse (musculaire) ; la poche dans laquelle ce sang s'amasse est formée par la tunique élastique externe (celluleuse). Mais lorsque la tumeur a acquis un certain volume, cette tunique se rompt aussi, et le sang s'infiltre alors dans le tissu cellulaire voisin, ou dans un espace circonscrit formé par ce tissu condensé. L'anévrisme faux qui résulte de plaies ou de piqûres est accompagné, dès le principe, de la division de toutes les tuniques du vaisseau. Cette forme d'anévrisme s'observe fréquemment au pli du bras, où l'artère se trouve exposée à être blessée dans la phlébotomie. (*Voy.* HÉMORRHAGIE.) Lorsque cet accident est arrivé aussitôt après la piqûre, le sang jaillit avec une force inaccoutumée par un jet d'un rouge-écarlate vif, irrégulier, saccadé, et devenant égal et moins rapide quand on exerce une compression au-dessus de la plaie. Ces derniers signes font seuls reconnaître de la manière la plus certaine l'ouverture de l'artère ; car le sang pourrait sortir d'une veine avec beaucoup de rapidité et en jet saccadé, si le vaisseau était distendu et situé immédiatement sur une artère qui lui communiquerait ses mouvements. Le chirurgien cherche, par la pression, à arrêter promptement l'hémorrhagie, et, le plus souvent, il en résulte un *anévrisme faux diffus*. La plaie extérieure de la peau est formée de manière que le sang ne peut s'échapper, mais rien n'empêche son passage dans le tissu cellulaire. La tumeur qui en résulte est inégale, souvent noueuse, et s'étend de haut en bas, suivant le trajet du vaisseau. Les pulsations sont plus faibles que celles d'un anévrisme vrai, et durent moins longtemps ; la peau présente ordinairement une couleur pourpre foncé ; la tumeur augmente pendant tout le temps que l'hémorrhagie

interne continue ; et si celle-ci dépasse certaines limites, la gangrène du membre survient. Tel est l'*anévrisme faux diffus*, suite de blessure. Lisfranc le regarde comme une simple extravasation du sang artériel, et ne paraît pas même vouloir le ranger parmi les anévrismes. (*De l'oblitérat. des artères dans le trait. des anévrismes*, p. 6.)

L'*anévrisme faux circonscrit* qui provient d'une plaie ou d'une piqûre se développe de la manière suivante : lorsqu'une pression convenable a été exercée dans le principe de manière à suspendre l'hémorrhagie, mais que le bandage a été enlevé trop tôt ; ou, avant la guérison de l'artère, le sang passe dans le tissu cellulaire, à travers la plaie non cicatrisée, ou par l'ouverture qu'il s'était faite et qui s'est ouverte de nouveau. Comme le tissu cellulaire s'est aggluttiné par la pression exercée sur lui précédemment, le sang, ne pouvant plus se répandre dans les cellules de ce tissu, le distend en forme de sac, et se réunit en masse dans les plus voisines de la blessure artérielle. Quelquefois, mais rarement, cet anévrisme faux circonscrit se développe aussitôt que l'artère a été ouverte : c'est ce qui arrive principalement quand le vaisseau n'a été que légèrement blessé ; alors l'hémorrhagie a lieu si lentement, que le sang, après s'être d'abord épanché, se coagule, et prévient l'entrée et la diffusion d'une nouvelle quantité de liquide dans le tissu cellulaire.

L'*anévrisme faux traumatique* diffère essentiellement de celui qui survient spontanément ou à la suite de maladie. En effet, dans le premier cas, l'artère est ordinairement malade dans une étendue plus ou moins considérable au-dessous de la tumeur. Dans l'anévrisme suite de blessure, l'artère reste parfaitement saine, excepté vers le point même où elle a été blessée, et la nature ne fait encore aucun effort pour oblitérer l'artère au-dessus ou au-dessous de la tumeur, phénomène qu'on observe souvent quand l'anévrisme provient de maladie. La circulation par les artères collatérales, et la manière de pratiquer l'opération, présentent encore des différences importantes dans ces deux espèces d'anévrismes. (*Voy.* Guthrie, *On the dis. of art.*, p. 82.)

La séparation de la tunique externe d'avec la moyenne s'effectue en général difficilement dans l'anévrisme : la première de ces tuniques se prête, se distend, et une tumeur anévrismale se forme. Cette règle est néanmoins sujette à quelques exceptions ; car le sang peut être pressé le long de l'artère, de manière à séparer les tuniques externe et moyenne l'une de l'autre, et à former ainsi une espèce de poche de plusieurs pouces de longueur, qui peut même aller jusqu'à entourer complétement le vaisseau. Guthrie rapporte un cas dans lequel ce fluide formait un sac long de six pouces, s'étendant sur les côtés, et qui, vers un point, entourait presque l'artère. La tumeur offrait à sa partie la plus élevée une fente horizontale d'environ un demi-pouce d'étendue, qui livrait passage au sang à travers les tuniques interne et moyenne, et qui permettait à ce fluide d'effectuer la séparation de ces tuniques. *Cette ouverture*, ainsi que le fait observer Guthrie, *ne pouvait être que le résultat d'une maladie préexistante de cette partie.* ( *Voy.* Guthrie, *On dis. of arter.*, p. 40. ) Laennec a donné l'histoire d'un anévrisme d'un genre à peu près semblable à celui qu'a décrit Guthrie; seulement, il était plus étendu. La personne chez laquelle Laennec l'observa vécut sans qu'on soupçonnât chez elle la moindre maladie du cœur. (*De l'Auscult.*, t. II , p. 700.) Guthrie a recueilli encore un troisième exemple du même genre. La préparation de ce cas se trouve dans le musée du collége des chirurgiens, sous le n° 368, A. Immédiatement au-dessous du point où commence l'artère innominée, les tuniques interne et moyenne sont rompues dans l'étendue d'environ la demi-circonférence de l'aorte; la rupture est aussi nette que si elle avait été opérée avec le couteau. Le sang infiltré a séparé jusqu'à l'origine de l'aorte la tunique celluleuse d'avec la tunique fibreuse; la séparation se prolonge dans l'aorte descendante, à la distance d'un pouce de la sous-clavière gauche; tout l'intervalle est rempli de sang. L'artère innominée présente dans sa moitié antérieure une autre fente transversale qui intéressait toutes les tuniques de ce vaisseau : c'est vers ce point qu'eut lieu l'hémorrhagie à laquelle le malade succomba. La portion descendante de l'aorte, ainsi que l'origine des gros vaisseaux , était en partie couverte de plaques athéromateuses et d'écailles osseuses. On pouvait aisément séparer les unes des autres les tuniques, devenues plus fragiles que dans l'état normal. (Guthrie, *Op. cit.*, p. 43.)

Les tumeurs qui présentent les caractères dont il vient d'être fait mention sont quelquefois appelées *anévrismes disséquants.* Shekelton décrit de la manière suivante une variété de cette espèce qu'aucun pathologiste, avant lui, n'avait signalée : Non-seulement le sang s'était ouvert un passage à travers les tuniques interne et moyenne , mais, après avoir coulé entre elles et la tunique externe l'espace de quatre pouces, il pénétra dans la cavité de l'artère en déchirant de nouveau ces tuniques, en sorte qu'il existait deux ouvertures pour le passage du sang. La nouvelle fuite détermina l'oblitération de la première de ces ouvertures, ou la portion correspondante du tube artériel. (*Voy. Dublin. Hosp. reports*, v. III.)

FORMATION DE L'ANÉVRISME.

Si la doctrine de Scarpa, publiée en 1814, a été considérée comme exacte, on a dû abandonner la grande distinction de l'anévrisme en *faux* et en *vrai*; « car, dit cet auteur, après de nombreuses recherches sur des individus morts d'anévrismes internes et externes, j'ai constaté, de la manière la plus positive, qu'il n'existe qu'une espèce ou forme de la maladie : celle que produit une solution de continuité, ou la rupture des tuniques propres de l'artère, avec effusion de sang dans le tissu cellulaire environnant. La solution de continuité peut être occasionnée par une plaie, une dégénérescence stéatomateuse, calcaire, l'érosion ou la rupture des tuniques propres du vaisseau (c'est-à-dire, l'interne et la musculaire [fibreuse]), sans que le concours d'une dilatation anormale de ces membranes soit nécessaire à la formation de la maladie; d'où il résulterait que tout anévrisme soit interne, soit externe, circonscrit ou diffus, est toujours formé par épanchement. » (*On anevr. trans. by* Wishart; Préf. ; *Réflex. et observ. anat.-chir. sur l'anév.*, par Scarpa, trad. par Delpech, 1809.)

Selon Scarpa, c'est une erreur de penser que l'anévrisme de la courbure ou du tronc de l'aorte, occasionné par un mouvement subit et violent de tout le corps, ou du cœur en particulier, précédé soit d'un relâchement congénital de quelque portion de cette artère, soit d'une faiblesse morbide de ses tuniques, doive être toujours considéré comme une tumeur formée par la distension ou la dilatation des tuniques propres de l'artère. Scarpa croit pouvoir très-bien démontrer que ces anévrismes sont produits par une érosion ou une rupture de ces tuniques, et par l'épanchement du sang artériel dans la gaîne cellulaire, ou toute autre membrane recouvrant le vaisseau. Suivant cet auteur, la dilatation antérieure qu'on observe quelquefois ne constitue pas essentiellement la maladie, puisqu'on ne la rencontre pas toujours. Beaucoup d'anévrismes se sont développés sans qu'elle ait existé; et si, dans quelques cas rares, cette maladie est précédée ou accompagnée d'un certain degré de dilatation de tout le diamètre de la courbure de l'aorte, il n'y en a pas moins une différence évidente entre la simple dilatation de cette artère et la poche que forme ce sac anévrismal.

Au moyen d'une dissection attentive on peut, dit Scarpa, prouver que les tuniques de l'aorte ne sont pour rien dans la formation d'un sac anévrismal; celui-ci n'est autre chose que la membrane celluleuse recouvrant l'artère dans l'état sain, ou le tissu cellulaire lâche qui l'entoure, ainsi que les parties environnantes. Le sang soulève ce tissu sans former de tumeur, et se trouve recouvert, ainsi que l'artère, d'une membrane lisse qui leur est commune.

Ce pathologiste distingué ne nie pas que, par suite d'un relâchement congénital, les tuniques propres de l'aorte ne puissent quelquefois céder et être disposées à se rompre; mais il n'admet pas que tous les anévrismes soient précédés et accompagnés de la distension de cette artère, et que ses membranes propres se distendent suffisamment pour former le sac anévrismal. *La base d'un anévrisme de l'aorte ne comprend jamais toute la circonférence de cette artère;* mais le sac anévrismal naît de l'un de ses côtés sous forme d'appendice ou de tubérosité. Au contraire, *la dilatation de l'artère s'étend toujours à sa circonférence,* et diffère essentiellement de l'anévrisme. Scarpa s'efforce ainsi de prouver qu'il existe une différence importante entre une artère dilatée et une artère anévrismatique, *quoique ces deux affections se trouvent réunies*, ainsi qu'on le voit surtout à l'origine de l'aorte. Si l'on considère ensuite qu'il peut y avoir dilatation d'une artère sans affection organique, le sang étant toujours contenu dans la cavité du vaisseau; que l'artère ainsi affectée ne renferme ni sang caillé ni de couches polypeuses; que la dilatation ne produit jamais une tumeur volumineuse, et que la circulation du sang ne subit aucun changement, ou n'en éprouve pas d'aussi sensible lorsque la continuité des tuniques propres n'est point interrompue, on avouera que cette dilatation morbide des artères diffère essentiellement de l'anévrisme.

Nous allons maintenant nous occuper de quelques autres remarques récemment publiées par Scarpa. Au moyen de la dissection des artères dans l'état sain et dans celui de maladie, cet auteur cherche à établir comment les tuniques propres et constituantes de l'artère contribuent à la formation du sac anévrismal, et quelle part l'enveloppe celluleuse et les autres membranes accessoires qui environnent l'artère ont à cette formation. L'enveloppe extérieure des artères est une gaîne accidentelle que ces vaisseaux reçoivent en commun avec les parties dans le voisinage desquelles ils cheminent. Si l'on fait en travers la section d'une artère dans sa situation naturelle, son extrémité coupée se retire et se cache dans la gaîne. Cette enveloppe cellulaire s'aperçoit très-bien autour de la courbure et du tronc de l'aorte, des artères carotides, mésentériques et rénales; elle est moins évidente autour du tronc des artères brachiales, fémorales et poplitées. La gaîne de la crosse de l'aorte et celle de l'aorte thoracique sont recouvertes par la plèvre; l'aorte abdominale l'est par le péritoine : ces deux membranes lisses adhèrent fortement ensemble et forment comme une nouvelle enveloppe qui entoure les deux tiers de la circonférence du vaisseau. Aux membres, la tunique celluleuse des grosses artères n'est point ainsi recouverte par une membrane particulière; mais une gaîne cellulaire, évidemment distincte du tissu adipeux, sert à renfermer les artères et à les unir aux parties contiguës.

Lorsqu'on injecte de l'air ou tout autre fluide par une petite ouverture artificielle pratiquée entre l'enveloppe celluleuse et la tunique fibreuse sous-jacente de l'artère, la membrane celluleuse qui embrasse étroitement le vaisseau se soulève sous forme de tumeur. Néanmoins les cellules, quoique distendues par le fluide d'une manière remarquable, ne sont pas réellement rompues. Non-seulement la cire fondue qu'on injecte avec force ne soulève pas, sous forme de tumeur, la gaîne cellulaire de l'artère sur le vaisseau, mais elle déchire même les cellules internes de cette enveloppe; et, si l'on examine ensuite les parois de cette tumeur artificielle, il semble qu'elles soient formées de plusieurs couches rudes et inégales intérieurement, lisses et polies à l'extérieur. On observe les mêmes phénomènes lorsqu'une injection quelconque est poussée dans l'artère avec assez de force pour rompre les tuniques propres dans quelque point de leur circonférence. Nicholls répéta plusieurs fois cette expérience devant la Société royale. (*Philos. trans.*, ann. 1728.) La tunique musculaire cède aussitôt que l'interne a été rompue; mais comme la gaîne cellulaire externe est d'une texture entrelacée, et que les lames minces dont elle se compose ne sont pas seulement juxtaposées, mais bien entre-croisées, elle peut, sans se déchirer ni se rompre, supporter une grande distension en cédant graduellement à l'effort du sang.

Scarpa croyait en outre qu'on pouvait observer les mêmes phénomènes quand la tunique interne de l'aorte devient assez malade pour être rompue sous l'influence des jets répétés du sang poussé par le cœur. Dans cette circonstance, ce liquide suinte à travers les fibres entrelacées de la tunique fibreuse, et se répand peu à peu dans les interstices de la tunique celluleuse qui, dans une certaine étendue, forme une espèce d'*ecchymose* ou d'*extravasation sanguine* légèrement élevée au-dessus de l'artère. Les fibres de la tunique musculaire se séparent ensuite graduellement, le sang artériel pénètre entre elles, remplit la tunique celluleuse, et la soulève sous forme d'une tumeur commençante. Les fibres de la tunique moyenne ainsi détruites, déchirées ou simplement séparées l'une de l'autre, le sang artériel est porté avec force et en plus grande quantité qu'auparavant dans la gaîne celluleuse du vaisseau, qu'il pousse en dehors. Enfin les aréoles de la tunique fibreuse sont détruites, et cette membrane est convertie en un sac qui se remplit de concrétions fibrineuses et de sang fluide, et forme enfin, à proprement parler, le sac anévrismal. Quoique la texture intérieure de l'enveloppe celluleuse soit composée en apparence de membranes superposées, elle est pourtant, en réalité, bien différente de celle des tuniques propres de l'artère, malgré l'existence de la membrane lisse qui, dans le thorax et l'abdomen, recouvre le vaisseau et le sac anévrismal. Le même auteur a examiné un grand nombre d'anévrismes de la crosse de l'aorte, et des portions thoracique et abdominale de cette artère, sans en rencontrer un seul où la rupture des tuniques propres fût très-évidente, et dans tous, par conséquent, le sac se trouvait formé d'une substance entièrement différente des tuniques interne et musculaire.

*Le sac anévrismal ne comprend jamais toute la circonférence du vaisseau.* A l'endroit où la tumeur s'élève sur le côté du tube vasculaire, le sac anévrismal présente une espèce de rétrécissement au-delà duquel il s'est plus ou moins développé. S'il était produit par une distension égale de la cavité et des tuniques propres de l'artère, ce rétrécissement n'aurait pas lieu, mais on observerait un effet entièrement opposé. Dans les anévrismes commençants, les plus grandes dimensions se trouveraient à sa racine ou du côté de l'artère elle-même, tandis que son corps aurait moins de gros-

seur; *mais que l'anévrisme soit récent et petit, ancien et volumineux, l'ouverture qui communique de l'artère dans le sac est toujours étroite, et le fond de la tumeur s'élargit en proportion de sa distance du vaisseau.* Le sac se trouve constamment recouvert par le tissu cellulaire lâche et dilatable qui, dans l'état de santé, unissait l'artère aux parties environnantes. Dans les anévrismes de l'aorte thoracique, ce tissu est recouvert par la plèvre, et dans ceux de l'aorte abdominale, par le péritoine; ces deux membranes embrassent le sac et l'artère ouverte, et offrent à l'extérieur une surface lisse non interrompue, absolument comme si l'artère s'était elle-même dilatée. Mais, en incisant longitudinalement dans l'aorte sur le côté opposé au resserrement ou au col de la tumeur, on voit aussitôt dans le vaisseau, vers le point opposé à celui de l'incision, le lieu de l'ulcération ou de la rupture des tuniques propres de l'artère. Quelquefois les bords de la fissure sont frangés, souvent durs et calleux; cette ouverture donnait passage au sang dans la gaîne celluleuse formant actuellement le sac anévrismal. Si, comme on l'observe quelquefois à la crosse de l'aorte près du cœur, l'artère, avant sa rupture, a éprouvé un peu de dilatation, il semble au premier abord qu'il y ait deux anévrismes. Mais la constriction que le sac offre extérieurement près de l'artère indique exactement les limites au-delà desquelles les tuniques interne et musculaire de l'aorte se sont rompues. La cloison déchirée à sa partie moyenne, qu'on rencontre toujours entre le tube artériel et le sac anévrismal, n'est autre chose que le reste des membranes interne et musculaire de l'artère. Scarpa affirme qu'au moyen d'une dissection attentive, et en comparant après leur rupture les tuniques propres de l'aorte dans sa position naturelle avec la substance celluleuse du sac, on peut démontrer la vérité de ces assertions.

Lorsqu'on fait une incision longitudinale sur le côté opposé à la rupture, on trouve les tuniques propres du vaisseau parfaitement saines; quelquefois seulement elles sont un peu affaiblies ou parsemées de points ossifiés, mais encore susceptibles d'être séparées en lames distinctes. Au contraire, du côté de l'aorte où la déchirure a eu lieu, les membranes propres sont ordinairement minces, et ce n'est qu'avec difficulté qu'on peut les séparer l'une de l'autre; quelquefois même cette séparation devient tout à fait impossible. Très-souvent, aussi fragiles qu'une coquille d'œuf, on les trouve désorganisées, déchirées vers le point où elles forment la cloison entre l'ar-tère rompue et l'ouverture du sac anévris-mal. Si l'on continue à séparer les mem-branes de dedans en dehors, on arrive à la gaîne celluleuse qui enveloppe l'aorte. Dans les anévrismes volumineux, cette gaîne étant considérablement épaissie et très-adhérente à la tunique musculaire sous-jacente de l'artère vers le rétrécissement du sac, il est facile de la confondre avec le vaisseau lui-même. On peut néanmoins parvenir en-core à ce moment à la séparer, sans dé-chirure, du tube artériel au-dessus et au-dessous du point affecté, et successivement de la tunique musculaire jusqu'au col de l'anévrisme. Il est donc évident que la tu-nique musculaire ne s'étend pas au-delà de la cloison qui sépare la cavité de l'ar-tère de celle du sac anévrismal, sur lequel on ne saurait découvrir aucun prolonge-ment, mais qu'elle se termine au bord de la rupture en forme de frange ou de pointes obtuses. Suivant Scarpa, il est plus facile de se méprendre lorsque l'aorte et le sac se trouvent enveloppés par la plèvre ou le péritoine.

La portion de l'aorte renfermée dans le péricarde n'est recouverte que par une lame mince et réfléchie de cette membrane, qui peut aussi se trouver déchirée au mo-ment où les tuniques propres de l'artère cessent de résister ; alors le sang s'épanche dans la cavité du péricarde. Walther, Mor-gagni et Scarpa lui-même en rapportent des exemples. Ce dernier, en pratiquant une incision vers la partie concave de l'aorte, vis-à-vis la tumeur formée sous la lame du péricarde, et percée aussi d'une petite ouverture, rencontra la tunique in-terne correspondant à la base de la tumeur, entièrement inégale, parsemée de taches dures, jaunâtres, et ulcérées dans l'étendue d'un pouce de circonférence. La pièce se trouve dans le musée de Pavie. Mais comme toutes les autres portions de l'aorte ont en-tre elles et la plèvre ou le péritoine une gaîne cellulaire d'une texture plus résis-tante et plus élastique, qui peut être dis-tendue en forme de sac ; que, de plus, ces autres portions de l'aorte se trouvent forti-fiées à l'intérieur par des couches fibrineu-ses, et à l'extérieur par la plèvre ou le pé-ritoine, elles résistent et peuvent s'opposer pendant longtemps à l'hémorrhagie fatale.

Scarpa croit que la rupture de l'artère est plus souvent occasionnée par ce qu'il ap-pelle dégénérescence lente, morbide, stéa-tomateuse, fongueuse, squammeuse, de la tunique interne du vaisseau, que par les mouvements violents de tout le corps, les

coups, ou par une impulsion plus énergique du cœur. On rencontre fréquemment ce genre d'altération morbide à la courbure et aux troncs thoracique et abdominal de l'aorte. Au commencement de la maladie, la membrane interne de cette artère perd son poli dans une certaine étendue, et de-vient inégale et rugueuse. Plus tard, elle paraît parsemée de taches jaunes qui se changent soit en grains ou écailles calcai-res, soit en concrétions stéatomateuses et caséiformes, qui rendent la membrane in-terne extrêmement fragile ; en même temps l'adhérence entre cette tunique et la mus-culaire devient si faible, qu'il suffit de la gratter légèrement avec le dos d'un bistouri ou avec le bout de l'ongle pour l'enlever par lambeaux ; lorsqu'on la coupe, elle fait entendre un craquement semblable à celui d'une coquille d'œuf que l'on brise. Cette ossification n'est pas propre seulement à la vieillesse, puisqu'on la rencontre quel-quefois sur des sujets peu avancés en âge. Vers les points qu'occupe l'altération mor-bide, les parois de l'artère sont dures et ru-gueuses, quelquefois molles et fongueuses dans la plus grande partie de l'épaisseur du vaisseau ; très-souvent le canal artériel est plus ou moins rétréci. Au plus haut degré de cette désorganisation on trouve, dans l'intérieur de l'artère, de véritables ulcé-rations à bords durs et frangés, ainsi que des fissures et des ruptures des tuniques interne et fibreuse.

Tel est l'exposé succinct des observations les plus importantes sur lesquelles Scarpa fonde sa doctrine, et voici les conclusions auxquelles il est arrivé : 1° L'anévrisme est toujours dû à la rupture des tuniques propres des artères ; 2° le sac anévrismal n'est ja-mais formé par la dilatation de ces mem-branes, mais bien par la gaîne celluleuse que les artères reçoivent en commun avec les parties qui leur sont contiguës ; cette gaîne se trouve recouverte par la plèvre dans le thorax, et par le péritoine dans l'abdomen ; 3° si, immédiatement au-dessus du cœur, l'aorte paraît avoir quelquefois un plus grand diamètre que dans l'état natu-rel, le reste de l'artère ne participe point à ce changement ; et lorsque l'aorte pré-sente aux environs du cœur une dilatation anormale, cette dilatation ne constitue point, à proprement parler, un anévrisme ; 4° tous les signes regardés comme caracté-ristiques de l'anévrisme par *dilatation* peu-vent se rencontrer dans l'anévrisme par *rupture*, lors même qu'il forme une tumeur circonscrite ; 5° la distinction des anévrismes en *vrais* et en *faux*, adoptée dans les écoles, n'est que l'application d'une fausse théorie, puisque l'observation démontre que la maladie n'existe que sous une seule forme, celle qui résulte de la rupture des tuniques propres de l'artère et de l'épanchement du sang dans la gaîne celluleuse qui l'entoure.

Tels étaient, en 1804, les principes émis par Scarpa, l'un des chirurgiens les plus habiles de cette époque. Mais quelque grande que soit son autorité, plusieurs chirurgiens distingués, tels que Sabatier, Dupuytren, Dubois, Boyer, Richerand, Breschet, etc., n'ont point admis cette opinion, et ont persisté à croire que, dans quelques anévrismes, les tuniques de l'artère sont dilatées. Les principes professés en France s'accordent avec ce qui a été communément enseigné sur ce sujet dans les écoles de chirurgie de la Grande-Bretagne. En Angleterre, tous les professeurs ont constamment établi la distinction des anévrismes en *vrais* et en *faux*, les uns produits par la dilatation, les autres par la rupture des tuniques artérielles. Hodgson a publié, il y a quelques années, un excellent ouvrage dans lequel il s'éloigne des idées de Scarpa, et adopte l'opinion des auteurs qui admettent dans cette affection une dilatation des tuniques artérielles. Tout anévrisme, dit Hodgson, est-il occasionné par la destruction des membranes interne et moyenne du vaisseau, et quelquefois une dilatation partielle de ces tuniques ne précède-t-elle pas et n'entraîne-t-elle pas leur destruction ? Je crois qu'il en est souvent ainsi. La désorganisation des tuniques d'une artère détruit leur élasticité et doit occasionner la dilatation de toute la circonférence du vaisseau. Dès lors tout porte à croire qu'en perdant leur élasticité dans une portion du diamètre du vaisseau, elles éprouveront une dilatation partielle. En effet, cette distension des tuniques artérielles, et principalement de l'aorte, est prouvée d'une manière incontestable par la possibilité de suivre les membranes de l'artère dans toute l'étendue de l'expansion; elle est encore démontrée par l'existence, dans les parois du sac, de ces apparences morbides propres aux tuniques artérielles. « En 1811, dit Hodgson, j'ai disséqué un anévrisme de l'aorte, trouvé sur une jeune femme par mon ami le docteur Favre. Le sac, du volume d'un petit melon, avait occasionné la mort en s'ouvrant dans le médiastin postérieur, et subséquemment dans la cavité du thorax. L'aorte présentait le développement de l'anévrisme par dilatation partielle à trois degrés; la membrane interne, enflammée dans toute son étendue,

offrait un aspect charnu et inégal. A la crosse de l'aorte on voyait une dilatation dont le volume n'excédait pas la moitié d'un petit pois; environ deux pouces plus bas il existait, sur la même artère, une autre dilatation de la grosseur d'une noisette; immédiatement au-dessus du diaphragme, on rencontrait le large anévrisme qui avait causé la mort. Ayant enlevé la portion de l'artère où se trouvait la plus petite dilatation, je la fis macérer jusqu'à ce que les membranes pussent être séparées sans effort. La dilatation s'étendait aux trois tuniques du vaisseau; lorsqu'elles furent divisées, chacune d'elles présenta l'apparence d'un petit anévrisme. La seconde dilatation offrait les mêmes particularités; seulement, à un degré plus avancé, les membranes adhéraient plus intimement l'une à l'autre que dans l'état naturel; mais il était manifeste que les trois tuniques participaient à la dilatation. Dans le sac du large anévrisme on pouvait suivre jusqu'à une certaine distance les membranes interne et moyenne, et reconnaître leur désorganisation; le reste du kyste était formé par les vertèbres et les parties contenues dans le médiastin postérieur. On ne peut douter que ce sac n'ait commencé par une dilatation des tuniques de l'aorte, semblable à celles qui existaient dans la portion supérieure de ce vaisseau, et la dissection parut démontrer la formation de l'anévrisme par dilatation partielle à trois degrés distincts. » (Hodgson, *On the dis. of arter. and veins*, p. 66-68; voyez G. Andral, *Précis d'anat. path.*, t. II, p. 361.) D'après les recherches de Kreysig, personne, avant Hodgson, n'avait encore examiné d'une manière aussi exacte la structure du sac anévrismal : le premier, il eut recours à la macération; aussi, les résultats auxquels est arrivé cet observateur ne peuvent-ils donner lieu à la moindre objection. (Voy. *la traduct. allem. de l'ouv. de Hodgson, avec les notes de Kreysig et Koberwein*, p. 109; Hanovre, 1817.)

Hodgson a observé cette dilatation partielle dans presque toutes les artères sujettes aux anévrismes, à la division des carotides et des iliaques, dans les artères du cerveau, etc. Cet auteur s'accorde avec Baillie (*Morb. anat.*, etc.), Laennec (*Cerattius beschreib. d. Krankh. preparate d. anat. Theat. zu Leipz.*, p. 408, in-8°; 1819), et plusieurs autres, pour admettre que les anévrismes développés à l'origine de l'aorte sont ordinairement formés par la dilatation des membranes du vaisseau. « Une dilatation, soit partielle, soit générale, dit Hodgson, précède souvent la formation de l'anévrisme dans les artères des extrémités. Un homme avait à la cuisse un anévrisme volumineux qui s'était guéri spontanément : ayant examiné le membre après la mort, on trouva l'artère poplitée épaissie et encroûtée d'une substance calcaire ; des parties latérales s'élevait une petite poche qui aurait pu contenir une semence d'orange, et qui était évidemment formée par une dilatation des tuniques du vaisseau. En effet, on pouvait suivre les membranes interne et moyenne dans toute son étendue. Un malade mourut par suite de la gangrène d'un anévrisme développé dans le jarret ; à l'examen nécroscopique on trouva à l'artère fémorale une petite tumeur du volume d'une noix, de la surface de laquelle on détacha la tunique externe dans une étendue considérable ; les membranes interne et moyenne avaient évidemment subi une dilatation graduelle, et contribuaient à former la plus grande partie du sac, jusqu'à ce qu'elles se confondissent avec les parties circonvoisines, de manière à ne pouvoir plus en être séparées. (*Op. cit.*, p. 70.) Breschet rapporte un exemple bien remarquable d'anévrisme de l'artère poplitée. On pouvait suivre sur la tumeur la tunique interne et une grande partie de la tunique fibreuse. Il existait en outre un anévrisme de l'aorte, s'étendant du cœur jusqu'à quatre pouces au-dessus de la bifurcation de cette artère ; vers ce point, la tumeur se terminait brusquement et circulairement. Les tuniques externe et moyenne étaient parfaitement saines ; l'interne seule et le tissu cellulaire situé au-dessous avaient subi quelque altération. Aussi, lorsqu'on eut enlevé cette dernière membrane vers les points affectés, l'altération disparut, et la tunique fibreuse resta intacte. Toutes les artères du membre malade se trouvaient dans un état anévrismatique, et prouvaient évidemment que toutes leurs tuniques participaient à la dilatation. (*Voy.* Breschet, *Mém. chir. sur différentes espèces d'anévrismes*, p. 40, etc.)

En rendant hommage à l'exactitude des descriptions de Scarpa, Burns ajoute : « Nous possédons une préparation qui prouve que la base de l'anévrisme comprend quelquefois la circonférence entière du tube artériel. » Dans ce cas, tout le cylindre du vaisseau, depuis le cœur jusqu'à la crosse de l'aorte, est tellement dilaté lui-même, que la tumeur n'offre pas moins de dix pouces de circonférence. Suivant Scarpa, dit Burns, la dilatation n'a lieu que quand les membranes des artères ont conservé entre elles leurs rapports naturels, et que leur texture n'ayant éprouvé aucune

altération, elles ne sont point recouvertes intérieurement de couches fibrineuses. Mais il n'en était point ainsi, dit Burns, dans l'exemple que j'ai cité : les tuniques se trouvaient extrêmement dilatées, et avaient subi une très-grande altération dans leur structure. Extérieurement aussi bien qu'à l'intérieur, elles offraient l'aspect des membranes du fœtus, seulement elles étaient plus épaisses et plus denses, mais également gélatineuses et presque transparentes ; à leur surface interne, elles paraissaient encroûtées de lymphe coagulée. Après avoir retourné le sac, nous enlevâmes ces incrustations, et nous vîmes que, malgré l'altération évidente et l'extrême dilatation des tuniques internes, ces membranes n'étaient cependant pas aussi dilatées ni aussi malades que l'enveloppe extérieure de l'artère. A des distances irrégulières, on voyait dans la tunique fibreuse des déchirures longitudinales, dont les intervalles se trouvaient remplis de lymphe coagulée ; la membrane interne offrait, dans toute la circonférence du vaisseau, l'état morbide qui, dans l'anévrisme, est ordinairement borné à une partie du tube artériel. Toutes les membranes de cette tumeur avaient continué, pendant un certain temps, à se dilater uniformément : mais la tunique interne avait fini par céder ; elle offrait des fentes longitudinales à travers lesquelles on pouvait apercevoir les membranes externes, après avoir enlevé préalablement la couche plastique. Si le sac avait été disséqué dans les premiers temps de la maladie, il eût présenté précisément le même aspect que ceux des anévrismes décrits par Monro, et qu'offrait également celui que l'éditeur du *London medical review*, a récemment observé. Burns doute qu'en général le sac puisse acquérir un volume considérable sans dilatation. Le cas rapporté dans l'ouvrage périodique cité précédemment, est, à sa connaissance, l'anévrisme le plus volumineux dans lequel toutes les tuniques aient été trouvées uniformément dilatées. Le sac, dont le volume égalait celui du poing, était recouvert intérieurement de plaques osseuses ; quoique la membrane interne fût ainsi encroûtée, très-mince et fragile, l'examen le plus attentif n'y faisait découvrir aucune trace de solution de continuité. Plus loin, Burns fait observer que le cas cité précédemment était le seul qui, parmi quatorze qu'il a observés, ne vînt pas à l'appui de l'opinion de Scarpa. (*On diseases of the heart*, etc., p. 204.) Wilson, après avoir parlé de la fréquence de l'anévrisme de l'aorte, des artères carotides , sous-clavières et axillaires, et de sa rareté à la brachiale, nous apprend qu'il ne connaît aucun cas d'anévrisme au-dessous du coude dans lequel on ne pût, en suivant la tumeur, arriver à une plaie des tuniques artérielles. Cet auteur ajoute qu'on rencontre assez souvent l'anévrisme vrai aux artères iliaques interne et externe, aux inguinales, à la fémorale. et très-fréquemment à la poplitée: on l'a vu à l'artère tibiale postérieure; mais il n'en connaît pas d'exemple à la tibiale antérieure, ni à la péronière. « Je n'ai, dit Wilson, rencontré qu'un seul cas d'anévrisme vrai sur l'une des branches de l'aorte qui se distribuent aux viscères abdominaux. En 1809, faisant, en présence de W. Farquhar, l'autopsie d'un ecclésiastique, on trouva une tumeur ressemblant au cœur pour la couleur, la forme et le volume; elle paraissait comme suspendue à la face inférieure du lobe gauche du foie. En examinant attentivement l'intérieur de cette tumeur, elle semblait avoir été formée par la branche gauche de l'artère hépatique devenue très-volumineuse et anévrismatique. Elle s'était rompue, et le sang, moitié fluide, moitié coagulé, se trouvait renfermé dans un kyste imparfait, et constituait une grande partie de la tumeur. (Voy. *Lectures on the blood and on the anat. physiol. and surg. pathol. of the vascul. syst.*, p. 379-380, in-8°: Lond., 1819.)

Les faits rapportés par Hodgson paraissent assez concluants. et l'on en peut raisonnablement déduire les conséquences suivantes : 1° Beaucoup d'anévrismes sont formés par la destruction des tuniques interne et externe des artères, et l'expansion de la membrane externe en un petit kyste; celui-ci venant à se rompre , les parties, quelle que soit leur structure, ferment le reste du sac. 2° La maladie commence quelquefois par la dilatation d'une portion de la circonférence des artères; cette dilatation augmente jusqu'à ce que les tuniques cèdent; alors, les parties circonvoisines constituent le sac, ainsi qu'il arrive quand l'anévrisme est produit originairement par la rupture des membranes des artères (p. 74). Les conclusions de Hodgson sont appuyées sur les observations d'un grand nombre d'auteurs.

Sabatier ne doute pas que beaucoup d'anévrismes ne soient formés par la dilatation des tuniques artérielles; mais il croit que, *dans un bien plus grand nombre de cas , les membranes internes se rompent, et que la tunique cellulaire seule s'en sépare en se distendant de manière à former le sac anévris-*

*mal.* Suivant la remarque de cet auteur, il est difficile de comprendre comment les tuniques d'une artère peuvent se dilater et s'étendre au point de former les parois de tumeurs aussi volumineuses que le sont certains anévrismes. En effet, la tunique musculaire (fibreuse) qui constitue en grande partie l'épaisseur du vaisseau est composée de fibres d'une texture ferme et peu capable d'extension. Cependant Haller, en examinant l'aorte, trouva près du cœur un anévrisme d'un volume considérable : la tunique interne de cette artère se trouvait rompue et déchirée; les bords flottants et dentelés qu'on pouvait apercevoir dans le sac anévrismal étaient squammeux, osseux, et offraient peu d'épaisseur; tandis que les membranes fibreuse et celluleuse avaient conservé toute leur intégrité. Un homme qui était resté longtemps couché, après avoir subi l'opération d'une hernie inguinale, offrit les mêmes phénomènes à Donald Monro, qui reconnut cinq anévrismes différents, placés sur le trajet des artères fémorale et poplitée. Cet auteur parvint à suivre les fibres de la tunique musculaire sur la tumeur, de manière à ne laisser aucun doute sur la dilatation de cette membrane. (Voy. *Méd. opér.*, t. III. p. 160-162.)

Suivant Richerand, lorsqu'un anévrisme est récent et peu volumineux, on ne trouve, à la dissection de la tumeur, qu'une simple dilatation des tuniques artérielles ; mais quand la maladie est ancienne et très-développée, les tuniques interne et moyenne sont constamment déchirées. Dans la première période, le sac anévrismal renferme du sang fluide ; mais lorsque les tuniques internes ont été rompues, il contient au contraire de la lymphe coagulée. La tunique externe ou celluleuse forme en grande partie le kyste. et la lymphe dont il est rempli se trouve disposée par couches, dont la densité augmente progressivement. Ainsi les plus rapprochées des parois du sac sont aussi les plus compactes, et contiennent le moins de matière colorante du sang. Plus profondément les concrétions lymphatiques ressemblent à de simples caillots; et enfin le sang, qui se trouve encore plus près du tube artériel, conserve toute sa fluidité. Lorsque le sac a été débarrassé de la fibrine et du sang coagulé qu'il renfermait, ses parois paraissent presque entièrement formées par la tunique celluleuse de l'artère ; on peut voir, vers le fond, l'ouverture produite par les déchirures des tuniques interne et moyenne, qui, beaucoup moins élastiques que la première, se sont rompues au commencement de la maladie. C'est au moment où ces deux tuniques cessent de résister que la tumeur anévrismale subit dans son volume une augmentation brusque et considérable ; car alors la tunique celluleuse est seule à soutenir l'effort du sang, qui, s'épanchant dans un kyste plus ample, perd une plus grande partie de son mouvement, se coagule et forme des masses fibrineuses, circonstances auxquelles on peut attribuer la dureté de la tumeur, la faiblesse de ses pulsations, etc. (*Nosog. chir.*, t. IV, p. 82, 2ᵉ ed.)

C.-F. Ludwig, dans une monographie écrite sur ce sujet, chercha à démontrer l'existence des anévrismes vrais internes. (*Diagnostices chir. fragm. de aneurysmate interno*; Lips., 1805.) L'observation suivante, publiée par le professeur Nægele, offre le plus grand intérêt : le malade présentait une dilatation anévrismatique de toutes les tuniques de l'aorte abdominale. La tumeur avait le volume de la tête d'un homme et pesait environ cinq livres ; la dilatation commençait vers l'endroit où l'aorte passe dans la cavité abdominale entre les piliers du diaphragme, et s'étendait graduellement jusqu'à quatre travers de doigt environ au-dessus de la division de l'aorte en artères iliaques. L'origine du grand sac anévrismal se trouvait, à proprement parler, vers ce point. La longueur de la tumeur était de onze pouces, celle du sac de six, et son diamètre de cinq. L'artère offrait une dilatation inégale, plus grande en avant et sur les côtés. Nægele et Ackermann trouvèrent les trois tuniques de l'artère également dilatées. Ces auteurs ayant pu suivre avec le scalpel la membrane musculaire du sommet à la base de la tumeur, ils n'eurent plus de doute sur sa nature, et la considérèrent comme un anévrisme vrai. ( F.-G. Nægele, *Epistola ad T.-F. Baltz, quâ historia et descriptio aneurysmatis, quod in aorta abdominali observavit continetur*; Heidelb., 1816.)

Les cas intéressants recueillis par H.-F. Janin prouvent d'une manière convaincante l'existence d'un anévrisme accompagné de la rupture des tuniques internes, et dans lequel l'externe forme seule le sac anévrismal. Janin rapporte aussi trois exemples concluants d'anévrisme avec dilatation de toutes les membranes artérielles. (*Voy. Annales du Cercle médical*, t. I, art. 2, 1820.) Les recherches autopsiques de Breschet ne laissent pas non plus le moindre doute sur l'existence de l'anévrisme par dilatation. Cet auteur, ainsi que nous l'avons déjà dit, n'en reconnaît pas moins de quatre espèces :

l'*anevrisma verum sacciforme* ; l'*anevrisma verum fusiforme* ; l'*anevrisma verum cylindroïdum*, comprenant celui par anastomose et les tumeurs érectiles ; et enfin, l'*anevrisma cyrsoïdeum* ou *varix arterialis*, de Dupuytren. Dans cette dernière variété, plus rare que les autres, les artères subissent des changements analogues à ceux que présentent les varices. (*Voy.* Breschet, *Mém. chir. sur différ. espèces d'anévrismes*, in-4°; Paris, 1834.) Lisfranc admet, avec tous les bons chirurgiens modernes, la réalité de l'anévrisme avec dilatation de toutes les tuniques artérielles. ( *De l'oblitération des artères dans les anévrismes*, p. 11.)

Maintenant qu'il est clairement démontré que le sac anévrismal se compose quelquefois de toutes les tuniques de l'artère, ainsi qu'on a pu s'en convaincre par les dissections et les préparations pathologiques dont on a fait mention, on pourra mieux juger en quoi les opinions de Scarpa diffèrent à ce sujet de celles de quelques autres écrivains modernes. La question me paraît maintenant réduite à savoir si parmi les dilatations qui s'étendent à toutes les tuniques artérielles, il en est qui méritent le nom d'anévrisme. Scarpa, comme nous l'avons vu, a toujours admis sans restriction la possibilité de la dilatation des artères, quoique, avec Burns et Hodgson (*On dis. of arteries*, etc., p. 58), il regarde l'espèce de dilatation dont il s'agit comme devant être considérée sous un point de vue pathologique différent. « La dissection prouve, dit Scarpa, que la dilatation morbide est circonscrite par les tuniques propres de l'artère malade, et que la surface interne du sac, formé par la distension *partielle* ou totale du tube artériel, n'est jamais remplie de ces couches de fibres superposées qui se rencontrent toujours en plus ou moins grande quantité dans le sac anévrismal, fait sur lequel insiste particulièrement Hodgson. » (p. 82.) Suivant cet auteur, l'opinion des chirurgiens qui prétendent que ces couches fibrineuses ne se voient jamais que dans les grandes dilatations artérielles, se trouve contredite par de nombreuses observations, et surtout par un exemple qu'il avait sous les yeux au moment où il écrivait. Dans ce cas, il existait à l'aorte, près du cœur, une dilatation morbide de six pouces de long sur cinq de large ; elle n'offrait aucun de ces caillots lamellés qu'on rencontre toujours dans l'anévrisme. Au contraire, le sac anévrismal était formé des parties environnant l'artère blessée ou rompue ; et le sang, qui entrait dans cette poche comme dans un réservoir naturel, se trouvait hors du courant circulatoire, et ne s'écoulait que lentement, en y déposant sans cesse ces couches fibrineuses; quelquefois, leur dépôt est si considérable qu'elles remplissent la totalité du kyste : Scarpa fait particulièrement observer que si, par hasard, il existe des sillons ou fissures à la surface interne de la dilatation morbide, la fibrine peut y être déposée, mais seulement dans cet endroit. Il considère ces fissures ou inégalités comme autant de commencements d'une autre maladie du vaisseau, essentiellement différente de l'anévrisme par dilatation. (Voy. *Memoria sulla legatura delle principali arterie degli arti, con una appendice all' opera sull' aneurisma, fol.*; Pavia, 1817; ou le *Treat. on aneurys. transl.* by Wishart. ed. 2, p. 119; Edimb., 1819; voyez aussi les mêmes ouvrages traduits par Olivier et Delpech.) Scarpa expliquerait probablement de la même manière la présence des caillots lamellés dans le cas rapporté par Burns (*On diseases of the heart*, p. 306), quoique celui-ci, par les raisons mentionnées précédemment, ne regarde pas l'expansion de toutes les tuniques artérielles comme correspondant à la dilatation morbide de Scarpa. Ainsi, ce dernier auteur s'accorde avec les chirurgiens modernes, et admet que l'anévrisme peut être enté, pour ainsi dire, sur une de ces dilatations anormales; combinaison dont son premier ouvrage renferme en effet quelques exemples. Dans ce traité, il avait d'abord avancé que l'affection appelée dilatation morbide s'étend toujours à toute la circonférence du vaisseau; mais, d'après l'Appendice, il paraît avoir renoncé à cette opinion, puisqu'il dit aujourd'hui : « Lorsque la dilatation est *partielle*, ou située sur le côté de l'artère, ou quand elle ressemble à un dé à coudre (car *très-souvent*, même à la crosse de l'aorte, cette dilatation partielle n'excède pas le volume de la moitié d'une fève), l'ouverture à travers laquelle le sang pénètre dans cette capsule est aussi large que le fond du sac. » (*Transl. by Wishart*, p. 120, ed. 2.) Suivant Scarpa, quand la dilatation morbide occupe toute la circonférence du tube artériel, la tumeur conserve toujours une forme cylindrique ou ovale; si sa situation permet de la comprimer, elle cède facilement à la pression, et disparaît presque entièrement; après la mort, on la trouve beaucoup plus petite que pendant la vie. Au contraire, l'anévrisme, précédé ou non de dilatation, *naît toujours de l'un des côtés de l'artère déchirée*. L'ouverture par où pénètre le sang est petite comparée à l'étendue du fond du sac; la tumeur prend une forme

irrégulière, cède difficilement à la pression, offre à peu près le même volume après la mort que pendant la vie. Au lieu de s'amincir lorsque la tumeur s'accroît, comme le font les membranes artérielles quand elles sont simplement affectées de dilatation, son kyste acquiert plus d'épaisseur à mesure que l'anévrisme augmente de volume. Ces différences essentielles entre les deux maladies sont clairement établies par un cas fort intéressant observé par le professeur Vacca : le malade mourut avec un anévrisme de l'une des artères sous-clavières; l'autre n'était affectée que d'une dilatation morbide de toute sa circonférence.(*Voy.* Sprengel, *Storia delle operaz. di chir.*, trad. ital., part. II, p. 294.)

Lorsque l'une de ces deux affections existe dans le thorax ou dans l'abdomen, il est impossible de la distinguer de l'autre pendant la vie : les symptômes que détermine leur pression sur les viscères sont à peu près les mêmes, qu'ils soient occasionnés par un anévrisme ou par une dilatation morbide. On peut aussi, dans les deux formes de la maladie, recourir aux mêmes moyens pour retarder leur terminaison fatale. Quant aux chances que présente la guérison, Scarpa y trouve une grande différence : en effet, si l'affection consiste dans un anévrisme interne, on peut espérer une cure radicale par les efforts de la nature et ceux de l'art réunis : si, au contraire, il existe une dilatation morbide, il ne reste aucun moyen de sauver le malade, ce qui tient à l'absence de couches fibrineuses dans cette dernière affection. (*On aneurys. trans.* by Wishart, p. 124, ed. 2; et *trad. franç.* par Delpech.) Ces dernières observations s'accordent pour la plupart avec celles de Hodgson. Cet auteur fait particulièrement remarquer qu'il n'a jamais rencontré de caillots lamellés dans les tumeurs formées par la dilatation générale ou partielle du vaisseau. (*On diseases of the arter.*, etc., p. 82.) Cependant, on peut douter qu'il en soit toujours ainsi; car, si l'on considère comme exacte la description que Nægele a donnée d'un anévrisme très-volumineux de l'aorte, dans lequel on remarquait la dilatation de toutes les tuniques de l'artère, on devra reconnaître qu'il se trouvait, dans ce cas rare, une très-grande quantité de ces couches sanguines coagulées; mais on doute si ce professeur veut réellement parler ici de la fibrine disposée par lames, ou seulement du sang ordinaire coagulé qui se rencontre dans les kystes, soit des artères dilatées, soit des artères rompues. Les opinions de Hodgson et de Scarpa,

qui s'accordent avec les remarques plus récentes de Breschet (voy. *Mém. chir. sur
diff. esp. d'anév.*, p. 70), peuvent donc bien
n'être pas contraires à ce qu'ont réellement
observé Nægele et Ackermann. Quoi qu'il
en soit, le cas recueilli par Laennec, et
cité par un auteur moderne, doit, s'il est
exactement rapporté, non-seulement donner la preuve certaine d'un exemple d'anévrisme par dilatation de toutes les tuniques
de l'aorte, mais encore de l'existence de
caillots lamellés dans sa cavité. « In homine
« enim, qui repentè sub atrocissimis pec-
« toris doloribus corruit, præter aortum
« adscendentem in aueurysma ita expan-
« sam, ut neonati infantis caput æquaret, cys-
« tidem aneurysmaticam immediate supra
« arteriæ cœliacæ ortam magnitudine nucis
« juglandis invenit, quæ luculenter osten-
« dit sinum communicantem cum arteriæ
« cylindro per foramen magnitudine amyg-
« dalæ, diametro totius arteriæ illo loco
« non mutato. Saccus hic cultro anatomico
« accurate ac subtiliter subjectus, eamdem
« structuram, easdem ostendit membranas,
« quibus gaudebat arteria e cujus latere
« excreverat; cæterum *massis grumosis*,
« *sive fibrosis erat impletus*. Inde igitur
« patet hoc aneurysma sacciforme et la-
« terali et partiali quidem tunicarum aortæ
« dilatatione ortum esse. » (J.-H.-G. Ehrhart,
*De Aneurysmate aortæ*, p. 13, in-4°; Lips.,
1820.)

Il est, sans doute, difficile d'établir la
différence qui existe entre l'état de la tunique interne dans la dilatation *anormale*
et celui de cette même membrane dans l'a-
névrisme *vrai*. On remarque seulement que,
dans le premier cas, le sang ne se coagule
pas, tandis que, dans le second, il se dépose
en couches lamelliformes. (*Voy.* Guthrie,
*On dis. of the arter.*, p. 85.) Peut-être, dit
ce dernier auteur, dans un degré avancé de
la maladie, n'existe-t-il aucune différence
entre l'anévrisme vrai et la dilatation anormale, ou la saillie d'un des côtés de l'artère. Cet état est très-bien représenté sur
une préparation qui se trouve dans le Mu-
séum du Collége, sous le n° 411, H. Quoi
qu'il en soit, ajoute le même chirurgien, les
dilatations anormales d'un volume considérable, et qui s'éloignent du trajet du vaisseau sur lequel elles naissent, ne présentent plus ordinairement ces couches fibrineuses concentriques et distinctes; alors la
différence entre l'anévrisme et la dilatation
n'existe plus, à moins que nous ne la considé-
rions, avec Scarpa, comme essentiellement
fondée sur l'existence de fissures à la tunique interne dans le premier cas, et sur leur

absence dans le second. D'après ce qui vient
d'être dit, il semble que Scarpa et les autres auteurs ne diffèrent que sur la question
de savoir si l'on doit appeler anévrisme
toute dilatation développée sur un point
quelconque d'une artère, et tapissée par la
tunique interne du vaisseau, lors même que
sa communication avec l'artère serait plus
étendue que dans les autres tumeurs ané-
vrismales proprement dites, où la tunique
interne se trouve rompue, et quand elle ne
contiendrait que rarement (peut-être jamais) de caillots lamellés, excepté toutefois
lorsqu'il existe des fissures dans quelques
points de la membrane interne ainsi dilatée.

La plupart des anévrismes se développent graduellement, et s'étendent tôt ou
tard du côté où ils éprouvent le moins de
résistance. De Haen fait mention d'un anévrisme situé à gauche entre la deuxième et
la troisième côte. Son volume, au lieu de
s'accroître, comme il arrive ordinairement,
diminua sensiblement, et on ne pouvait ni
le voir, ni le sentir, plus d'un mois avant la
mort du malade. Cependant, à l'ouverture
du corps on trouva une tumeur de la crosse
de l'aorte trois fois plus grosse que le poing.
De Haen attribue sa disparition subite à son
poids, ou au défaut de résistance des parties environnantes, et à son déplacement
dans la cavité thoracique, lorsque le malade
se couchait sur le côté droit. En effet, la
difficulté de respirer et les autres accidents
produits par la pression sur les poumons
augmentèrent aussitôt que la tumeur eut
cessé de faire saillie au dehors.

Les anévrismes vrais sont accompagnés
de fortes pulsations jusqu'à ce que les tuniques internes de l'artère se rompent, ou
qu'il se soit accumulé dans le sac un grand
nombre de couches de sang coagulé. Aussi,
lorsque des tumeurs molles situées dans le
voisinage de quelque artère volumineuse
perdent leur mouvement pulsatif, faut-il
examiner soigneusement leur trajet, leur
situation précise et toutes les autres circonstances, avant de se décider sur le mode
de traitement. J'ai vu, il y a plusieurs années, à l'hôpital de Saint-Barthélemy, un
homme ayant au jarret une tumeur volumineuse très-rénitente, qui paraissait s'étendre beaucoup en avant, autour des condyles
du fémur. Sa dureté, sa forme, son volume
énorme, et l'absence complète de pulsations (le malade ne se rappelant pas en avoir
jamais ressenti), la firent prendre pour une
exostose du fémur; cette opinion semblait
d'ailleurs confirmée par une ponction qui
ne laissa échapper aucun liquide. On pratiqua l'amputation; mais, à notre grande

surprise, la dissection prouva que la tumeur était un anévrisme volumineux de l'artère poplitée ; cette affection s'était guérie spontanément par l'oblitération du sac au moyen de caillots. (*Voyez* Lawrence, *Med. chir. trans.*, vol. VIII, p. 492.)

L'ouverture d'anévrismes sans pulsations, qu'on avait pris pour des abcès, a souvent produit les accidents les plus graves. Vesale fut consulté pour une tumeur qui lui parut de nature anévrismale. Peu de temps après, un chirurgien imprudent en fit l'ouverture, et le malade mourut presque immédiatement d'une hémorrhagie abondante. Ruysch nous apprend qu'un de ses amis ayant ouvert, près du talon, une tumeur qu'on n'avait pas considérée comme un anévrisme, on eut beaucoup de peine à arrêter l'écoulement du sang. De Haen parle aussi d'un malade qui mourut par suite de l'ouverture d'une semblable tumeur située près du genou ; cette opération fut faite contre l'avis de Boerhaave. Palfin, Schlitting, Warner, Dupuytren et plusieurs autres chirurgiens ont rapporté des méprises de ce genre. (Sabatier, t. III, p. 167.) Ferrand, chirurgien en chef de l'Hôtel-Dieu, ayant pris pour un abcès un anévrisme axillaire, plongea son bistouri dans la tumeur, et fit périr le malade. «J'ai été témoin, dit Richerand, d'erreurs semblables commises par des chirurgiens aussi distingués; et, si des anévrismes externes on passe à ceux qui sont situés profondément, les méprises sont aussi communes et non moins funestes dans leurs conséquences. (*Voy.* Richerand, *Nosog. chir.*, t. IV, p. 75, 2ᵉ éd.)

Quoique les pulsations soient un des symptômes les plus importants de l'anévrisme, il ne faut pas néanmoins en conclure que toute tumeur pulsatile soit de nature anévrismale. En effet, on voit quelquefois, ainsi que l'a fait observer Warner, de simples apostèmes ou collections de matière purulente, provenant indistinctement de causes externes ou internes, avoir, avec le cœur ou avec quelque artère principale, un rapport tellement immédiat, qu'elles suivent très-régulièrement les mouvements de contraction et de dilatation de ces organes. Cet auteur rapporte l'histoire d'un jeune garçon de treize ans, dont le sternum s'était fracturé dans une chute, et qui fut admis à l'hôpital de Guy, mais seulement quinze jours après l'accident. Les fragments de l'os brisé laissaient entre eux un intervalle occupé par une tumeur très-volumineuse ; elle offrait des mouvements de contraction et de dilatation aussi réguliers que ceux de l'aorte ou du cœur lui-même ; les téguments étaient

dans leur état naturel. La pression faisait disparaître la tumeur, qui reprenait son premier volume aussitôt qu'on avait cessé de la comprimer, caractères distinctifs de l'anévrisme vrai récemment développé. Sa situation et ses symptômes l'ayant fait prendre pour une tumeur anévrismale, on l'abandonna à elle-même; mais, trois semaines après l'admission du malade, elle s'ouvrit spontanément et il s'en écoula une grande quantité de matière purulente. Le malade fut guéri après quelques applications topiques. (*Cases in surg.*, ed. 4, p. 155.)

On voit quelquefois une maladie affectant une forme extraordinaire se présenter avec tous les caractères de l'anévrisme ; une tumeur accompagnée de douleurs intenses et de fortes pulsations se développe à la partie supérieure du bras, et atteint un volume considérable. La violence des battements porte d'abord à soupçonner l'existence d'un anévrisme ; mais en examinant attentivement, on trouve que l'humérus a cédé vers un des points affectés, et que, dans cet endroit, il paraît aussi flexible que s'il était fracturé. Cette circonstance et l'extension de la tumeur loin du trajet de l'artère font ensuite douter de l'existence d'un anévrisme. Enfin le malade succombe aux suites de l'affection constitutionnelle; lorsqu'après la mort le bras est disséqué, on reconnaît que la tumeur consiste en une masse sarcomateuse ou encéphaloïde, située au centre du membre, et accompagnée d'une solution de continuité, qui comprend toute l'épaisseur de l'os. Dans le cours de l'année 1820, on a reçu à l'hôpital Saint-Barthélemy deux malades qui présentaient des affections de ce genre. L'un d'eux, que j'ai eu l'occasion d'observer, était une femme, après la mort de laquelle on put constater la nature de la maladie. Vincent a rencontré une affection semblable située à la jambe ; elle offrait des pulsations qui la faisaient ressembler à l'anévrisme : mais elle était accompagnée de la destruction d'une partie du tibia, et de la mobilité des extrémités de l'os séparées l'une de l'autre. Des chirurgiens expérimentés, prenant cette maladie pour un anévrisme, ont fait quelquefois alors la ligature de l'artère. Ainsi, Nicol a commis une méprise de cette nature dans un cas dont il a rapporté les détails avec une simplicité et une naïveté infiniment plus utiles à la science que les récits pompeux d'une longue série de résultats heureux. (*Voy. Case of medullary sarcoma, engaging the upper portion of the os humeri, considered aneurysmal, and for Which the*

*subclavian artery was tied above the clavicle.*
Edimb., *Med. and surg. Journ.*, n° 120.
p. 1, 1834; *see also* J.-G. Guthrie, *On a
case of malignant tumour, simulating an
aneurysme, in which the common iliac artery
was tied.*; Lond., *Med. Gaz., for.*, 1834,
p. 590.)

Dans certaines circonstances, on peut
prendre pour un anévrisme un abcès par
congestion : par exemple, lorsqu'il forme
une tumeur petite, molle, mobile, et que,
situé dans l'aine, sur le trajet de l'artère
fémorale, il est accompagné de fortes pulsations. Cette tumeur diminue par la pression, même lorsque le malade est debout,
et reprend sa grosseur naturelle aussitôt
qu'on a cessé de la comprimer; phénomènes
que l'on observe dans l'anévrisme. Les pulsations sont manifestes; mais après que l'on
a exercé la compression pendant que le
malade se tenait debout, le retour de la
tumeur à son volume normal n'est point accompagné de ces pulsations vibrantes particulières qu'on sent dans l'anévrisme. Elle
ne reprend point non plus sa dimension première avec la même rapidité que la tumeur
anévrismale. Pendant que la matière purulente est refoulée, on peut explorer plus
facilement le trajet de l'artère. Le développement de ces abcès est ordinairement précédé de douleurs dans le dos et les reins,
qui persistent pendant quelque temps, et
sont accompagnées de faiblesse de l'un ou
des deux membres inférieurs. (*Voy.* Guthrie, *On dis. of art.*, p. 120.)

Je me rappelle avoir vu un abcès volumineux situé au niveau du muscle carré
des lombes; il battait avec tant de force,
que plusieurs praticiens expérimentés le
prirent pour un anévrisme de l'aorte abdominale. Le malade, jeune garçon de l'hôpital
du Christ, fut confié aux soins de Ramsden,
qui découvrit la nature réelle de l'affection.
Cette tumeur présentait un caractère vraiment extraordinaire : ses pulsations cessèrent subitement, après avoir persisté avec
force et continuité plusieurs semaines, pendant lesquelles le malade fut soumis à l'observation de ce chirurgien distingué. Il y a
quatre ou cinq ans, je me suis trouvé en
consultation avec Gilbertson, pour un jeune
homme qui portait une tumeur occupant les
régions épigastrique, hypochondriaque, et
la partie supérieure de la région ombilicale :
elle était accompagnée de pulsations fortes
et régulières. Le développement de cette
maladie avait eu lieu sans douleur et sans
aucun dérangement dans les fonctions des
viscères abdominaux. La tumeur offrait une
fluctuation sensible, et elle s'élevait en pointe

dans un endroit où elle se trouvait très-
amincie. Le malade avait été atteint, dans
son enfance, d'une affection scrofuleuse de
l'articulation coxo-fémorale, d'où nous con-
clûmes que la maladie actuelle était un
abcès froid ; bientôt la tumeur s'ouvrit, et
il s'en écoula plusieurs litres de matières
purulentes. Le malade finit par se rétablir.

Une tumeur enkystée, ou même solide,
située dans le voisinage ou sur le trajet d'une
grosse artère, peut, ainsi que l'a fait observer Wilson, offrir des battements considérables, qui lui sont communiqués par les
pulsations du vaisseau ; la glande thyroïde,
dans le bronchocèle, reçoit quelquefois des
artères carotides un mouvement de pulsation. On pourrait prendre cette affection pour
un anévrisme ; mais on évitera cette méprise en plaçant les doigts derrière la tumeur, et en l'attirant en avant : les pulsa-
sions cessent aussitôt. Il est d'ailleurs d'autres signes pour distinguer un anévrisme
d'avec une tumeur située sur les artères ou
près de ces vaisseaux ; cette dernière se dé-
place tout à la fois sans changer de volume.
Dans l'anévrisme, au contraire, la tumeur
ne se meut pas simplement, elle subit une
véritable expansion. On peut reconnaître
que la glande thyroïde tuméfiée, et offrant
en apparence des pulsations, n'est pas un
anévrisme de la carotide, si l'on observe
qu'en raison de ses rapports avec le larynx,
elle suit les mouvements de cet organe dans
les phénomènes de la déglutition. Les anévrismes récents qui ne renferment pas une
grande quantité de couches fibrineuses peuvent aussi diminuer et acquérir une plus ou
moins grande mollesse, par la compression
de l'artère au-dessus de l'affection. (*Voyez*
Wilson, *On the blood, anat. path.*, etc.,
*of the vascul. syst.*, p. 385; et Burns, *On
the heart.*, p. 257.) Si la maladie présente
beaucoup d'obscurité, on peut recourir au
stéthoscope, dont l'usage lèvera bien des
doutes. Dans un anévrisme douleux de
l'aine, Brodie employa cet instrument, qui
fit cesser toute espèce d'incertitude. (Sir
A. Cooper's *Lectures*, vol. II, p. 46.)

L'exemple suivant, rapporté par Pelletan, prouve qu'une artère située plus superficiellement que de coutume peut, dans certaines circonstances, faire croire à l'existence d'un anévrisme. Un homme fort et
robuste, âgé d'environ quarante ans, avait
l'habitude d'aller tous les jours à pied à
trois lieues de Paris, après avoir terminé
ses affaires. Au retour de cette course il
ressentit un jour une vive douleur le long
de la jambe et vers la malléole du pied
droit. La douleur continua, et une tumeur

se manifesta au tiers inférieur de la jambe, vis-à-vis l'espace inter-osseux. Le sang épanché donnait à la peau une couleur jaunâtre; il existait des pulsations capables de soulever la main de l'observateur. On avait de fortes raisons pour considérer la tumeur comme de nature anévrismale; mais en comparant attentivement les deux membres, Pelletan reconnut également des pulsations artérielles dans celui qui n'était pas affecté. On pouvait les sentir sur tous deux dans l'étendue de trois pouces. Pelletan constata que, sur le membre malade, le battement ne s'étendait point à la totalité de la tumeur, et qu'il n'avait lieu que dans la longueur. Chez ce malade, l'artère tibiale antérieure offrait une disposition particulière: au lieu de descendre le long du ligament inter-osseux, couverte par le jambier antérieur et l'extenseur commun des orteils, elle sortait d'entre ces muscles vers le milieu de la jambe, et se trouvait immédiatement sous la peau et l'aponévrose. La tumeur et l'ecchymose se dissipèrent peu à peu, et il est très-probable que les symptômes dépendaient de la rupture de quelques fibres musculaires. (*Clin. chir.*, t. I, p. 101-102.)

Toutes les fois qu'un sac anévrismal très-volumineux bat avec force et pendant longtemps contre le sternum, la clavicule, les vertèbres ou les côtes, ces os finissent toujours par s'altérer ou se détruire, de manière que le sac vient soulever les téguments de la poitrine ou du dos, et battre immédiatement sous la peau. Scarpa et les chirurgiens les plus distingués de nos jours attribuent cet effet à l'absorption, suite de la pression.

J.-L. Petit a vu les condyles du fémur et l'extrémité supérieure du tibia presque entièrement détruits par un anévrisme de l'artère poplitée. Rosenmuller rapporte un cas dans lequel la carie et l'absorption de l'os eurent lieu dans une grande étendue. (*Anhang. zu Scarpa üb. d. pulsadergeschwulste*, p. 364.) Suivant Hodgson, ces phénomènes ne sont jamais accompagnés, dans l'anévrisme, de la formation du pus; du moins, ceux qui ont examiné cette maladie n'ont-ils jamais constaté la présence de matière purulente aux environs de la tumeur. Sous ce rapport, cette destruction diffère donc essentiellement de la carie ordinaire ou de l'ulcération des os; l'exfoliation en est aussi très-rarement la suite, circonstance qui permet de tirer la conséquence suivante : si l'anévrisme guérit, les os reviendront à leur état naturel sans passer par toutes les modifications qu'on observe dans la cure des caries et des nécroses.

(*Voy.* Hodgson, *On the dis. of arter. and veins*, p. 80.) L'absorption du tissu osseux peut être causée par d'autres tumeurs que par l'anévrisme, ainsi qu'on le voit sur un fémur conservé dans le musée de l'Université de Londres. Une tumeur développée à la partie postérieure de la cuisse a réduit cet os à de si faibles dimensions que, n'ayant pu résister à l'effort des muscles, il a été dévié d'une manière extrêmement bizarre. L'absorption de l'os par la pression d'un anévrisme est de l'espèce désignée par Hunter sous le nom de *progressive* (*Voy.* Absorption), dans laquelle, ainsi que le fait observer Guthrie, il n'y a pas l'action suffisante pour constituer l'inflammation; par conséquent, la douleur dans le principe doit être comparativement très-faible, et la formation du pus nulle. (*Voy.* Guthrie, *On dis. of the arter.*, etc., p. 57.)

Hodgson confirme la remarque faite par W. Hunter (*Med. obs. and inquiries*, vol. I, p. 384); Scarpa (*On aneurysm.*, p. 100, ed. 2) et d'autres chirurgiens. Ces auteurs pensent que la pression d'une tumeur anévrismale détruit moins promptement les cartilages que les os. On trouve un exemple frappant de ce fait dans un cas d'anévrisme de l'aorte thoracique rapporté dans un ouvrage moderne. La carie avait atteint le corps des vertèbres depuis la quatrième jusqu'à la neuvième; celui des quatre inférieures se trouvait particulièrement affecté. Cependant les cartilages vertébraux n'offraient point d'altération notable. (F.-L. Kreysig, *Die krankheiten des herzens*, t. III, p. 176, in-8°; Berlin. 1817.) Il existe au Musée de Londres de très-belles préparations sur lesquelles on voit la substance intervertébrale parfaitement saine, quoique le corps des vertèbres ait subi de grandes altérations. Pelletan rapporte un fait très-extraordinaire, auquel je renvoie le lecteur. Non-seulement cet exemple montre à quel degré les anévrismes internes sont susceptibles d'altérer les vertèbres, mais il prouve encore qu'on peut quelquefois prendre cette maladie pour un rhumatisme ou un abcès lombaire. (Voy. *Clin. chir.*, t. I, p. 97-100.)

### CAUSES DE L'ANÉVRISME.

Le développement de l'anévrisme n'est pas en raison de la faiblesse qui a lieu lorsque les artères ont été privées de leurs tuniques externe et moyenne; une disposition morbide paraît essentiellement nécessaire à la dilatation de la membrane interne. Une division mécanique des tuniques internes de l'artère ne suffit pas non plus